呼吸系统常见病【中西医解读】

李风森◎主编

王玲　罗建江　杨剑◎副主编

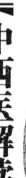

中医古籍出版社

Publishing House of Ancient Chinese Medical Books

U0306052

图书在版编目（CIP）数据

呼吸系统常见病中西医解读 / 李风森主编 . -- 北京：
中医古籍出版社, 2014.9

ISBN 978-7-5152-0542-7

Ⅰ . ①呼… Ⅱ . ①李… Ⅲ . ①呼吸系统疾病 – 中西医
结合 – 诊疗 Ⅳ . ① R56

中国版本图书馆 CIP 数据核字 (2014) 第 007710 号

呼吸系统常见病中西医解读

李风森　主编

责任编辑　王益军
封面设计　映象视觉
出版发行　中医古籍出版社
社　　址　北京东直门内南小街 16 号（100007）
印　　刷　三河市华东印刷厂
开　　本　787mm×1092mm　1/16
印　　张　20.25
字　　数　336 千字
版　　次　2014 年 9 月第 1 版　2014 年 9 月第 1 次印刷
印　　数　0001 ~ 3000 册
ISBN 978-7-5152-0542-7
定　　价　38.00 元

作者简介

　　李凤森，男，医学博士，教授，主任医师，博士研究生导师，国务院特贴专家，新疆维吾尔自治区有突出贡献优秀专家，自治区医疗保健专家组成员，新疆维吾尔自治区重点学科"中西医结合"学科带头人，新疆·国家中医临床研究基地重点研究病种"慢性阻塞性肺病"研究负责人，卫生部重点专科肺病科负责人，国家中医药管理局十二五重点专科肺病科负责人，新疆维吾尔自治区精品课程《中医内科学》课程负责人。近5年来主持国家自然科学基金、自治区科技攻关等不同层次的课题10余项，共计科研资金400余万元。发表论文120余篇。先后荣获国家科技进步奖二等奖、新疆医学科技奖一等奖等多项奖励。

　　现任新疆医科大学附属中医院副院长、呼吸科主任；中华中医药学会内科分会副主任委员，中国中西医结合学会呼吸专业委员会副主任委员，中华中医药学会肺系病分会副主任委员，中国医师协会呼吸医师分会委员，世界中医联合会呼吸分会常务理事，第七届中医药高等教育学会临床教育研究会常务理事，新疆免疫学会副理事长，新疆中西医结合学会呼吸专业委员会主任委员；《世界科学技术——中医药现代化》《新疆医科大学学报》编委；国家自然基金委员会评审专家。

编委会

绪 论

进入新的世纪，呼吸系统疾病仍然是我们面临的重要疾病。虽然随着医学科技的发展，医学对呼吸系统疾病有了深入的研究，从发病机制，到治疗方法都有了非常大的进步，但是我们仍然常常面临不能治愈，甚者是束手无策的局面；而且常见病如慢阻肺、哮喘、肺间质性疾病的死亡率并没有明显的降低，这不能不说是我们医学工作者所面临的窘境。基于此，为什么不改变一下思路，改变策略，在传统医药或方法中，尤其是在中医中药中去寻找一些机会？

中医中药几千年来已深深植根于广大百姓，在日常保健，疾病治疗等方面有非常独特的疗效，但是其作用机理，处方用药常常只是在业内进行交流或传播，而没有被我们的同行（西医）所接受，究其原因最主要的是没有被现代科技所明证，因此不易被大家所接受和推广。几十年来我们试图以中西医结合的方式进行创新，并取得世人瞩目的成绩，但是面临的困难也是巨大的，所取得的突破也只是在某一个药物或某一个病的局部。从目前的发展趋势来看，中药进入世界同行认同的指南、共识等只是早晚的事，但中医理论的突破尚没有看到希望。

在临床实际中，常用的处方用药怎样让大家正确使用，甚至被我们的同行——西医所接受和应用，怎样让病人获益？这是目前面临的实际问题。在我们传统的教科书或指南中往往讲授的是什么病或什么证用什么方或加减什么药，但偏偏这个方剂或药的疗效从来没有人去讲，也没有人去规范的研究，至今也没有强有力的证据证明某一个病中医能做哪些工作，其疗

效如何，好像大家都在回避此类问题。因此我们编写这本书的目的是，既要让中医人看此书，而且也让西医人看懂此书，以此推广中医药在呼吸系统疾病中的应用，提高疗效。在编写过程中，我们结合呼吸系统的常见病，编写目前现代医学诊断和治疗的最新进展，同时也写出常用的方剂，并试图写出此方的疗效，以及对应疾病的类型或阶段，但由于文献和经验等各方面的原因不可能写深写透，只是写出了那么点意思，可能对今后类似书籍的编写提供一点借鉴，达抛砖引玉之目的。

李风森

目 录

呼吸科常用中药目录

呼吸科常用方剂目录

急性上呼吸道感染

一、定义

急性上呼吸道感染（acute upper respiratory tract infection）简称上感，为外鼻孔至环状软骨下缘包括鼻腔、咽或喉部急性炎症的概称。主要病原体是病毒，少数是细菌。发病不分年龄、性别、职业和地区，免疫功能低下者易感。通常病情较轻、病程短、可自愈，预后良好。但由于发病率高，不仅影响工作和生活，有时还可伴有严重并发症，并具有一定的传染性，应积极防治。

二、诊断

（一）诊断标准

根据鼻咽部的症状和体征，结合周围血象和胸部 X 线检查可作出临床诊断。一般无需病因诊断，特殊情况下可进行细菌培养和病毒分离，或病毒血清学检查等确定病原体。

1. 症状

主要表现为鼻部症状，如喷嚏、鼻塞、流清水样鼻涕，也可表现为发热、咳嗽、咽干、咽痒或烧灼感甚至鼻后滴漏感。

2. 实验室检查

血液检查因多为病毒性感染，白细胞计数常正常或偏低，伴淋巴细胞比例升高。细菌感染者可有白细胞计数与中性粒细胞增多和核左移现象。

病原学检查因病毒类型繁多，且明确类型对治疗

麻黄

【性味归经】辛、微苦，温。归肺、膀胱经。

【功效与应用】

1. 发汗解表，用于风寒表证表实无汗者。

2. 宣肺平喘，用于各种喘咳气急病证。

3. 利尿消肿，用于风水水肿。

【用法用量】

煎服，2～9g。麻黄生用发汗力强；蜜炙麻黄长于平喘止咳；麻黄绒作用缓和，宜于小儿、老人及体虚者。

【使用注意】

麻黄发汗之力强，药性温燥，故体虚汗出、头痛失眠者不宜使用。

【现代研究】

含麻黄碱等多种生物碱和挥发油。麻黄碱有中枢兴奋作用，能收缩血管、升高血压、松弛支气管平滑肌。伪麻黄碱有明显利尿作用。麻黄挥发油能解热发汗，对流感病毒有抑制作用。

桂枝

【性味归经】辛、甘，温。归心、肺、膀胱经。

【功效与应用】

1.发汗解肌，用于风寒感冒。

2.温通经脉，用于寒凝血滞诸痛证。

3.助阳化气，用于心悸、痰饮及蓄水证。

【用法用量】煎服，3～10g。

【使用注意】本品辛温助热，凡外感热病、阴虚火旺、血热妄行者忌用。孕妇及月经过多者慎用。

【现代研究】桂枝含挥发油，其中主要成分为桂皮醛等。桂枝煎剂有降温解热作用，对金黄色葡萄球菌、伤寒杆菌、皮肤真菌及流感病毒有抑制作用。桂皮油、桂皮醛能抑制结核杆菌，桂皮油对子宫有特异性充血作用，还有健胃、强心、利尿、止咳作用，桂皮醛有镇静、抗惊厥作用。

无明显帮助，一般无需明确病原学检查。需要时可用免疫荧光法、酶联免疫吸附法、血清学诊断或病毒分离鉴定等方法确定病毒的类型。细菌培养可判断细菌类型并做药物敏感试验以指导临床用药。

3.其他检查

X线检查：多无异常表现。

（二）分型

1.普通感冒（common cold） 为病毒感染引起，俗称"伤风"，又称急性鼻炎或上呼吸道卡他。起病较急，主要表现为鼻部症状，如喷嚏、鼻塞、流清水样鼻涕，也可表现为咳嗽、咽干、咽痒或烧灼感甚至鼻后滴漏感。咽干、咳嗽和鼻后滴漏与病毒诱发的炎症介质导致的上呼吸道传入神经高敏状态有关。2～3天后鼻涕变稠，可伴咽痛、头痛、流泪、味觉迟钝、呼吸不畅、声嘶等，有时由于咽鼓管炎致听力减退。严重者有发热、轻度畏寒和头痛等。体检可见鼻腔黏膜充血、水肿、有分泌物，咽部可为轻度充血。一般经5～7天痊愈，伴并发症者可致病程迁延。

2.急性病毒性咽炎和喉炎 由鼻病毒、腺病毒、流感病毒、副流感病毒以及肠病毒、呼吸道合胞病毒等引起。临床表现为咽痒和灼热感，咽痛不明显。咳嗽少见。急性喉炎多为流感病毒、副流感病毒及腺病毒等引起，临床表现为明显声嘶、讲话困难，可有发热、咽痛或咳嗽，咳嗽时咽喉疼痛加重。体检可见喉部充血、水肿，局部淋巴结轻度肿大和触痛，有时可闻及喉部的喘息声。

3.急性疱疹性咽峡炎 多由柯萨奇病毒A引起，表现为明显咽痛、发热，病程约为一周。查体可见咽部充血，软腭、腭垂、咽及扁桃体表面有灰白色斑疹及浅表溃疡，周围伴红晕。多发于夏季，多见于儿童，

偶见于成人。

4. 急性咽结膜炎 主要由腺病毒、柯萨奇病毒等引起。表现为发热、咽痛、畏光、流泪、咽及结膜明显充血。病程 4 ~ 6 天，多发于夏季，由游泳传播，儿童多见。

5. 急性咽扁桃体炎 病原体多为溶血性链球菌，其次为流感嗜血杆菌、肺炎链球菌、葡萄球菌等。起病急，咽痛明显、伴发热、畏寒，体温可达 39℃ 以上。查体可发现咽部明显充血，扁桃体肿大、充血，表面有黄色脓性分泌物。有时伴有颌下淋巴结肿大、压痛，而肺部查体无异常体征。

三、鉴别诊断

1. 过敏性鼻炎

临床上很像"伤风"，所不同者起病急骤、鼻腔发痒、频繁喷嚏、流清水样鼻涕，发作与环境或气温突变有关，有时遇异常气味亦可发作，经过数分钟至 1 ~ 2h 痊愈。检查：鼻黏膜苍白、水肿，鼻分泌物涂片可见嗜酸粒细胞增多。

2. 流行性感冒

常有明显的流行。起病急，全身症状较重，高热、全身酸痛、眼结膜炎症状明显，但鼻咽部症状较轻。取患者鼻洗液中黏膜上皮细胞的涂片标本，用荧光标记的流感病毒免疫血清染色，置荧光显微镜下检查，有助于早期诊断，或病毒分离或血清学诊断可供鉴别。

3. 急性传染病前驱症状

如麻疹、脊髓灰质炎、脑炎等在患病初常有上呼吸道症状，在这些病的流行季节或流行区应密切观察，并进行必要的实验室检查，以资区别。

4. 急性气管 – 支气管炎

表现为咳嗽咳痰，鼻部症状较轻，血白细胞可升

紫苏

【性味归经】辛，温。归肺、脾经。

【功效与应用】

1. 发汗解表，用于风寒感冒，咳嗽痰多。

2. 行气宽中，用于脾胃气滞，胸闷呕吐。

此外，本品可用于鱼蟹中毒，腹痛吐泻。

【用法用量】煎服，3 ~ 10g；不宜久煎。

【现代研究】本品含挥发油，主要成分为紫苏醛、左旋柠檬烯及少量 α-蒎烯。水煎剂能扩张皮肤血管，刺激汗腺分泌，故能发汗而解热。能减少支气管分泌物，缓解支气管平滑肌痉挛，并能健胃和止血。水浸剂对葡萄球菌、大肠杆菌、痢疾杆菌有抑制作用。

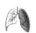
生姜

【性味归经】辛，温。归肺、脾、胃经。

【功效与应用】

1.发汗解表，用于风寒感冒。

2.温中止呕，用于胃寒呕吐。

3.温肺止咳，用于风寒咳嗽。

此外，生姜能解半夏、天南星及鱼蟹毒。

【用法用量】煎服，3～10g；或捣汁服。

【使用注意】本品伤阴助火，故阴虚内热者忌服。

【现代研究】本品含挥发油，油中主要成分为姜醇、姜烯、水芹烯、莰烯、柠檬醛、芳香醇、甲基庚烯酮、壬醛、d-龙脑等；尚含辣味成分姜辣素。姜辣素能促进胃液分泌和肠管蠕动，而助消化；能兴奋血管运动中枢、呼吸中枢及心脏，升高血压，并有一定的抗炎消肿及镇痛作用，对伤寒杆菌、霍乱弧菌、堇色毛癣菌及阴道滴虫有不同程度的抑制作用。

高，X线胸片常可见肺纹理增多紊乱。

四、与中医对应的关系

本病与中医学的"感冒"相类似，又称"伤风""冒风""冒寒""重伤风"。感冒之名，虽最早见于北宋，但类似感冒症状的论述在《内经》中已有记载。《素问·骨空论》"风者，百病之始也，……风从外入，令人振寒汗出，头痛、身重、恶寒"。

五、西医治疗原则

由于目前尚无特效抗病毒药物，以对症处理为主，同时戒烟、注意休息、多饮水、保持室内空气流通和防治继发细菌感染。

1. 对症治疗 对有急性咳嗽、鼻后滴漏和咽干的患者应给予伪麻黄碱治疗以减轻鼻部充血，亦可局部滴鼻应用。必要时适当加用解热镇痛类药物。

2. 抗菌药物治疗 目前已明确普通感冒无需使用抗菌药物。除非有白细胞升高、咽部脓苔、咯黄痰和流鼻涕等细菌感染证据，可根据当地流行病学史和经验用药，可选口服青霉素、第一代头孢菌素、大环内酯类或喹诺酮类。极少需要根据病原菌选用敏感的抗菌药物。

3. 抗病毒药物治疗 由于目前有滥用造成流感病毒耐药现象，所以如无发热，免疫功能正常，发病超过2天一般无需应用。对于免疫缺陷患者，可早期常规使用。利巴韦林和奥司他韦（oseltamivir）有较广的抗病毒谱，对流感病毒、副流感病毒和呼吸道合胞病毒等有较强的抑制作用，可缩短病程。

六、中医治疗原则

基本原则——解表达邪、宣肺和营、照顾兼证。

感冒的治疗，一般不宜表散太过，亦不可补益太早，以免留邪；对体虚者，宜扶正固本，兼解风邪，不宜专行发散，重伤肺气。风寒误用辛凉——汗不易出，病邪难以外达，反致不能速解，甚则发生变证；风热误用辛温——助热燥液动血，或引起传变。除虚体感冒可兼扶正补虚外，一般均忌用补敛之品，以免留邪。

1. 解表达邪——解除表证、祛除表邪。通过发汗使邪从汗解：风寒 - 辛温解表；风热 - 辛凉解表；暑湿 - 清暑解表

2. 宣肺和营——宣通肺气，调和营卫。宣肺以恢复肺之宣肃功能，又与解表相辅相成；和营可振奋卫阳，调和营卫

3. 照顾兼证——夹暑 - 兼以清暑；夹湿—化湿；湿困脾胃 - 和胃、理气；时行感冒—清热解毒；体虚感冒—益气、养血、助阳、滋阴。小儿感冒，易夹惊夹食。夹惊—息风止痉；夹食—消食导滞。

七、常用方剂、中药解读

1. 荆防败毒散

常见症状：鼻塞声重，喷嚏，流清涕，恶寒，不发热或发热不甚，无汗，周身酸痛，咳嗽痰白质稀，舌苔薄白，脉浮紧。

组成及剂量：

荆芥 9g，防风 9g，羌活 9g，独活 9g，川芎 9g，柴胡 9g，前胡 9g，桔梗 9g，枳壳 9g，茯苓 9g，甘草 5g

加减：若正气未虚，而表寒较甚者，去人参，加荆芥、防风以祛风散寒；气虚明显者，可重用人参，或加黄芪以益气补虚；湿滞肌表经络，肢体酸楚疼痛甚者，可酌加威灵仙、桑枝、秦艽、防己等祛风除湿，

荆芥

【性味归经】辛，微温。归肺、肝经。

【功效与应用】

1. 祛风解表，用于外感表证。

2. 透疹疗疮，用于麻疹不透，风疹瘙痒及疮疡初起。

3. 炒炭止血，用于吐衄下血。

【用法用量】煎服，3～10g，不宜久煎。发表透疹宜生用，止血宜炒用。

【现代研究】本品含挥发油，油中主要成分为右旋薄荷酮、消旋薄荷酮及右旋柠檬烯。水煎剂可增强皮肤血液循环，增加汗腺分泌，有微弱的解热、镇静作用。对金黄色葡萄球菌、白喉杆菌有较强的抑菌作用，对炭疽杆菌、乙型链球菌、伤寒杆菌、痢疾杆菌、绿脓杆菌、人型结核杆菌也有抑制作用。荆芥炭有止血作用。荆芥甲醇及醋酸乙酯提取物有镇痛和抗炎作用。荆芥油有较好的平喘作用。

防风

【性味归经】辛、甘,微温。归膀胱、肝、脾经。

【功效与应用】

1. 祛风解表,用于感冒头痛,风疹瘙痒。

2. 胜湿止痛,用于风湿痹痛。

3. 祛风止痉,用于破伤风证。

此外,本品炒用还能止泻,用治肠风下血。

【用法用量】煎服,3～10g。

【使用注意】阴虚火旺,血虚发痉者慎用。

【现代研究】本品含挥发油、甘露醇、苦味苷、酚类、多糖类及有机酸类。煎剂有解热、抗炎、镇痛、抗惊厥作用。新鲜防风对绿脓杆菌和金黄色葡萄球菌有一定的抑菌作用。

通络止痛;咳嗽重者,加杏仁、白前止咳化痰;痢疾之腹痛、便脓血、里急后重甚者,可加白芍、木香以行气和血止痛。

对应中医证型:风寒束表证。

治疗原则:辛温解表,宣肺散寒。

西医对应的类型:适用于急性上呼吸道感染,以受凉、感受风寒为引发急性发作的主要诱因。

疗效评价:一般单独服用此方,患者鼻塞声重,喷嚏,流清涕,恶寒,周身酸痛等症状减轻,咳嗽、咳痰减少,怕冷症状减轻或消失。经一个疗程治疗症状即可有明显改善。

疗程:一般3～5天为一疗程,据患者病情变化进行加减。

核心药物评价:方中羌活、独活发散风寒,除湿止痛,羌活长于祛上部风寒湿邪,独活长于祛下部风寒湿邪,合而用之,为通治一身风寒湿邪的常用组合,共为君药。川芎行气活血,并能祛风;柴胡解肌透邪,且能行气,二药既可助君药解表逐邪,又可行气活血加强宣痹止痛之力,俱为臣药。桔梗辛散,宣肺利膈;枳壳苦温,理气宽中,与桔梗相配,一升一降,是畅通气机、宽胸利膈的常用组合;前胡化痰以止咳;茯苓渗湿以消痰,皆为佐药。生姜、薄荷为引,以助解表之力;甘草调和药性,兼以益气和中,共为佐使之品。方中人参亦属佐药,用之益气以扶其正,一则助正气以鼓邪外出,并寓防邪复入之义;二则令全方散中有补,不致耗伤真元。

注意事项:方中药物多为辛温香燥之品,外感风热及阴虚外感者,均忌用。若时疫、湿温、湿热蕴结肠中而成之痢疾,切不可用。

剂量掌握:生姜煎服3～5g。

2. 银翘散

常见症状：鼻塞喷嚏，流稠涕，发热或高热，微恶风，汗出口干，咽痛，咳嗽痰稠，舌苔薄黄，脉浮数。

组成及剂量：连翘 15g，银花 15g，桔梗 6g，薄荷 6g，竹叶 4g，荆芥穗 4g，淡豆豉 5g，牛蒡子 6g，甘草 5g

加减：若风热上壅，头胀痛较甚，加桑叶、菊花以清利头目；痰阻于肺，咳嗽痰多，加贝母、前胡、杏仁化痰止咳；痰热较盛，咯痰黄稠，加黄芩、知母、瓜蒌皮；气分热盛，身热较著，恶风不显，口渴多饮，尿黄，加石膏、鸭跖草清肺泄热；热毒壅阻咽喉，乳蛾红肿疼痛，加一枝黄花、土牛膝、玄参清热解毒利咽；时行感冒热毒较盛，壮热恶寒，头痛身痛，咽喉肿痛，咳嗽气粗，配大青叶、蒲公英等清热解毒；若风寒外束，入里化热，热为寒遏，烦热恶寒，少汗，咳嗽气急，痰稠，声哑，苔黄白相兼，可用石膏合麻黄内清肺热，外散表寒。

对应中医证型：风热犯表证。

治疗原则：辛凉解表，宣肺清热。

西医对应的类型：适用于急性上呼吸道感染，以受凉，感受风热为引发急性发作的主要诱因。

疗效评价：一般经治疗，患者鼻塞喷嚏、流稠涕、发热或高热、微恶风、汗出口干、咽痛、咳嗽痰稠等症状减轻或消失。经一个疗程治疗症状即可有明显改善。

疗程：一般 3 ～ 5 天为一疗程，据患者病情变化进行加减。

核心药物评价：方中重用银花甘寒芳香，清热解毒，辟秽祛浊；连翘苦寒，清热解毒，轻宣透表，相当于西药的抗病毒类药物；薄荷辛凉，发汗解肌，除

羌活

【性味归经】辛、苦，温。归膀胱、肾经。

【功效与应用】
1. 散寒祛风，用于风寒感冒，头身疼痛。
2. 胜湿止痛，用于风寒湿痹，肩臂疼痛。

【用法用量】煎服，3 ～ 10g。

【使用注意】本品气味浓烈，用量过多，易致呕吐，脾胃虚弱者慎用。血虚痹痛，阴虚头痛者慎用。

【现代研究】本品含挥发油、β－谷甾醇、欧芹属素乙、有机酸及生物碱等。羌活注射液有镇痛、解热作用，并对皮肤真菌、布氏杆菌有抑制作用。水溶性部分有抗实验性心律失常的作用，挥发油亦有抗炎、镇痛、解热作用，并能对抗脑垂体后叶素引起的心肌缺血和增加心肌营养性血流量。

白芷

【性味归经】辛，温。归肺、胃经。

【功效与应用】

1. 解表散风，用于外感风寒，头痛鼻塞，或风寒湿痹。

2. 通窍止痛，用于阳明头痛，牙痛，鼻渊。

3. 燥湿止带，用于带下过多。

4. 消肿排脓，用于疮痈肿毒。

【用法用量】煎服，3～10g。外用适量。

【使用注意】阴虚血热者忌服。

【现代研究】白芷含白芷素、白芷醚、白芷毒素等；杭白芷根含6种呋喃香豆精和两种白色结晶物。小量白芷毒素有兴奋中枢神经、升高血压作用，并能引起流涎呕吐；大量能引起强直性痉挛，继以全身麻痹；白芷能对抗蛇毒所致的中枢神经系统抑制；白芷水煎剂对大肠杆菌、痢疾杆菌、伤寒杆菌、绿脓杆菌、变形杆菌有一定抑制作用。

风热而清头目；荆芥、豆豉虽属辛温之品，但温而不燥，与薄荷相配，辛散表邪；牛蒡子、桔梗、甘草宣肺祛痰，解毒利咽；竹叶、芦根甘寒轻清，透热生津；合而用之，共成疏散风热，清热解毒之剂。银翘散的药效及毒理研究表明其具有解热、抗菌、抗病毒、抗炎、抗过敏、镇痛、增强免疫等作用，且无明显的毒副作用

注意事项：凡外感风寒及湿热病初起者禁用。因方中药物多为芳香轻宣之品，不宜久煎。

剂量掌握：常规剂量煎服。

3. 新加香薷饮

常见症状：发热，汗出热不解，鼻塞流浊涕，头昏重胀痛，身重倦怠，心烦口渴，胸闷欲呕，尿短赤，舌苔黄腻，脉濡数。

组成及剂量：香薷6g，银花9g，扁豆花9g，厚朴6g，连翘9g

加减：若暑热偏盛，可加黄连、山栀、黄芩、青蒿清暑泄热；湿困卫表，肢体酸重疼痛较甚，加豆卷、藿香、佩兰等芳化宣表；里湿偏盛，口中黏腻，胸闷脘痞，泛恶，腹胀，便溏，加苍术、白蔻仁、半夏、陈皮和中化湿；小便短赤加滑石、甘草、赤茯苓清热利湿。

对应中医证型：暑湿伤表证。

治疗原则：清暑祛湿解表。

西医对应的类型：适用于急性上呼吸道感染，多见于夏季感冒，有季节性。

疗效评价：一般经治疗，患者发热，汗出热不解，鼻塞流浊涕，头昏重胀痛，身重倦怠，心烦口渴，胸闷欲呕，尿短赤等症状减轻或消失。

疗程：一般3～5天为一疗程，据患者病情变化

进行加减。

核心药物评价：香薷祛暑发汗解表；金银花、连翘辛凉解表；厚朴、扁豆和中化湿。

注意事项：可在煎煮时加少许酒同煎。

剂量掌握：煎煮时水酒比例 10 ： 1 即可。

4. 双解汤

常见症状：又名"寒包火"，因风寒外束，表寒未解，入里化热。发热，恶寒，无汗口渴，鼻塞声重，咽痛，咳嗽气急，痰黄黏稠，尿赤便秘，舌苔黄白相兼，脉浮数。

组成及剂量：薄荷 6g，荆芥 3g，桑皮 9g，银花 18g，酒黄芩 12g，石膏 12g，酒大黄 6g，赤芍 9g，牡丹皮 6g

加减：咳喘重者，加杏仁、桑白皮、枇杷叶止咳平喘，相当于西医的支气管舒张剂；若大便秘结不通者，加大黄、芒硝通腑泻热。

对应中医证型：表寒里热证。

治疗原则：解表清里，宣肺疏风。

西医对应的类型：适用于急性上呼吸道感染，恶寒发热并见。

疗效评价：一般经治疗，患者发热，恶寒，无汗口渴，鼻塞声重，咽痛，咳嗽气急，痰黄黏稠，尿赤便秘等症状减轻或消失。如有白细胞升高、咽部脓苔、咯黄痰和流鼻涕等细菌感染证据，可根据当地流行病学史和经验用药，可选口服青霉素、第一代头孢菌素、大环内酯类或喹诺酮类。

疗程：一般 3 ~ 5 天为一疗程，据患者病情变化进行加减。

核心药物评价：方中薄荷、荆芥驱散在表之邪；桑白皮、银花、酒黄芩、石膏清泻肺中之实热；用酒

薄荷

【性味归经】辛，凉。归肺、肝经。

【功效与应用】

1. 疏散风热，用于风热感冒，温病初起。

2. 清利头目，用于头痛目赤，咽喉肿痛。

3. 利咽透疹，用于麻疹不透，风疹瘙痒。

4. 疏肝解郁，用于肝郁气滞，胸闷胁痛。

此外，还可用治夏季感受暑湿秽浊之气，所致痧胀腹痛吐泻等症。

【用法用量】煎服，3 ~ 6g，宜后下。

【使用注意】本品芳香辛散，发汗耗气，故体虚多汗者，不宜使用。

【现代研究】本品含挥发油，油中主要成分为薄荷醇、薄荷脑，其次为薄荷酮，还含有乙酸薄荷酯、莰烯、柠檬烯、蒎烯等。有发汗、解热、消炎、健胃、利胆及抑制胃肠道平滑肌收缩作用，并能促进呼吸道黏液的分泌。

牛蒡子

【性味归经】辛、苦，寒。归肺、胃经。

【功效与应用】

1. 疏散风热，用于风热感冒，咽喉肿痛。

2. 利咽透疹，用于麻疹不透。

3. 解毒散肿，用于痈肿疮毒，痄腮喉痹。

【用法用量】煎服，3～10g。炒用寒性略减。

【使用注意】本品性寒，滑肠通便，气虚便溏者慎用。

【现代研究】本品主要含牛蒡子苷、生物碱、脂肪油等。有消炎、解热、利尿、降血糖、抗肿瘤等作用。对肺炎双球菌、金黄色葡萄球菌及多种致病性皮肤真菌有抑制作用。

大黄，意在通泻大肠，导热下行；赤芍、牡丹皮凉血活血以治眼目中之赤肿。

注意事项：石膏、大黄、黄芩均为清热寒凉之品，不宜久服。

剂量掌握：常规剂量煎服。

5. 清营汤

常见症状：以高热为主，高热不退，神昏谵语，手足抽搐或颈项强直，且全身症状较重，或有化热传变之势，舌质红绛，脉弦数。

组成及剂量：犀角30g，生地黄15g，元参9g，竹叶心3g，麦冬9g，丹参6g，黄连5g，银花9g，连翘6g

加减：若寸脉大，舌干较甚者，可去黄连，以免苦燥伤阴；若热陷心包而窍闭神昏者，可与安宫牛黄丸或至宝丹合用以清心开窍；若营热动风而见痉厥抽搐者，可配用紫雪，或酌加羚羊角、钩藤、地龙以息风止痉；若兼热痰，可加竹沥、天竺黄、川贝母之属，清热涤痰；营热多系由气分传入，如气分热邪犹盛，可重用银花、连翘、黄连，或更加石膏、知母，及大青叶、板蓝根、贯众之属，增强清热解毒之力。

对应中医证型：时行病毒致时行感冒。

治疗原则：清热解毒。

西医对应的类型：适用于急性上呼吸道感染，恶寒发热并见。

疗效评价：一般经治疗，患者热退，神志清楚，全身症状改善，其他症状减轻或消失。若联合利巴韦林和奥司他韦（oseltamivir）有较广的抗病毒谱，对流感病毒、副流感病毒和呼吸道合胞病毒等有较强的抑制作用，可缩短病程。

疗程：一般3～5天为一疗程，据患者病情变化

进行加减。

核心药物评价：方用苦咸寒之水牛角清解营分之热毒，为君药。热伤营阴，又以生地黄凉血滋阴、麦冬清热养阴生津、玄参滋阴降火解毒，三药共用，既可甘寒养阴保津，又可助君药清营凉血解毒，共为臣药。君臣相配，咸寒与甘寒并用，清营热而滋营阴，祛邪扶正兼顾。温邪初入营分，故用银花、连翘、竹叶清热解毒，轻清透泄，使营分热邪有外达之机，促其透出气分而解，此即"入营犹可透热转气"之具体应用；黄连苦寒，清心解毒；丹参清热凉血，并能活血散瘀，可防热与血结。上述五味均为佐药，本方的配伍特点是以清营解毒为主，配以养阴生津和"透热转气"，使入营之邪透出气分而解，诸症自愈。

注意事项：使用本方应注意舌诊，原著说："舌白滑者，不可与也"，并在该条自注中说："舌白滑，不惟热重，湿亦重矣，湿重忌柔润药"，以防滋腻而助湿留邪。

剂量掌握：作汤剂，犀角可用水牛角代替，镑片30g先煎，后下余药。

6. 参苏饮加减

常见症状：素体气虚，复感外邪，邪不易解，恶寒较重，或发热，热势不高，鼻塞流涕，头痛无汗，肢体倦怠乏力，咳嗽咯痰无力，舌质淡苔薄白，脉浮。

组成及剂量：人参6g，半夏6g，茯苓6g，陈皮6g，甘草6g，枳壳6g，紫苏6g，前胡4g，木香4g，桔梗4g，生姜7片，大枣1枚

加减：若表虚自汗，易伤风邪者，可常服玉屏风散益气固表，以防感冒。若见恶寒重，发热轻，四肢欠温，语音低微，舌质淡胖，脉沉细无力，为阳虚外感，当助阳解表，用再造散加减。药用党参、黄芪、

蝉蜕

【性味归经】甘，寒。归肺、肝经。

【功效与应用】

1. 疏散风热，用于风热感冒，咽痛音哑。

2. 透疹止痒，用治麻疹初起，疹出不透及风疹瘙痒。

3. 明目退翳，用于翳膜遮睛证。

4. 祛风止痉，用于小儿惊痫、破伤风。

【用法用量】煎服，3～10g。或单味研末冲服。一般病证用量宜小，止痉用量宜大。

【使用注意】孕妇慎用。

【现代研究】本品主要含角蛋白、氨基酸、有机酸等。有抗惊厥、镇静及解热作用。抗惊厥作用蝉蜕头、足不及蝉蜕身，而解热作用则头、足部较身为强。

桑叶

【性味归经】苦、甘，寒。归肺、肝经。

【功效与应用】

1. 疏散风热，用于风热感冒，头痛咳嗽。

2. 清肺润燥，用于肺热燥咳。

3. 平肝明目，用于眩晕目赤。

【用法用量】煎服，5～10g。或入丸散。蜜制增强润肺止咳功效。

【现代研究】本品主要含脱皮固酮、牛膝固酮、β-谷甾醇、芸香苷、东莨菪素、胆碱、叶酸、绿原酸、多种氨基酸和维生素等。煎剂对金黄色葡萄球菌、乙型溶血性链球菌、白喉杆菌、炭疽杆菌、大肠杆菌、绿脓杆菌及钩端螺旋体有抑杀作用。桑叶和脱皮固酮有降血糖作用，脱皮激素还能降低血脂。

桂枝、附子、炙甘草温阳益气；细辛、防风、羌活解表散寒。

对应中医证型：气虚感冒。

治疗原则：益气解表。

西医对应的类型：适用于急性上呼吸道感染，并见体质虚弱，易感冒，同时免疫力低者。

疗效评价：一般经治疗，患者恶寒、鼻塞流涕、头痛无汗、肢体倦怠乏力、咳嗽咯痰无力等其他症状减轻或消失。对于免疫缺陷患者，可早期常规联合使用西医抗病毒药物。利巴韦林和奥司他韦（oseltamivir）有较广的抗病毒谱，对流感病毒、副流感病毒和呼吸道合胞病毒等有较强的抑制作用，可缩短病程。

疗程：一般3～5天为一疗程，据患者病情变化进行加减。

核心药物评价：人参、甘草、茯苓益气以祛邪，苏叶、葛根疏风解表；半夏、陈皮、前胡、桔梗宣肺理气，化痰止咳；木香、枳壳理气调中；姜、枣调和营卫。

注意事项：微热服用。

剂量掌握：生姜7片、大枣1枚

7. 加减葳蕤汤

常见症状：阴虚津亏，感受外邪，津液不能作汗达邪，身热，手足心热，微恶风寒，少汗，头昏心烦，口干，干咳少痰，鼻塞流涕，舌红少苔，脉细数。

组成及剂量：生葳蕤9g，淡豆豉9g，红枣2枚，生葱白6g，炙甘草1.5g，桔梗5g，苏薄荷5g，东白薇3g

加减：若表证较重者，酌加防风、葛根以祛风解表；若心烦口渴甚，加竹叶、天花粉以清热生津除烦；若咳嗽咽干，咳痰不爽，加牛蒡子、瓜蒌皮以利咽化

痰。阴伤较重，口渴、咽干明显，加沙参、麦冬以养阴生津；血虚，面色无华，唇甲色淡，脉细，加地黄、当归，滋阴养血。

对应中医证型：阴虚感冒。

治疗原则：滋阴解表。

西医对应的类型：常用于治疗老年人急性上呼吸道感染及产后感冒、急性扁桃体炎、咽炎等属阴虚外感者。

疗效评价：一般经治疗，患者身热、手足心热、微恶风寒、少汗、头昏心烦、口干、干咳少痰、鼻塞流涕等症状减轻或消失。如有白细胞升高、咽部脓苔、咯黄痰和流鼻涕等细菌感染证据，可根据当地流行病学史和经验用药，可选口服青霉素、第一代头孢菌素、大环内酯类或喹诺酮类。

疗程：一般 3～5 天为一疗程，据患者病情变化进行加减。

核心药物评价：方以生玉竹（葳蕤）滋阴润燥为君，臣以葱、豉、薄、桔疏散风热，佐以白薇苦咸降泄，佐以甘草、红枣甘润增液，以助玉竹之滋阴润燥，为阴虚之体感冒风温，以及冬温咳嗽，咽干，痰结之良剂。

注意事项：若外感表证而无阴虚者，则不宜使用

剂量掌握：红枣 2 枚

八、常用中成药评价

1. 祖卡木颗粒

【成分】山奈、睡莲花、破木布果、薄荷、大枣、洋甘菊、甘草、蜀葵子、大黄、罂粟壳。

【性状】为黄棕色的颗粒，气微香，味甜、微苦。

【功能主治】调节异常气质，清热，发汗，通窍。

菊花

【性味归经】辛、甘、苦，微寒。归肺、肝经。

【功效与应用】

1. 疏散风热，用于风热感冒，头痛发热。

2. 平肝明目，用于目暗、目眩，目赤肿痛。

3. 清热解毒，用于疔疮肿毒，常与金银花、生甘草同用。

【用法用量】煎服，10～15g。疏散风热宜用黄菊花，平肝明目多用白菊花，清热解毒多用野菊花。

【现代研究】本品主要含菊苷、黄酮类、挥发油、胆碱、香豆精类化合物及生物碱等。能扩张冠脉，增加冠脉流量，从而减轻心肌缺血状态，并能降低血压，抑制毛细血管通透性，还有一定的解热作用。对金黄色葡萄球菌、乙型溶血性链球菌、多种致病杆菌及皮肤真菌有抑制作用。高浓度时对流感病毒PR8及钩端螺旋体也能抑制。

柴胡

【性味归经】苦、辛，微寒。归肝、胆经。

【功效与应用】

1. 和解退热，用于寒热往来，外感发热。

2. 疏肝解郁，用于肝郁气滞证，胸胁胀满。

3. 升阳举陷，用于气虚下陷，久泻脱肛。

【用法用量】煎服，3~10g。和解退热宜生用，疏肝解郁宜醋炙，骨蒸劳热当用鳖血拌炒。

【使用注意】柴胡性升散，若肝阳上亢，肝风内动，阴虚火旺及气机上逆者忌用或慎用。

【现代研究】本品主要含柴胡皂苷、柴胡醇、挥发油、芸香苷、生物碱等。有明显的解热、镇静、镇痛、镇咳、保肝、利胆、降血脂作用；柴胡及柴胡皂苷有抗炎作用；柴胡皂苷能降低血浆胆固醇；挥发油还有抗感冒病毒作用。

用于感冒咳嗽，发热无汗，咽喉肿痛，鼻塞流涕。

【用法用量】开水冲服，一次 6~12g，一日 3 次。

【不良反应】尚不明确。

【注意事项】忌烟、酒及辛辣、生冷、油腻食物。运动员慎用。糖尿病患者遵医嘱。

【规格】每袋装（1）6g（无糖型）（2）12g

2. 复方一枝蒿

【成分】一枝蒿 240g，板蓝根 240g，大青叶 240g，蔗糖 756g，糊精 189g，或蔗糖 410g，糊精 61.5g（低糖型）。制成 1000g 或 500g（低糖型）

【性状】本品为棕色或棕褐色的颗粒；味甜、微苦。

【功能主治】解表祛风，凉血解毒。用于邪毒所致的感冒发烧，咽喉肿痛，病毒性感冒见上述证候者。

【用法用量】开水冲服，一次 5~10g，一日 3 次。

【不良反应】尚不明确。

【注意事项】忌烟、酒及辛辣、生冷、油腻食物；不宜在服药期间同时服用滋补性中药。

【规格】每袋装（1）10g（2）5g（低糖型）

3. 玉屏风颗粒

【成分】黄芪、白术（炒）、防风。辅料为糊精、甘醇、矫味剂、黏合剂。

【性状】本品为棕色或棕红色的颗粒；味涩而后甘。

【功能主治】益气，固表，止汗。用于表虚不固，自汗恶风，面色㿠白，或体虚易感风邪者。

【用法用量】开水冲服，一次 5g，一日 3 次。

【不良反应】尚不明确。

【注意事项】1.忌油腻食物。2.本品宜饭前服用。

【规格】每袋装 5g

4. 莲花清瘟胶囊

【成分】连翘、金银花、炙麻黄、炒苦杏仁、石膏、板蓝根、绵马贯众、鱼腥草、广藿香、大黄、红景天、薄荷脑、甘草。

【性状】本品为胶囊剂，内容物为棕黄色至黄褐色颗粒，味微苦，气微香。

【功能主治】清瘟解毒，宣肺泄热。用于治疗流行性感冒属热毒袭肺证，症见：发热或高热，恶寒，肌肉酸痛，鼻塞流涕，咳嗽，头痛，咽干咽痛，舌偏红，苔黄或黄腻等。

【用法用量】口服。一次 4 粒，一日 3 次。

【不良反应】尚不明确

【注意事项】1. 忌烟、酒及辛辣、生冷、油腻食物。2. 不宜在服药期间同时服用滋补性中药。3. 风寒感冒者不适用。4. 儿童、孕妇、哺乳期妇女、年老体弱及脾虚便溏者应在医师指导下服用。

【规格】每粒装 0.35g

5. 双黄连颗粒

【成份】金银花、黄芩、连翘。

【性状】本品为棕黄色的颗粒；气微，味苦，微甜。

【功能主治】辛凉解表，清热解毒。用于外感风热引起的发热、咳嗽、咽痛。

【用法用量】成人：口服或开水冲服，一次 5g，一日 3 次；6 个月以下：一次 1.0 ～ 1.5g；6 个月至1 岁：一次 1.5 ～ 2.0g；1 岁至 3 岁：一次 2.0 ～ 2.5g，3 岁以上儿童酌量或遵医嘱。

【不良反应】尚不明确

葛根

【性味归经】甘、辛，凉。归脾、胃经。

【功效与应用】

1. 解肌退热，用于外感表证。

2. 透发麻疹，用于麻疹不透。

3. 生津止渴，用于热病口渴，阴虚消渴。

4. 升阳止泻，用于热泻热痢，脾虚泄泻。

【用法用量】煎服，10 ～ 15g。退热生津宜生用，升阳止泻宜煨用。

【现代研究】本品主要含黄酮类物质，包括大豆苷、大豆素及葛根素等。葛根能扩张冠脉血管和脑血管，增加冠脉血流量和脑血流量；葛根总黄酮能降低心肌耗氧量，增加氧供应；葛根能直接扩张血管，使外周阻力下降，而降低血压；葛根素能抑制血小板聚集；葛根有广泛的 β - 受体阻滞作用，明显的解热作用，并有轻微降血糖作用。

石膏

【性味归经】辛、甘，大寒。归肺、胃经。

【功效与应用】

1. 清热泻火，除烦止渴，用于温热病气分实热证。

2. 敛疮生肌，用于疮疡溃而不敛、湿疹、水火烫伤等，可单用或配青黛、黄柏等外用。

【用法用量】煎服，15～60g。内服生用，打碎先煎30分钟；外用须火煅研末。

【使用注意】内服只用于实证，虚证不宜用。煅石膏严禁内服。脾胃虚寒、阴虚内热忌服。

【现代研究】主要成分为含水硫酸钙，此外还含有人体所需常量的 Al、Mn 以及 Fe、Zn、Cu 等微量元素。具有解热、增强机体免疫功能、止渴、提高肌肉和外周神经的兴奋性等作用。

【注意事项】1. 忌烟、酒及辛辣、生冷、油腻食物。2. 不宜在服药期间同时服用滋补性中药。3. 风寒感冒者不适用。

【规格】每袋装 5g

6. 板蓝根颗粒

【成份】板蓝根，辅料为蔗糖、糊精。

【性状】本品为棕色或棕褐色的颗粒；味甜，微苦。

【功能主治】清热解毒，凉血利咽。用于肺胃热盛所致的咽喉肿痛、口咽干燥；急性扁桃体炎见上述证候者。

【用法用量】口服，一次 1～2 袋，一日 3～4 次。

【不良反应】尚不明确。

【注意事项】1. 忌烟酒、辛辣、鱼腥食物。2. 不宜在服药期间同时服用滋补性中药。

【规格】10g×20 袋

7. 维 C 银翘片

【成份】金银花、连翘、荆芥、淡豆豉、牛蒡子、桔梗、薄荷油、芦根、淡竹叶、甘草、维生素C、马来酸氯苯那敏、对乙酰氨基酚。辅料为硬脂酸镁、淀粉、滑石粉、蔗糖、明胶、柠檬黄。

【性状】本品为糖衣片，除去糖衣后显灰褐色，略带有少许白色斑点，或显灰褐色与白色或淡黄色层；气微，味微苦。

【功能主治】辛凉解表，清热解毒。用于流行性感冒引起的发热头痛、咳嗽、口干、咽喉疼痛。

【用法用量】口服，一次2片，一日3次，饭后服用。

【不良反应】可见困倦、嗜睡、口渴、虚弱感；偶见皮疹、荨麻疹、药热及粒细胞减少；长期大量用药会导致肝肾功能异常。

【注意事项】1.忌烟、酒及辛辣、生冷、油腻食物。2.不宜在服药期间同时服用滋补性中成药。3.不适用于风寒感冒，表现为恶寒明显，无汗，头痛身酸，鼻塞流清涕。4.该品含马来酸氯苯那敏、对乙酰氨基酚、维生素C。服用该品期间不得饮酒或含有酒精的饮料；不能同时服用与该品成份相似的其他抗感冒药；肝、肾功能不全者慎用；膀胱颈梗阻、甲状腺功能亢进、青光眼、高血压和前列腺肥大者慎用；孕妇及哺乳期妇女慎用；服药期间不得驾驶机、车、船、从事高空作业、机械作业及操作精密仪器。

【规格】每盒12片×2板，PVC硬片和铝箔包装。

知母

【性味归经】苦、甘，寒。归肺、胃、肾经。

【功效与应用】

1.清热泻火，用于温热病肺胃实热证，见高热、烦渴、脉洪大等。用于肺热咳嗽或阴虚燥咳。

2.滋阴润燥，用于阴虚火旺，肺肾阴虚所致的骨蒸潮热、盗汗、心烦等。用于阴虚消渴、口渴、多饮、多尿者。

【用法用量】煎服，6～12g。清热泻火生用；滋阴降火宜盐水炒用。

【使用注意】本品性寒质润，有滑肠之弊，脾虚便溏者不宜用。

【现代研究】本品含多种甾体皂苷，并含多量的粘液质。具有抗菌、解热、降血糖、影响神经体液调节功能、抑制 Na^+-K^+-ATP 酶活性、降低组织耗氧量及抗血小板聚集等作用。

天花粉

【性味归经】甘、微苦，微寒。归肺、胃经。

【功效与应用】

1.清热生津，用于热病口渴，消渴多饮。

2.清肺润燥，用于肺热燥咳，本品能清肺热而润肺燥。

3.解毒消痈，用于痈肿疮疡。

【用法用量】煎服，10～15g。

【使用注意】不宜与乌头类药材同用。

【现代研究】本品含天花粉蛋白、皂苷、淀粉等。具有抗肿瘤、抗艾滋病、降血糖、抗菌、致流产和抗早孕等作用。主要有效成分天花粉蛋白，临床用于妊娠中期引产及治疗恶性葡萄胎、恶性滋养叶肿瘤等。

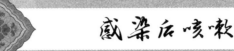

感染后咳嗽

一、定义

感染后咳嗽是指在发生轻微急性上呼吸道感染之后，继而出现的干咳，通常发生在呼吸道病毒、肺炎支原体或肺炎衣原感染的流行季节。咳嗽频繁，影响患者的日常生活和工作，而且常规治疗无效。在美国ACCP 协会 2006 年版《咳嗽诊断和治疗指南》和中国 2009 年版《咳嗽诊断和治疗指南》中，均独立将感染后咳嗽作为亚急性咳嗽的主要原因。感染后咳嗽的定义包含下列元素：胸片所见阴性，从而除外肺炎诊断；咳嗽最终通常会自行消退，病程一般不超过 8 周。

二、诊断

感染后咳嗽的诊断是临床性和排除性的。仔细的病史询问，包括了解病史间的联系以及体格检查往往均可为诊断提供线索。由于感染后咳嗽通常是自限性的，所以能及时消退。当怀疑肺炎支原体感染时，如患者为学龄期儿童或者为青年患者，特别是军队人员，发生在夏末或者秋季时，急性期和恢复期的特异性血清学研究可能会帮助确诊。

三、鉴别诊断

感染后咳嗽属亚急性咳嗽，其病因较多，发病机制复杂，主要在病程上予以鉴别：

1.急性咳嗽：是指 3 周以内的咳嗽，是呼吸科门诊最常见的症状。病因包括病毒、支原体或细菌包括

导致的急性支气管炎、肺炎、呼吸道感染、肺结核、气管异物。

2. 亚急性咳嗽：持续时间超过 3 周，在 8 周以内的咳嗽称为亚急性咳嗽，原因较为复杂。

3. 慢性咳嗽：持续时间超过 8 周，可持续数年甚至持续数十年。慢性咳嗽的原因较为复杂，包括咳嗽变异性哮喘（过敏性支气管炎）、上呼吸道咳嗽综合征（过敏性鼻－支气管炎）、胃食道返流、嗜酸细胞增多性支气管炎、慢性支气管炎等。其中以咳嗽变异性哮喘和上呼吸道咳嗽综合征最为常见。

四、与中医对应关系

感染后咳嗽属中医"咳嗽""久咳"范畴。《景岳全书》曰："外感之咳，其来在肺，故必由肺以及脏，此肺为本而脏为标也；内伤之咳先因伤脏，故必由脏以及肺，此脏为本而肺为标也。"其为六淫或时行疫毒侵袭人体，致卫表不和，发为感冒，在经过抗生素、抗病毒等一系列治疗后，清热解毒之力有余，而疏风解表之功不足，致使表邪未尽，留客于肺，肺失宣肃；并伴有素体正虚或病久邪伤正气，正气不足，驱邪无力，导致咳嗽发生。

五、治疗原则

西医西药目前尚无特异性治疗方法，主要以对症治疗为主，通常不使用抗生素。常首选抗组胺和中枢镇咳药物，其次吸入或口服激素抗炎治疗。但这些治疗方法只对部分患者有效，并会出现思睡、口干、食欲减退、恶心、便秘等副反应，停药后咳嗽容易复发。

六、中医治疗原则

中医治疗咳嗽，外感咳嗽以疏散外邪，宣通肺气

栀子

【性味归经】苦，寒。归心、肺、三焦经。

【功效与应用】

1. 泻火除烦，用于热扰心神之证。

2. 清热利湿，用于湿热黄疸，配茵陈蒿、大黄等，如茵陈蒿汤。

3. 凉血解毒，用于血热妄行的各种出血证。

【用法用量】煎服，6～9g。外用生品适量，研末调敷。栀子皮（果皮）偏达表去肌肤之热；栀子仁（种子）偏走里而清内热。生用能清热泻火除烦，炒焦炒炭用于凉血止血。

【使用注意】苦寒伤胃，脾虚便溏、食少者忌用。

【现代研究】本品含栀子素、栀子苷、去羟栀子苷和藏红花素、藏红花酸、熊果酸等。具有保肝利胆、抗炎、抗病原体、镇静催眠、降温、镇痛、降压等作用，对胰腺细胞膜、线粒体膜和溶酶体膜有稳定作用。

夏枯草

【性味归经】苦、辛，寒。归肝、胆经。

【功效与应用】

1. 清肝火，用于肝火上炎，目赤肿痛，头痛眩晕。

2. 散郁结，用于瘰疬瘿瘤。本品辛以散结，苦以泻热，有良好的清肝散结之功。

此外本品的清泄肝火作用，现代常用于高血压病属肝热、阳亢之证者，有清肝降压之效。

【用法用量】煎服，9～15g。

【使用注意】脾胃虚弱者慎用。

【现代研究】本品主含萜类及甾醇类、黄酮类、香豆素类等。本品可影响心血管系统，有降压、抗心肌梗死作用。有抗炎、免疫抑制、抗菌、降血糖等作用。

为主；内伤咳嗽以调理脏腑为主；对虚实夹杂者应当标本兼治。夹寒者加细辛、干姜等以温之；夹热者加桑白皮、黄芩等以清之；夹燥者加麦冬、川贝等以润之。肺气虚者，治以补脾生金，补脾益肺。肺阴虚者，治以滋阴润肺。痰湿蕴肺者，治方用二陈平胃散加减；痰热蕴肺者，方用清金化痰汤加减；肝火犯肺者，方用黛蛤散合泻白散加减。

七、常用方剂、中药解读

（一）外感咳嗽

1. 三拗汤合止嗽散加减

常见症状：咽痒咳嗽声重，气急，咯痰稀薄色白，常伴鼻塞、流清涕、头痛、肢体酸楚、恶寒发热、无汗等表证，舌苔薄白，脉浮或浮紧。

组成及剂量：

麻黄 6g，杏仁 6g，桔梗 9g，荆芥 9g，紫菀 9g，百部 9g，白前 9g，甘草 6g，陈皮 6g

以上共为末，每服 6～9g，温开水或姜汤送下。亦可作汤剂，水煎服，用量按原方比例酌减。

若咳嗽较甚者加矮地茶、金沸草祛痰止咳；咽痒甚者加牛蒡子、蝉蜕祛风止痒；鼻塞声重加辛夷花、苍耳子宣通鼻窍；若夹痰湿，咳而痰黏，胸闷，苔腻者，加半夏、厚朴、茯苓燥湿化痰；表寒未解，里有郁热，热为寒遏，咳嗽音哑，气急似喘，痰黏稠，口渴心烦，或有身热者，加生石膏、桑白皮、黄芩解表清里。

对应中医证型：风寒犯肺。

治疗原则：疏风散寒，宣肺止咳。

西医对应的类型：适用于上呼吸道感染、急性支气管炎感染后，表现为恶寒怕风、咳嗽咯痰清稀、流

清涕等风寒征象者。

疗效评价：一般经过此方单独口服治疗，患者咳嗽、恶寒怕风、流清涕等症状可减少，若联用镇咳药或白三烯受体拮抗剂及糖皮质激素治疗疗效更佳。

疗程：一般 3 ～ 5 天为一疗程，据患者病情变化进行加减。

核心药物评价：本方中麻黄发汗散寒，宣肺平喘，杏仁宣降肺气，止咳化痰，紫菀、百部止咳化痰，对于新久咳嗽都能使用。桔梗开宣肺气；白前降气化痰。荆芥疏风解表，以祛在表之余邪；陈皮理气化痰，甘草调和诸药，合桔梗又有利咽止咳之功。

注意事项：本方应餐后温服，以免刺激肠胃。

剂量掌握：麻黄 3 ～ 6g，防止发汗较过。

2. 桑菊饮加减

常见症状：咳嗽频剧，气粗或咳声嘎哑，喉燥咽痛，咯痰不爽，痰黏稠或稠黄，咳时汗出，常伴鼻流黄涕、口渴、头痛、肢楚、恶风、身热等表证，舌苔薄黄，脉浮数或浮滑。

组成及剂量：

桑叶 7.5g，菊花 3g，杏仁 6g，连翘 5g，薄荷 2.5g，桔梗 6g，生甘草 2.5g，苇根 6g

若咳嗽甚者加前胡、枇杷叶、浙贝母清宣肺气，化痰止咳；肺热内盛加黄芩、知母清肺泄热；咽痛，声哑，加射干、山豆根清热利咽；若风热伤络，见鼻衄或痰中带血丝者，加白茅根、生地凉血止血；夏令夹暑加六一散、鲜荷叶清解暑热。

对应中医证型：风热犯肺。

治疗原则：疏风清热，宣肺止咳。

西医对应的类型：适用于上呼吸道感染、急性支气管炎后，表现为口苦咽干、咯痰黄稠黏腻、身热汗出等风热征象者。

黄芩

【性味归经】苦，寒。归肺、胆、脾、大肠、小肠经。

【功效与应用】

1. 清热燥湿，用于湿温、泻痢、黄疸。

2. 泻火解毒，用于肺热证、少阳证、疮疡肿毒。

3. 凉血止血，治疗血热吐衄，常配伍生地、白茅根、三七等凉血止血药。

4. 清热安胎，用于胎热不安，配当归、白术等。

【用法用量】煎服，3 ～ 10g。清热宜生用，安胎宜炒用，止血多炒炭用，清上焦热宜酒炒。

【使用注意】脾胃虚寒不宜使用。

【现代研究】本品主含黄酮类成分，包括黄芩苷、黄芩素等。具有抗炎、抗过敏、解热、抗菌、保肝利胆、抑制血小板聚集、防止白内障、改善脂质代谢、降压、利尿、抗癌、镇静和解毒等作用。

黄连

【性味归经】苦，寒。归心、脾、胃、肝、胆、大肠经。

【功效与应用】

1.清热燥湿，善清中焦湿热，为治湿热泻痢的要药。

2.泻火解毒，用于热盛火炽、高热烦躁。

此外，本品善清胃火，可用于胃火炽盛的呕吐，常与竹茹、橘皮、半夏同用。胃火牙痛，常与石膏、升麻、丹皮同用，如清胃散。

【用法用量】煎服，2～5g，外用适量。炒用能降低寒性，姜汁炙用清胃止呕，酒炙清上焦火，猪胆汁炒泻肝胆实火。

【使用注意】本品大苦大寒，过服久服易伤脾胃，脾胃虚寒者忌服。苦燥伤津，阴虚津伤者慎用。

【现代研究】含大量生物碱，主要有小檗碱、黄连碱等。具有抗菌、抗炎、解热作用。对心血管系统有降压、抗心律失常、正性肌力、保护缺血心肌的作用，对消化系统的影响有抗腹泻、抗溃疡、利胆作用。并有抗血小

疗效评价：一般经过此方单独口服治疗，患者咳嗽、口苦口干等症状可减少，痰液有黏稠咳吐不爽变为清稀易咳出。经一个疗程治疗症状即可有明显改善。

疗程：一般 3～5 天为一疗程，据患者病情变化进行加减。

核心药物评价：方中桑叶能清宣肺热而止咳嗽；菊花清利头目而肃肺；薄荷辛凉，疏散风热；杏仁苦降，肃降肺气；连翘透邪解毒；芦根清热生津；甘草调和诸药。

注意事项：本方应餐后温服，以免刺激肠胃。

剂量掌握：桑叶 6～9g，防止过寒伤及脾胃。

3. 桑杏汤

常见症状：喉痒干咳，连声作呛，咽喉干痛，唇鼻干燥，无痰或痰少而粘连成丝，不易咯出，或痰中带有血丝，口干，初起或伴鼻塞、头痛、微寒、身热等表证，舌质红干而少津，苔薄白或薄黄，脉浮数或小数。

组成及剂量：

桑叶 3g 杏仁 4.5g 沙参 6g 象贝 3g 香豉 3g 栀皮 3g 梨皮 3g

若津伤较甚者加麦冬、玉竹滋养肺阴；热重者酌加生石膏、知母清肺泄热；痰中夹血加生地、白茅根清热凉血止血。

对应中医证型：燥邪伤肺

治疗原则：疏风清肺，润燥止咳。

西医对应的类型：适用于上呼吸道感染、急性支气管炎后，表现为口干口渴、鼻咽干燥，干咳无痰等征象者。

疗效评价：一般经过此方单独口服治疗，患者咳嗽、口干、咽干等症状可减轻，声嘶鼻咽干燥症状可有缓解，经一个疗程治疗症状即可有明显改善。

疗程：一般 3 ～ 5 天为一疗程，据患者病情变化进行加减。

核心药物评价：方中桑叶清宣燥热，透邪外出；杏仁宣利肺气，润燥止咳，豆豉辛凉透散；贝母清化热痰，沙参养阴生津，润肺止咳；栀子皮清泄肺热；梨皮清热润燥，止咳化痰。

注意事项：本方应餐后温服，以免刺激肠胃。

剂量掌握：桑叶 3 ～ 6g，防止过寒伤及脾胃。

（二）内伤咳嗽

1. 二陈汤合三子养亲汤

常见症状：咳嗽反复发作，咳声重浊，胸闷气憋，尤以晨起咳甚，痰多，痰黏腻或稠厚成块，色白或带灰色，痰出则憋减咳缓，常伴体倦、脘痞、食少、腹胀、大便时溏，舌苔白腻，脉濡滑。

组成及剂量：

陈皮 15g，半夏 15g，茯苓 9g，甘草 4.5g，苏子 9g，莱菔子 9g，白芥子 9g

若寒痰较重，痰黏白如泡沫，怯寒背冷，加干姜、细辛以温肺化痰；脾虚证候明显者加党参、白术以健脾益气。症情平稳后可服六君子汤加减以资调理。

对应中医证型：痰湿蕴肺。

治疗原则：燥湿化痰，理气止咳。

西医对应的类型：适用于慢性支气管炎、慢性阻塞性肺病等病程较长，体质虚弱的患者，表现为痰黏咳喘无力，乏力，纳呆等征象的患者。

疗效评价：一般经过此方口服治疗，患者咳嗽咳痰可减轻，气短气喘可见缓解，治疗过程中如肺功能下降，可配合吸入支气管扩张药物及糖皮质激素以抗炎平喘止咳。

疗程：一般 7 天为一疗程，据患者病情变化进行

板聚集、降脂、降血糖、中枢抑制、抗肿瘤、提高机体非特异性免疫功能等作用。

黄柏

【性味归经】苦，寒。归肾、膀胱经。

【功效与应用】

1. 清热燥湿，善清下焦湿热。

2. 泻火解毒，用于疮疡肿毒。

3. 退热除蒸，用于阴虚发热、骨蒸盗汗及遗精等证。

【用法用量】煎服，3～12g。外用适量。清热燥湿解毒多生用；泻火除蒸退热多盐水炙用。

【使用注意】脾胃虚寒者，不宜使用。

【现代研究】主含生物碱，主要有小檗碱、巴马亭、黄柏碱等。具有抗菌、抗病毒、抗溃疡、利胆、降压、抗心律失常等作用。

加减。

核心药物评价：方中半夏、陈皮化痰燥湿，选用白芥子温肺利气，快膈消痰；紫苏子降气行痰，使气降而痰不逆；莱菔子消食导滞，使气行则痰行。

注意事项：本方不宜煎煮太过，应餐后温服，以免刺激肠胃。

剂量掌握：半夏6～10g。

2. 越婢加半夏汤或桑白皮汤加减

常见症状：咳嗽气息粗促，或喉中有痰声，痰多质黏稠厚或稠黄，咯吐不爽，或有热腥味，或吐血痰，胸胁胀满，咳时引痛，面赤，或有身热，口干而黏，欲饮水，舌质红，舌苔薄黄腻，脉滑。

组成及剂量：

越婢加半夏汤：

麻黄9g，石膏18g，甘草6g，半夏15g，生姜6g，大枣5枚

桑白皮汤：

桑白皮16g，半夏7g，苏子9g，杏仁10g，浙贝8g，黄芩9g，山栀8g

加减：若痰鸣喘息，不得平卧，加射干、葶苈子以泻肺平喘；痰热伤津，口干舌燥，加天花粉、知母、芦根；痰热壅肺，腑气不通，胸满喘逆，大便秘结，加大黄、芒硝；阴伤而痰量已少者，减苦味药物，加麦冬、沙参等。

对应中医证型：痰热郁肺症。

治疗原则：清热肃肺，化痰止咳。

西医对应的类型：适用于慢性支气管炎、慢性阻塞性肺病等病的急性加重期，表现有发热，汗出，口干口苦，咳吐黄黏痰，或痰中带血等征象的患者。

疗效评价：一般经过此方口服治疗，患者咳嗽咳痰可减轻，气短气喘可见缓解，治疗过程中如肺功能

下降，可配合吸入支气管扩张药物及 ICS 以抗炎平喘止咳。如伴有肺部感染应选择相应抗感染药物治疗。

疗程：一般 3 ~ 5 天为一疗程，据患者病情变化进行加减。

核心药物评价：越婢加半夏汤中：麻黄宣肺平喘，发散风邪；臣以石膏清泄内热；半夏降逆散结，燥化痰湿；生姜辛散，外配麻黄发越水气，内助半夏降逆化饮。桑白皮汤中：桑白皮、黄芩清泄肺热，黄芩既可清肺热又可清大肠湿热，半夏燥湿化痰，与黄芩辛开苦降，降气除满，苏子、杏仁降气平喘兼以润肠通便，浙贝母清热化痰，降泄肺气。

注意事项：此方不可久服，防止过寒而伤及脾胃，如症状减轻当及时调整药物及剂量。

剂量掌握：石膏 15 ~ 18g，桑白皮 10 ~ 20g

3. 黛蛤散合泻白散加减

常见症状：咳嗽阵作，反复痰中带血或少量咯血，或大咯血不止，胸胁胀痛，烦躁不安，口干苦，大便干结，舌质红，苔薄黄少津，脉弦数。

组成及剂量：

青黛 0.5g，蛤壳 6g，桑白皮 15g，地骨皮 15g，粳米 30g，甘草（炙）5g

加减：若痰多热甚，咳嗽重者，可加瓜蒌、鱼腥草、竹沥、金银花、杏仁、白前、前胡止咳化痰，清热解毒；胸痛胸闷可配郁金、丝瓜络、枳壳、旋覆花和络止痛，利肺降逆；火郁伤津，口干咽燥，酌加麦冬、天花粉、沙参养阴生津；咯血则可配大黄炭、地榆、茜草、炒蒲黄以凉血止血化瘀。

对应中医证型：肝火犯肺。

治疗原则：清肝泻火，凉血止血。

西医对应的类型：适用于慢性支气管炎急性发作、慢性阻塞性肺病急性加重、支气管扩张、其他病

龙胆草

【性味归经】苦，寒。归肝、胆经。

【功效与应用】

1. 清热燥湿，用于肝胆湿热证。

2. 泻肝胆火，用于肝胆实热所致之胁痛、口苦、目赤、耳聋等症，配黄芩、木通等，如龙胆泻肝汤。

【用法用量】煎服，3 ~ 6g。

【使用注意】脾胃虚寒者不宜用。阴虚津伤者慎用。

【现代研究】本品含龙胆苦苷、龙胆碱、龙胆黄素、龙胆糖等。具有抗菌、抗寄生虫、抗炎、增强免疫力、保肝利胆、健胃、利尿、降压等作用。

金银花

【性味归经】甘，寒。归肺、心、胃经。

【功效与应用】

1.清热解毒，用于痈肿疔疮。

2.疏散风热，用于外感风热，温病初起。

此外，金银花的挥发性成分，制成银花露，有清热解暑作用，可用于暑热烦渴，咽喉肿痛，以及小儿热疮、痱子等症。

【用法用量】煎服，6～15g。

【使用注意】脾胃虚寒及气虚疮疡脓清者忌用。

【现代研究】主含绿原酸、异绿原酸等多种绿原酸类化合物，另含黄酮类化合物、肌醇及挥发油等。具有抗菌、抗病毒、解热、抗炎、保肝利胆、降脂、止血、抗生育等作用。

因引起的阻塞性肺炎等病，表现有发热，汗出，口干口苦，咳吐黄黏痰，痰中带血等征象的患者。

疗效评价：一般经过此方口服治疗，患者咳嗽咳痰可减轻，发热气短咯血等症状可见缓解，但治疗过程中应积极配合西药治疗，如抗生素、化痰剂、支气管扩张剂及止血药物等。

疗程：一般7～14天为一疗程，据患者病情变化进行加减。

核心药物评价：方中青黛清肺、肝之热，凉血解毒；蛤壳清泻肺热、化痰。二药合用善清肺、肝经之热。桑白皮清肺热，泻肺气；地骨皮泻肺中深伏之火，对于阴虚有热者尤宜；甘草、粳米养胃和中。

注意事项：此方不可久服，防止过寒而伤及脾胃，如症状减轻当及时调整药物及剂量。

剂量掌握：青黛0.5～1g

4.沙参麦冬汤

常见症状：干咳，咳声短促，或痰中带血丝，低热，午后颧红，盗汗，口干，舌质红，少苔，脉细数。

组成及剂量：

北沙参10g，玉竹10g，麦冬10g，天花粉15g，扁豆10g，桑叶6g，生甘草3g

若久热久咳，是肺中燥热较甚，又当加地骨皮以泻肺清热；咳剧加川贝母、甜杏仁、百部润肺止咳；若肺气不敛，咳而气促，加五味子、诃子以敛肺气；低热酌加功劳叶、银柴胡、青蒿、地骨皮以清虚热；盗汗加糯稻根须、浮小麦以敛汗；咯吐黄痰加海蛤粉、知母、黄芩清热化痰；痰中带血加丹皮、栀子、藕节清热凉血止血。

对应中医证型：肺阴亏虚证。

治疗原则：滋阴润肺，化痰止咳。

西医对应的类型：适用于慢性支气管炎、慢性阻

塞性肺病、肺结核、结核性胸膜炎或肺癌等咳嗽，乏力，午后潮热盗汗等征象的患者。

疗效评价：该症需长期口服中药调理，经治疗7~14天，患者咳嗽咳痰可减轻，潮热盗汗咯血等症状可见缓解，但如明确病因应积极配合西药治疗，如抗痨，肺癌化疗、手术、放疗等治疗措施。咯血明显可配合止血药物。

疗程：一般7~14天为一疗程，据患者病情变化进行加减。

核心药物评价：方中麦冬、玉竹清热润燥；沙参清肺火、养肺阴；桑叶宣通肺络，生甘草可泻火和中。

注意事项：该药偏寒凉，弱体虚寒凝患者不宜久服，若患者病情发生变化，随症调整药物。

剂量掌握：桑叶6~9g，余常规剂量即可。

5.补肺汤加减

常见症状：患者恢复期，见面色无华，少气懒言，纳差，神疲乏力，胸闷气短，咳嗽痰量较少，或痰中带血，舌暗淡，苔白，脉沉细。

组成及剂量：

桑白皮60g，熟地黄60g，人参30g，紫菀30g，黄芪30g，五味子30g

每服9g，水煎，入蜜少许，饭后服

加减：若食纳不振加白术、山药、茯苓培土生金；咯血不停配以白芨以收敛止血；汗出不止加浮小麦、煅牡蛎等。

对应中医证型：肺脾气虚证。

治疗原则：补肺健脾，润肺止咳。

西医对应的类型：适用于慢性支气管炎、慢性阻塞性肺病、支气管扩张恢复期患者，伴有腹胀、纳差、便溏等征象的患者。

疗效评价：该症需长期口服中药调理，经治疗

连翘

【性味归经】苦，微寒。归肺、心、小肠经。

【功效与应用】

1.清热解毒，消痈散结，用于痈肿疮毒，瘰疬痰核。

2.疏散风热，用于外感风热或温病初起，发热、头痛、口渴等证。

本品还可治热淋涩痛，多与竹叶、木通、白茅根等同用，兼有清心利尿之功。

【用法用量】煎服，6~15g。

【使用注意】脾胃虚寒及气虚疮疡脓清者不宜用。

【现代研究】本品主含木脂体及其苷、苯乙醇苷、五环三萜、黄酮及挥发油等多类成分。具有抗菌、抗病毒、解热、抗炎、保肝、镇吐等作用。

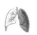
牛黄

【性味归经】甘，凉。归心、肝经。

【功效与应用】

1. 清热解毒，用于咽喉肿痛溃烂及痈疽疔毒等热毒壅滞郁结之证。

2. 息风止痉，用于惊风抽搐。

3. 化痰开窍，用于神昏口噤。

【用法用量】0.15～0.35g，多入丸散用。外用适量，研末敷患处。

【使用注意】孕妇慎用。

【现代研究】主含胆汁酸、胆色素、胆固醇、肽类物质、氨基酸、黏蛋白、多种微量元素以及维生素D、类胡萝卜素等。具有镇静、抗惊厥、抗菌、增强免疫功能等作用。对心血管及血液系统有强心、降压、抑制血小板聚集及活化纤溶作用。对消化系统有解痉、利胆作用，其主要成分胆汁酸能促进脂肪、类脂质及脂溶性维生素的吸收。

7～14天，患者咳嗽咳痰，腹胀便溏等症状减轻，据病情变化临证加减。对于慢性支气管炎、慢性阻塞性肺病需坚持使用基础治疗药物，对支气管扩张症患者应给予免疫调节药物，预防支气管扩张的急性发作及加重。

疗程：一般7～14天为一疗程，据患者病情变化进行加减。

核心药物评价：方中人参、黄芪补益肺气，桑白皮、紫菀化痰止咳，利肺平喘，五味子敛肺滋阴生津。

注意事项：本方滋腻，需随证加减，避免滋生痰浊。

剂量掌握：重用黄芪、人参、熟地。

八、常用中成药评价

1. 蜜炼川贝枇杷膏

【成分】川贝、枇杷叶、南沙参、茯苓、化橘红、桔梗、法半夏、五味子、瓜蒌子、款冬花、远志、苦杏仁、生姜、甘草，杏仁水，薄荷脑、蜂蜜、麦芽糖、糖浆。

【性状】该品为膏剂，内容物为黄棕色至棕褐色的糖浆；气香，味甜。

【功能主治】治疗燥热咳嗽、伤风咳嗽、感冒咳嗽、老人多咳、喉痛声哑、胸郁闷、肺弱常咳、津液干枯、喉舌焦燥、痰结色黑、虚火上升、喉炎喉痛、气弱痰多、虚损干咳、口臭胃滞、咽喉作痒。

【用法用量】口服，成人一日3次，每次一汤匙，小儿减半。

【不良反应】无明显毒副作用。

【注意事项】禁忌：糖尿病患者忌用。1. 忌烟、酒及辛辣、生冷、油腻食物。2. 患有肝病、肾病等慢

性病严重者应在医生指导下服用。3. 服用 1 周病情无改善，或服药期间症状加重者，应停止服用，去医院就诊。4. 对本品过敏者禁用，过敏体质者慎用。5. 药品性状发生改变时禁止服用。6. 儿童必须在成人监护下使用。7. 请将本药放在儿童触摸不到的地方。8. 如正在服用其他药品，使用本品前请咨询医师或药师。

【规格】每瓶装（1）75ml（2）150ml（3）300ml。

2. 强力枇杷露

【成分】枇杷叶、罂粟壳、百部、白前、桑白皮、桔梗、薄荷脑。辅料为苯甲酸钠、甜菊素、枸橼酸、菠萝香精。

【性状】本品为淡棕色澄清液体；气香，味甜。

【功能主治】养阴敛肺，止咳祛痰用于支气管炎咳嗽。

【用法用量】口服。一次 3 格（15ml，以量杯计），一日 3 次。

【不良反应】尚不明确。

【注意事项】1. 忌烟、酒及辛辣、生冷、油腻食物。2. 不宜在服药期间同时服用滋补性中药。3. 有支气管扩张、肺脓疡、肺心病、肺结核患者出现咳嗽时应去医院就诊。4. 本品不宜长期服用，服药 3 天症状无缓解，应去医院就诊。5. 严格按用法用量服用，年老体弱者应在医师指导下服用。6. 对本品过敏者禁用，过敏体质者慎用。7. 本品性状发生改变时禁止使用。8. 请将本品放在儿童不能接触的地方。9. 如正在使用其他药品，使用本品前请咨询医师或药师。10. 如有少量沉淀，振摇后服用。11. 运动员慎用。

【规格】支装 10ml；每瓶装 100ml；每瓶装 120ml；每瓶装 150ml

蒲公英

【性味归经】苦，甘，寒。归肝、胃经。

【功效与应用】

1. 清热解毒，消痈散结，用于热毒痈肿疮疡及内痈等证。

2. 利湿通淋，用于湿热黄疸及小便淋沥涩痛，前者多与茵陈、栀子等配伍，后者多和白茅根、金钱草等同用。

【用法用量】煎服，9～15g。外用鲜品适量捣敷或煎汤熏洗患处。

【使用注意】用量过大，可致缓泻。

【现代研究】本品含蒲公英甾醇、蒲公英素、蒲公英苦素、菊淀粉、多糖及树脂等。具有抗菌、保肝利胆、治疗胃溃疡、肿瘤等作用。

大青叶

【性味归经】苦,寒。归心、胃经。

【功效与应用】
1. 清热解毒,用于喉痹口疮,丹毒痈肿。
2. 凉血消斑,用于热入营血,温毒发斑。

【用法用量】煎服,9～15g。

【使用注意】脾胃虚寒者忌用。

【现代研究】本品主含靛蓝、靛玉红等。具有抗菌、抗病毒、抗炎、解热等作用。

3. 竹沥胶囊

【成分】鲜竹沥、鱼腥草、枇杷叶、桔梗、生半夏、生姜、薄荷油

【性状】本品为胶囊剂,内容物为浅黄至浅棕色的颗粒及粉末;气微,味微甘。

【功能主治】清热化痰。用于肺热咳嗽痰多,气喘胸闷,中风舌强,痰涎壅盛。

【用法用量】口服,一次4粒,一日3次,或遵医嘱。

【不良反应】尚不明确。

【注意事项】忌烟、酒及辛辣、生冷、油腻、煎炸刺激性食物。

【规格】0.3g×12

急性气管－支气管炎

一、定义

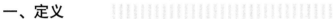

急性气管－支气管炎是由生物、物理、化学刺激或过敏等因素引起的急性气管－支气管黏膜炎症。临床主要症状有咳嗽和咳痰。常见于寒冷季节或气候突变时。也可由急性上呼吸道感染迁延不愈所致。

二、诊断

根据病史、咳嗽和咳痰等呼吸道症状以及两肺散在干、湿性啰音等体征，结合血象和 X 线胸片检查，可作出临床诊断；病毒和细菌检查有助于病因诊断。

（一）症状

起病较急，常先有急性上呼吸道感染症状。当炎症累及气管、支气管黏膜，则出现咳嗽、咳痰，先为干咳或少量黏液痰，随后痰量增多，咳嗽加剧，偶可痰中带血，可有发热。咳嗽、咳痰可延续 2 ~ 3 周，如迁延不愈，日久可演变为慢性支气管炎。如支气管发生痉挛，可出现程度不等的胸闷气促。

（二）体征

查体可无明显阳性表现，可有散在干、湿性啰音，啰音部位常不固定，咳嗽后可减少或消失。

（三）实验室及其他检查

白细胞计数可正常。细菌感染时白细胞计数或中性粒细胞百分比升高；病毒感染时可见白细胞计数减

板蓝根

【性味归经】苦，寒。归心、胃经。

【功效与应用】
清热解毒，凉血利咽，主要用于温热病发热、头痛、痄腮、痈肿疮毒、丹毒、大头瘟疫等多种热毒炽盛之证。

【用法用量】煎服，9 ~ 15g。

【使用注意】脾胃虚寒者忌用。

【现代研究】本品含靛苷、靛蓝、靛玉红、菘蓝苷 B 等。具有抗菌、抗病毒、抑制血小板聚集、免疫增强等作用。

少或淋巴细胞相对增加。痰涂片或培养可发现致病菌。X 线胸片检查大多数正常或肺纹理增粗。

三、鉴别诊断

1. 流行性感冒

起病急骤，发热较高，全身中毒症状明显，如全身酸痛、头痛、乏力等；呼吸道症状轻微，仅有不同程度的鼻塞、流涕、咽痛、干咳或伴有少量黏痰，而急性支气管炎以咳嗽、咳痰为主，全身症状较轻。常有流行病史，并依据病毒分离和血清学检查，可供鉴别。

2. 急性上呼吸道感染

鼻咽部症状明显，鼻塞、流涕、咽痛、发热最常见，查体可见咽部充血，颌下淋巴结肿大。一般无咳嗽、咳痰，肺部无异常体征。

3. 其他

支气管肺炎、肺结核、肺癌、肺脓肿、麻疹、百日咳等多种肺部疾病可伴有急性支气管炎的症状，应详细检查，以资鉴别。

四、与中医对应关系

急性支气管炎临床多见咳嗽与咳痰，属中医"咳嗽"范畴。《肘后方》有"卒咳嗽方"，《赤水玄珠·咳嗽门》有"暴嗽"之名。国家标准《中医临床诊疗术语》中命名为"暴咳"。暴咳为肺咳之属于新起者，病程短暂。其病因多为外感六淫邪毒，其病位在肺，暴咳经治，多能痊愈；如治不及时，或正不胜邪，邪恋于肺，则可反复发作为久咳。

鱼腥草

【性味归经】辛，微寒。归肺经。

【功效与应用】

1. 清热解毒，消痈排脓，用于肺痈咳吐脓血，及肺热咳嗽，痰稠等证。本品寒能泄降，辛以散结，主入肺经，以清肺见长，为治疗痰热壅肺，发为肺痈，咳吐脓血之要药，常与桔梗、芦根、瓜蒌等药同用。治热咳，可配伍黄芩、贝母、知母等药。用于热毒疮疡，本品可解毒消痈，常配伍野菊花、蒲公英、连翘等药；也可捣烂外用。

2. 利尿通淋，用于热淋，小便涩痛之证。本品可清热除湿，利尿通淋。可同海金砂、石韦、金钱草等配伍。此外本品又能清热止痢，还可用治湿热泻痢。

【用法用量】煎服，15～25g，鲜品用量加倍，水煎或捣汁服。外用适量，捣敷或煎汤熏洗患处。

【使用注意】本品含挥发油，不宜久煎。

【现代研究】本品主含挥发油及黄酮类成分。

五、治疗原则

（一）对症治疗

咳嗽较剧而无痰或少痰时，可用右美沙芬、喷托维林镇咳；痰稠不易咳出时可用复方氯化铵合剂，溴已新，桃金娘油提取物化痰，也可用雾化疗法帮助祛痰。发生支气管痉挛时，可用平喘药如茶碱类、β_2-受体激动药等。发热可用解热镇痛药对症处理。

（二）抗菌药物治疗

有细菌感染证据时应及时使用。可以首选新大环内酯类、青霉素类，亦可选用头孢菌素类或喹诺酮类等药物，多数患者口服即可，症状较重者可经肌肉注射或静脉滴注给药，少数患者需要根据病原体培养结果指导用药。

（三）一般治疗

多休息，多饮水，避免劳累。

六、中医治疗原则

本病多急性起病，病位在肺，以邪实为主，治则以"宣肺祛邪"为主，病性有风、寒、热、燥、湿的不同，根据表证解之、热者寒之、燥者润之、湿者燥之、逆着降之的原则，治疗多以疏风宣肺、化痰止咳、散寒、清热、润燥、燥湿为其治疗大法。

七、常用方剂、中药解读

1. 三拗汤合止嗽散加减

常见症状：咽痒咳嗽声重，气急，咯痰稀薄色白，

具有抗病原微生物、增强白细胞吞噬能力、抗炎、利尿、抗肿瘤等作用。

射干

【性味归经】苦，寒。归肺经。

【功效与应用】
清热解毒，祛痰利咽，用于咽喉肿痛，咳喘痰多。本品苦寒泄降，清热解毒，入肺经，清肺泻火，降气消痰，消肿。治疗咽喉肿痛，可单用，捣汁含咽，或以醋研汁噙，引涎出即可；亦可与黄芩、桔梗、甘草等同用。用于痰热咳喘，常与桑白皮、马兜铃、桔梗等同用，如射干马兜铃汤。若寒痰气喘，咳嗽痰多等症，应与细辛、生姜、半夏等温肺化痰药配伍，如射干麻黄汤。

【用法用量】煎服，3～9g。

【使用注意】孕妇忌用或慎用。

【现代研究】本品含鸢尾苷、鸢尾苷元、野鸢尾苷元等。具有抗炎、解热、抗菌等作用。

常伴鼻塞，流清涕，头痛，肢体酸楚，恶寒发热，无汗等表证，舌苔薄白，脉浮或浮紧。

组成及剂量：

麻黄 9g，杏仁 9g，桔梗 6g，荆芥 9g，陈皮 6g，紫菀 9g，百部 9g，前胡 9g，甘草 3g

加减：胸闷、气急等肺气闭实之象不著，而外有表证者，可去麻黄之辛散，加苏叶、生姜以疏风解表；若夹痰湿，咳而痰黏，胸闷，苔腻，加半夏、川朴、茯苓以燥湿化痰；表寒未解，里有郁热，热为寒遏，咳嗽音哑，气急似喘，痰黏稠，口渴，心烦，或有身热，加生石膏、桑皮、黄芩以解表清里。

对应中医证型：风寒袭肺证。

治疗原则：疏风散寒，宣肺止咳。

西医对应的类型：适用于感受风寒为主要诱因的急性支气管炎。

疗效评价：一般经治疗，患者咳嗽、鼻塞流涕、头痛等症状减轻，咳痰减少，恶寒症状减轻或消失。若联合西药右美沙芬、喷托维林镇咳；溴已新，桃金娘油提取物化痰；茶碱类、β_2-受体激动药以平喘等效果更佳。

疗程：一般 5～7 天为一疗程，据患者病情变化进行加减。

核心药物评价：两方均能宣肺化痰止咳，但前方以宣肺散寒为主，用于风寒闭肺；后方以疏风润肺为主，用于咳嗽迁延不愈或愈而复发者。方中用麻黄、荆芥疏风散寒，合杏仁宣肺降气；紫菀、白前、百部、陈皮理肺祛痰；桔梗、甘草利咽止咳。

注意事项：本方应餐后温服，以免刺激肠胃。

剂量掌握：杏仁有小毒，煎服 3～9g；半夏煎服 3～10g。

2. 桑菊饮加减

常见症状：咳嗽频剧，气粗或咳声嘎哑，喉燥咽痛，咯痰不爽，痰黏稠或稠黄，咳时汗出，常伴鼻流黄涕，口渴，头痛，肢楚，恶风，身热等表证，舌苔薄黄，脉浮数或浮滑。

组成及剂量：

桑叶 9g，菊花 6g，薄荷 6g，连翘 9g，杏仁 6g，桔梗 9g，芦根 9g，甘草 3g

加减：咳嗽甚者，加前胡、瓜壳、枇杷叶、浙贝母清宣肺气，化痰止咳；表热甚者，加银花、荆芥、防风疏风清热；咽喉疼痛，声音嘎哑，加射干、牛蒡子、山豆根、板蓝根清热利咽；痰黄稠，肺热甚者，加黄芩、知母、石膏清肺泄热；若风热伤络，见鼻衄或痰中带血丝者，加白茅根、生地凉血止血；热伤肺津，咽燥口干，加沙参、麦冬清热生津；夏令暑湿加六一散、鲜荷叶清解暑热。

对应中医证型：风热犯肺。

治疗原则：疏风清热，宣肺止咳。

西医对应的类型：适用于感受风热为主要诱因的急性支气管炎。

疗效评价：一般单独服用此方，患者咳嗽气粗等症状明显减轻，喉燥咽痛、口渴、汗出、面赤等症状减轻或消失。经一个疗程治疗症状即可有明显改善。

疗程：一般 5～7 天为一疗程，据患者病情变化进行加减。

核心药物评价：菊花疏散风热，清利头目；杏仁、桔梗宣肺利气止咳，一升一降，三者共为臣药。连翘清热解毒，薄荷疏散风热，芦根清热生津而止渴，三者共为佐药。甘草调和诸药。

注意事项：本方应餐后温服，以免刺激肠胃。

白头翁

【性味归经】苦，寒。归胃、大肠经。

【功效与应用】

清热解毒，凉血止痢，用于热毒血痢。本品苦寒降泄，清热解毒，凉血止痢，尤善于清胃肠湿热及血分热毒，为治热毒血痢的良药。可单用，或配伍黄连、黄柏、秦皮同用，如白头翁汤。近年来用本品治疗细菌性痢疾及阿米巴痢疾，均有良好效果。

此外本品与秦皮配伍，煎汤外洗，可用治阴痒（滴虫性阴道炎）。与柴胡、黄芩、槟榔配伍，还可用于治疗疟疾。

【用法用量】煎服，9～15g。

【使用注意】虚寒泻痢忌服。

【现代研究】本品主含二类成分：毛茛苷及其分解产物及三萜皂苷。具有抗菌，抗阿米巴原虫，抑制阴道滴虫、皮肤真菌、酵母菌、白色念珠菌及抗肿瘤、抗组胺等作用。

败酱草

【性味归经】辛、苦,微寒。归胃、大肠、肝经。

【功效与应用】

1. 清热解毒,消痈排脓,用于热毒痈肿,并善治内痈,尤多用于肠痈证。

2. 祛瘀止痛,用于血滞之胸腹疼痛。本品能祛瘀止痛,可单用煎服,或与五灵脂、香附、当归等同用。

【用法用量】煎服,6～15g。外用适量。

【使用注意】脾胃虚弱,食少泄泻者忌服。

【现代研究】败酱科含多种化学成分,其中以萜类、黄酮、β-谷甾醇及异戊酸为各属所共有。具有镇静、抗病原微生物、升白及提高免疫功能、抗肿瘤、保肝利胆等作用。

3. 桑杏汤加减

常见症状:喉痒干咳,无痰或痰少而粘连成丝,咳痰不爽,或痰中带有血丝,咽喉干痛,唇鼻干燥,口干,常伴鼻塞,头痛,微寒,身热等表证,舌干而少津,苔薄白或薄黄,脉浮。

组成及剂量:

桑叶 6g,杏仁 9g,沙参 9g,象贝 9g,豆豉 9g,栀子皮 9g,梨皮 9g

加减:表证较重者,加薄荷、荆芥疏风解表;津伤较甚者,加麦冬、玉竹滋养肺阴;肺热重者,酌加生石膏、知母清肺泄热;痰中带血丝者,加生地、白茅根清热凉血止血。

对应中医证型:燥邪犯肺。

治疗原则:润燥止咳。

西医对应的类型:适用于发生在秋季的大多数急性支气管炎患者。常伴有干咳少痰、咽干口干。

疗效评价:一般单独服用此方,患者咽干口燥、喉痒干咳症状改善明显,干咳、咳痰不爽等症状减轻。经一个疗程治疗症状即可有明显改善。

疗程:一般 7～10 天为一疗程,据患者病情变化进行加减。

核心药物评价:方中桑叶、豆豉疏风解表,清宣肺热;杏仁、象贝母化痰止咳;南沙参、梨皮、山栀清热润燥生津。

注意事项:本方中用栀子皮,因肺为上焦,病邪在于肺卫,病轻药轻,故用栀子之皮。若病重则可加黄芩、连翘(凉膈散)。本方餐后温服,以免刺激肠胃。

另有凉燥伤肺,乃风寒与燥邪相兼犯肺所致,表现干咳而少痰或无痰,咽干鼻燥,兼有恶寒发热,头痛无汗,舌苔薄白而干等症。用药当以温而不燥,润

而不凉为原则，方取杏苏散加减；药用苏叶、杏仁、前胡辛以宣散；紫菀、款冬花、百部、甘草温润止咳。若恶寒甚、无汗，可配荆芥、防风以解表发汗。

4. 二陈汤合三子养亲汤加减

常见症状：咳嗽反复发作，尤以晨起咳甚，咳声重浊，痰多，痰黏腻或稠厚成块，色白或带灰色，胸闷气憋，痰出则咳缓、憋闷减轻。常伴体倦，脘痞，腹胀，大便时溏，舌苔白腻，脉濡滑。

组成及剂量：

半夏 9g 陈皮 15g 茯苓 9g 炙甘草 4.5g 苏子 9g 白芥子 9g 莱菔子 9g

加减：临床应用时，尚可加桔梗、杏仁、枳壳以宣降肺气；胸闷脘痞者，可加苍术、厚朴健脾燥湿化痰；若寒痰较重，痰黏白如泡沫，怯寒背冷，加干姜、细辛以温肺化痰；脾虚证候明显者，加党参、白术以健脾益气；兼有表寒者，加紫苏、荆芥、防风解表散寒。症情平稳后可服六君子汤加减以资调理。

对应中医证型：痰湿蕴肺。

治疗原则：燥湿化痰，理气止咳。

西医对应的类型：适用于以痰湿为主要诱因的急性支气管炎患者，常表现有咳声重浊、痰多、胸闷、腹胀等症状。

疗效评价：一般服用此方，患者咳嗽、痰多，咯痰黏腻难出等症状减轻，腹胀、体倦、脘痞等症状改善。但出现痰量及其脓性成分增加等急性感染征象时需应用抗生素。

疗程：一般 7 ~ 10 天为一疗程，据患者病情变化进行加减。

核心药物评价：二陈汤以半夏、茯苓燥湿化痰；陈皮、甘草理气和中；三子养亲汤以白芥子温肺利气、

生地

【性味归经】甘，寒。归心、肝、肾经。

【功效与应用】

1. 清热凉血，用于温热病热入营分，见身热口干，舌绛神昏等症，配水牛角、黄连、玄参等，如清营汤。

2. 养阴生津，用于津伤口渴、内热消渴。

【用法用量】煎服，鲜地黄 12 ~ 30g，生地黄 9 ~ 15g。鲜地黄味甘苦性大寒，作用与干地黄相似，滋阴之力稍逊，但清热生津，凉血之力较强。

【使用注意】本品性寒而滞，脾虚湿滞腹满便溏者，不宜使用。

【现代研究】本品主要含 β-谷甾醇、甘露醇、豆甾醇、菜油固醇，还含梓醇、地黄素、维生素A类物质。具有影响垂体－肾上腺皮质系统、强心利尿、降压、降血糖、补血、增强免疫、抗肿瘤、镇静催眠、抗辐射损伤、保肝、抗炎、抗真菌等作用。

玄参

【性味归经】苦、甘、咸、微寒。归肺、胃、肾经。

【功效与应用】

1.清热养阴，用于温热病热入营分，伤阴耗液，见身热口干，舌绛等症，配生地、黄连、连翘等，如清营汤。

2.解毒散结，用于咽喉肿痛，瘰疬痰核，痈肿疮毒。

【用法用量】煎服，9～15g。

【使用注意】不宜与藜芦同用。

【现代研究】本品含玄参素、草蒿苷类、挥发油、生物碱、L-天冬酰胺等。具有抗菌、中和毒素、抗炎、中枢抑制、降血糖及对心血管系统的强心、降压、扩张血管等作用。

快膈消痰；苏子降气行痰，使气降则痰不逆；莱菔子消食导滞，使气行则痰行。两方合用，则燥湿化痰，理气止咳。

注意事项：生半夏有毒，用法半夏；本方宜餐后温服，以免刺激肠胃。

5.清金化痰汤加减

常见症状：咳嗽气息粗促，或喉中有痰声，痰多质黏厚或稠黄，咯吐不爽，或有热腥味，或吐血痰，胸胁胀满，咳时引痛，面赤，或有身热，口干而黏，欲饮水，舌质红，舌苔薄黄腻，脉滑数。

组成及剂量：

桑白皮9g，黄芩9g，山栀9g，贝母9g，瓜蒌12g，桔梗4.5g，甘草4g，橘红9g，茯苓12g，麦冬6g，知母6g

加减：若痰热郁蒸，痰黄如脓或有热腥味，加鱼腥草、金荞麦根、象贝母、冬瓜仁等清化痰热；胸满咳逆，痰涌，便秘者，加葶苈子、风化硝泻肺通腑化痰；痰热伤津，咳痰不爽，加北沙参、麦冬、天花粉养阴生津。

对应中医证型：痰热郁肺。

治疗原则：清热肃肺，豁痰止咳

西医对应的类型：适用于以痰热为主要诱因的急性支气管炎患者。常表现为咳嗽气粗息促、痰多黏稠、身热等。

疗效评价：一般经治疗，患者咳嗽气粗、咳痰黏稠等症状改善明显，面赤、身热、喜饮等症状减轻。但出现痰量及其脓性成分增加等急性感染征象时需应用抗生素。若联合化痰药物，有助于清除气道内分泌物。

疗程：一般7～10天为一疗程，据患者病情变

化进行加减。

核心药物评价：方中用黄芩、知母、山栀、桑白皮清泄肺热；茯苓、贝母、瓜蒌、桔梗、陈皮、甘草化痰止咳；麦冬养阴润肺以宁咳。

注意事项：本方中用浙贝清热效果更佳；宜餐后服药，以免刺激肠胃。

八、常用中成药评价

1. 桑杏止咳散

【成分】桑叶、苦杏仁、浙贝母、桑白皮、北沙参、栀子、白前、百部、桔梗、连翘、款冬花、紫苏子、僵蚕、木蝴蝶等。

【性状】本品为棕黄色粉末；味苦。

【功能主治】清宣燥热，润肺止咳，化痰平喘。用于燥邪伤肺所致的咳嗽，发热，胸闷，头痛，口渴，咽干鼻燥；急性支气管炎、上呼吸道感染见上述症候者。

【用法用量】口服。一次 6 ~ 9g，一日 2 ~ 3 次。

【不良反应】尚不明确。

【禁忌】本品清燥退热，风寒感冒者忌用。

【注意事项】1. 本品性味寒凉，脾胃虚弱者慎服。
2. 饮食宜清淡，忌食辛辣厚味。

【规格】每袋装 9g

2. 养阴清肺糖浆

【成分】地黄、玄参、麦冬、川贝母、牡丹皮、白芍、薄荷、甘草。辅料为蔗糖、苯甲酸钠

【功能主治】养阴润肺，清热利咽。用于咽喉干燥疼痛，干咳，少痰或无痰。

【用法用量】口服，一次 20ml，一日 2 次。

牡丹皮

【性味归经】苦、辛，微寒。归心、肝、肾经。

【功效与应用】

1. 清热凉血，用于温热病热入血分而发斑疹，及血热妄行的吐血衄血，本品能清热凉血，以去血分郁热而收化斑、止血之效，可与赤芍、生地同用。用于温病后期，邪伏阴分，津液已伤，夜热早凉，热退无汗之证，本品辛寒，善于清透阴分伏热，常与鳖甲、生地、知母等同用。

2. 活血散瘀，用于血滞经闭、痛经、癥瘕，常与桃仁、赤芍、桂枝同用，如桂枝茯苓丸。治跌打损伤，瘀肿疼痛，常配当归、乳香、没药等。用于疮疡肿毒，可与金银花、连翘、蒲公英等同用。用治肠痈初起，多配伍大黄、桃仁、芒硝等，如大黄牡丹皮汤。

【用法用量】煎服，6 ~ 12g。散热凉血生用，活血散瘀酒炒用，止血炒炭用。

【使用注意】血虚有寒，月经过多及孕妇不宜用。

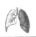

【现代研究】本品含牡丹酚、牡丹酚苷、牡丹酚原苷、芍药苷、挥发油及植物甾醇等。其有抗炎、抗血栓形成和动脉粥样硬化、抗心律失常、抗心肌缺血，降压、镇静催眠、抗惊厥、镇痛、解热和降温、抗菌、利尿、抗早孕等作用。

【注意事项】1.忌烟、酒及辛辣食物。2.痰湿壅盛患者不宜服用，其表现为痰多黏稠，或稠厚成块。3.风寒咳嗽者不宜服用，其表现为咳嗽声重，鼻塞流清涕。4.有支气管扩张、肺脓疡、肺心病的患者及孕妇，应在医师指导下服用。糖尿病患者服用前应向医师咨询。

【规格】150ml/瓶

3. 蜜炼川贝枇杷膏

【成分】川贝母、枇杷叶、南沙参、茯苓、化橘红、桔梗、法半夏、五味子、瓜蒌子、款冬花、远志、苦杏仁、生姜、甘草、杏仁水、薄荷脑。辅料：蜂蜜、麦芽糖、糖浆。

【功能主治】润肺化痰、止咳平喘、护喉利咽、生津补气、调心降火。本品适用于伤风咳嗽、痰稠、痰多气喘、咽喉干痒及声音嘶哑。

【用法用量】口服，成人每日3次，每次一汤匙（15ml），小儿减半。

【禁忌】糖尿病患者忌用。

【注意事项】1.忌食辛辣、油腻食物。2.该品也适用于肺燥咳嗽，其表现为干咳，咽喉疼痛，鼻唇干燥，痰少而质黏，不易咯出。3.支气管扩张，肺脓，肺心病，肺结核，糖尿病患者应在医师指导下服用。

【规格】150ml／瓶

慢性支气管炎

一、定义

慢性支气管炎（chronic bronchitis）是气管、支气管黏膜及其周围组织的慢性非特异性炎症。临床上以咳嗽、咳痰为主要症状，每年发病持续3个月，连续2年或2年以上。排除具有咳嗽、咳痰、喘息症状的其他疾病（如肺结核、肺尘埃沉着症、肺脓肿、心脏病、心功能不全、支气管扩张、支气管哮喘、慢性鼻咽炎、食管反流综合征等疾患）。

二、诊断

（一）诊断标准

主要依靠病史和症状，在排除其他心肺疾病后，临床上凡咳嗽、咯痰或伴喘息每年发作持续3个月，连续2年以上即可诊断。若每年发病未持续3个月，但有明确的客观检查依据（如X线、呼吸功能等）证实有慢支改变者，亦可诊断。早期可无任何异常体征。急性发作期可有散在的干、湿啰音，多在背部或肺底部，咳嗽后可减少或消失，啰音的多寡或部位不定。喘息型者可听到哮鸣音及呼气延长，而且不易完全消失。并发肺气肿时有肺气肿体征。

（二）分期

根据病情变化可分为三期。

1. 急性发作期指在一周内出现脓性痰或黏液脓性痰；痰量明显增多，或伴有发热等炎性症状；或咳、

赤芍

【性味归经】苦，微寒。归肝经。

【功效与应用】

1. 清热凉血，用于温热病热入营血，斑疹吐衄。用于温热病热入血分，斑疹紫黑，常配生地、丹皮同用。

2. 散瘀止痛，用于血热瘀滞，经闭、痛经，常与益母草、丹参、泽兰同用。治血瘀癥瘕，常与桃仁、丹皮、桂枝同用，如桂枝茯苓丸。治跌打损伤，瘀肿疼痛，常配当归、乳香、没药等。用于疮疡肿毒，可与金银花、连翘、蒲公英等同用。

【用法用量】煎服，6～12g。

【使用注意】不宜与藜芦同用。

【现代研究】本品主含芍药苷，另含苯甲酰芍药苷、芍药内酯苷、芍药新苷等。对血液系统有抗血栓形成、抗血小板聚集、抗凝血、激活纤溶、改善血液的流变性等作用。对心血管系统有抗心肌缺血、保护心功能、降低肺动脉高压及门脉高压、

抗动脉粥样硬化等作用，又有保肝、增强免疫、抗肿瘤、抗炎、抗菌、解痉和抗胃溃疡、镇静催眠、镇痛、抗惊厥、降温等作用。

痰、喘任何一项明显加剧者。

2. 慢性迁延期指咳、痰、喘症状迁延 1 个月以上者。

3. 临床缓解期经治疗或气候转暖，病情逐渐缓解，症状基本消失，或偶有轻微咳嗽，咳少量痰液，保持 2 个月以上者。

（三）分型

1. 单纯型慢支主要表现为咳嗽、咳痰，10% ~ 20% 的病人偶有痰中带血。

2. 喘息型慢支喘息型者除有咳嗽、咳痰外尚有喘息，伴有哮鸣音，喘鸣在阵咳时加剧，睡眠时明显。

（四）相关诊断试验

1. X 线检查早期可无异常。病变反复发作可见两肺纹理增粗、紊乱，呈网状或条索状、斑点状阴影，上述改变以下肺野明显。

2. 血液检查急性发作期或并发肺部急性感染时，可有白细胞总数及中性粒细胞增多。喘息型有嗜酸性粒细胞增多。

3. 痰液检查涂片和培养可见肺炎球菌、流感嗜血杆菌、甲型链球菌等致病菌。涂片中可见大量的中性粒细胞，已被破坏的杯状细胞，喘息型常见较多的嗜酸性粒细胞。

4. 肺功能检查早期肺呼吸功能多属正常，病变发展到小气道阻塞时，闭合气量增加，最大呼气流速 - 容量曲线在 75% 和 50% 肺容量时，流量明显减低。

三、鉴别诊断

1. 咳嗽变异型哮喘以刺激性咳嗽为特征，灰尘、油烟、冷空气等容易诱发咳嗽，常有家庭或个人过敏

疾病史。对抗生素治疗无效，支气管激发试验阳性可鉴别。

2. 嗜酸细胞性支气管炎临床症状类似，X 线检查无明显改变或肺纹理增加，支气管激发试验阴性，临床上容易误诊。诱导痰检查嗜酸细胞比例增加（≥ 3% ）可以诊断。

3. 肺结核常有发热、乏力、盗汗及消瘦等症状。痰液找抗酸杆菌及胸部 X 线检查可以鉴别。

4. 支气管肺癌患者年龄多在 40 岁以上，特别是有多年吸烟史，表现为刺激性咳嗽，胸痛，反复发生或持续痰中带血。有时表现为反复同一部位的阻塞性肺炎，X 线检查有块状阴影或结节状影或阻塞性肺炎，经抗菌药物治疗未能完全消退。行痰脱落细胞、纤维支气管镜活检、CT 等检查，一般可明确诊断。

5. 肺间质纤维化临床经过缓慢，开始仅有咳嗽、咳痰，偶有气短感。仔细听诊在胸部下后侧可闻爆裂音（Velcro 啰音）。血气分析示动脉血氧分压降低，而二氧化碳分压可不升高。

6. 支气管扩张典型者表现为反复大量咯脓痰，或反复咯血。X 线胸部拍片常见肺野纹理粗乱或呈卷发状。高分辨螺旋 CT 检查有助诊断。

7. 肺结核患者常出现咳嗽、发热、乏力、盗汗等症状，痰液找抗酸杆菌及胸部 X 线检查可以鉴别。

四、与中医对应关系

慢性支气管炎属于中医"咳嗽"范畴。《内经》对咳嗽的病因、症状、证候分类、病理转归、治疗都有详细论述。《素问·咳论》指出咳嗽是"皮毛先受邪气，邪气以从其合也""五脏六腑，皆令人咳，非独肺也。"强调外邪犯肺或脏腑功能失调，病及于肺，皆能致咳。五脏六腑之咳"皆聚于胃，关于肺"，咳

青蒿

【性味归经】苦、辛，寒。归肝、胆经。

【功效与应用】

1. 清虚热、退骨蒸，用于温病后期，余热未清，夜热早凉，热退无汗，或热病后低热不退。本品苦寒，辛香透散，善于清透阴分伏热，常与鳖甲、生地、知母等同用。用于阴虚发热，劳热骨蒸，常与银柴胡、胡黄连、鳖甲、知母等同用。

2. 解暑，用于感受暑邪，发热头痛口渴。本品芳香而散，善解暑热，故可治上述感受暑邪之证，常与连翘、茯苓、滑石等同用。

3. 截疟，用于疟疾寒热。可单用较大剂量鲜品捣汁服，或随证配伍桂心、黄芩、滑石、通草等。

【用法用量】煎服，6 ~ 12g，入煎剂宜后下。

【使用注意】脾胃虚弱，肠滑泄泻者忌服。

【现代研究】本品含青蒿素、青蒿酸、青蒿内酯等倍半萜类成分及黄酮类成分等。具有抗疟、抗吸虫、解热、镇痛、抗炎、

免疫调节、抗菌、抗病毒、抗癌等作用。对心血管系统有抗心律失常及降压作用。青蒿素为抗疟的有效成分。

嗽不止于肺，亦不离乎肺。《诸病源候论咳嗽候》有十咳之称，除五脏咳外，尚有风咳、寒咳、胆咳、厥阴咳。《景岳全书》首次把咳嗽分为外感与内伤两大类，论述了外感咳嗽和内伤咳嗽的病理过程。

五、治疗原则

针对慢支的病因、病期和反复发作的特点，采取防治结合的综合措施。急性发作期和慢性迁延期应以控制感染和祛痰、镇咳为主；伴发喘息，可予解痉平喘。临床缓解期以提高机体免疫力、预防复发为主。

（一）急性发作期和慢性迁延期的治疗

1. 控制感染　急性发作期大多由感染引起，根据感染的病菌而选用敏感抗生素，抗生素的运用应及时、足量、早期，可抗病毒与抗细菌同时运用。如果能培养出致病菌，可按药敏试验选用抗菌药。

2. 祛痰、镇咳　对于急性发作期患者在抗感染同时，必须应用祛痰药物，如溴己新、盐酸氨溴素、桃金娘油以改善症状。

3. 解痉、平喘　有气喘者可加用解痉平喘药，如氨茶碱或茶碱控释剂，或长效 β_2 受体激动剂及吸入糖皮质激素。

4. 气雾疗法　气雾湿化吸入稀释气管内的分泌物，有利于排痰。

（二）缓解期治疗

1. 脱离污染严重的工作环境，预防感冒、戒烟等，防止复发。开展宣传教育，提高全民自觉戒烟意识；加强个人卫生，避免各种诱发因素的接触和吸入。

2. 积极治疗口鼻咽喉部急慢性炎症并彻底治愈。

3. 积极锻炼增强体质，可从全身锻炼、呼吸肌锻

炼、防寒锻炼三方面进行以提高免疫力；合理饮食，增强营养等对减少慢性支气管炎急性发作可起到辅助作用。

六、中医治疗原则

慢性支气管炎急性发作期，多以邪实为主，本虚为辅，治疗以祛邪治标为主，迅速祛除外邪，防止由表入里，在辨证施治的基础上，不论寒热，均可选用清热解毒中药，同时重用祛痰、止咳类药物。

久咳的辨证首当区别有无表证。注意观察痰色、量、质及咳嗽频率、发作的新久、病情的轻重，辨别寒热虚实。急性期、慢性迁延期多以治标为主，重在祛邪利肺；慢性缓解期，多属虚实夹杂，以虚为主，治宜扶正补虚，佐以祛痰止咳。分清邪正虚实，分清轻重缓急。一般说来，外感咳嗽病位尚浅易治，但若兼夹燥、湿二邪，则较缠绵难愈易演变为内伤，治疗应加强润燥、化湿、祛湿之法。内伤咳嗽宜先祛邪为主，待邪祛后再慢慢调治。要注意审证求因，故治疗时不可一味"见咳止咳"，而须审证求因，针对病因病机而治，除以治肺为主外，应注意整体疗法的应用。外感咳嗽用药宜轻扬，不宜过早使用苦寒、滋腻、收涩、镇咳之药，以免留邪。内伤咳嗽忌宣肺散邪，以防宣散伤正，耗伤阴液，伤及肺气，正气愈虚。须注意调护正气。即使虚实夹杂，也当标本兼顾；忌食辛辣香燥、肥腻及过于寒凉之品。

七、常用方剂、中药解读

（一）发作期

1. 止嗽散

常见症状：咽痒、咳嗽声重、气急，咳痰稀薄色

地骨皮

【性味归经】甘，寒。归肺、肝肾经。

【功效与应用】

1. 凉血退蒸，用于阴虚血热，小儿疳疾发热及骨蒸潮热、盗汗等证。本品善清虚热，常与知母、鳖甲等同用。用于血热妄行的吐血、衄血等症，可与白茅根、侧柏叶等药同用。

2. 清肺降火，用于肺热咳喘。本品能清泄肺热，热去则肺气清肃而咳喘自止，常与桑白皮、甘草同用。

此外本品于清热除蒸泄火之中，兼有生津止渴的作用，可与生地、花粉、五味子等同用，治内热消渴。

【用法用量】煎服，9～15g。

【使用注意】外感风寒发热及脾虚便溏者不宜用。

【现代研究】本品含甜菜碱、β－谷甾醇、蜂花酸及亚油酸。此外含桂皮酸、多种酚类物质及皂苷等。具有解热、降血糖、降血脂、降血压及抗菌等作用。

大黄

【性味归经】苦,寒。归脾、胃、大肠、肝、心包经。

【功效与应用】

1. 泻下攻积,用于肠道积滞,大便秘结。

2. 泻火止血,用于血热妄行的吐血衄血及火热上炎的头痛目赤、咽喉肿痛、齿龈肿痛等症。

3. 解毒,用于热毒疮疡及烧伤,取其清热解毒,并借其通便作用,使热毒下泄。

4. 活血祛瘀,用于瘀血证。此外,本品亦适用黄疸、淋病等湿热证。因大黄苦寒泄降,能清泄湿热。治黄疸,常配茵陈、栀子,即茵陈蒿汤。治疗淋病,常配木通、车前子、栀子等,如八正散。

【用法用量】煎服,3～30g。外用适量。生大黄泻下力较强,欲攻下者宜生用;入汤剂应后下,或用开水泡服,久煎则泻下力减弱。酒制大黄泻下力较弱,活血作用较好,宜用于瘀血证。大黄炭则多用于出血证。

【使用注意】脾胃虚弱及孕妇慎用,哺乳期忌用。

白,鼻塞流清涕,头痛,肢体酸楚,苔薄白,脉浮紧。

组成及剂量:

桔梗 9g,荆芥 9g,陈皮 9g,紫菀 12g,百部 10g,白前 10g,甘草 6g

加减:表邪较甚加防风、羌活;咽痒甚加牛蒡子、蝉蜕;鼻塞声重加辛夷花、苍耳子;痰黏、胸闷、苔腻加半夏、厚朴、茯苓;表寒未解,里郁化热而咳痰黏稠,口渴心烦,或有身热者加生石膏、桑白皮、黄芩。

对应中医证型:风寒袭肺证。

治疗原则:疏风散寒,宣肺止咳。

西医对应的类型:适用于慢性支气管炎急性发作期,以咳嗽急促,咳痰清稀,或上呼吸道感染出现咯清稀痰等寒象为特征者。

疗效评价:一般经过此方口服治疗,患者咳嗽症状减轻,咳痰减少,怕冷症状减轻或消失,面色恢复正常。单独使用此方加减即可控制症状,不需要应用其他药物。

疗程:一般 3～5 天为一疗程,据患者病情变化进行加减。

核心药物评价:本方以疏风润肺为主,方中紫菀、百部为君,两药味苦,都入肺经,其性温而不热,润而不腻,皆可止咳化痰。桔梗味苦辛而性平,善于开宣肺气;白前味辛甘性亦平,长于降气化痰,两药起到止咳化痰之力。荆芥辛而微温,疏风解表,以祛在表之余邪;陈皮理气化痰,均为佐药;甘草调和诸药。

注意事项:本方性虽平和,但总属辛温之剂,故阴虚肺燥以致咳嗽或咯血者不宜使用。阴虚劳嗽或肺热咳嗽者不宜使用。风寒咳嗽治宜宣达,故滋润黏腻甘寒之药,如生地黄、天麦冬、石斛、天花粉、玉竹、地骨皮等药应忌,另因葶苈子泻肺性猛,故风寒咳嗽忌用。

剂量掌握：上方药味均为常规剂量 6 ～ 12g。

2. 桑菊饮

常见症状：咳嗽频剧气粗，或咳声嘶哑，咯痰不爽，痰黏稠或稠黄，喉燥咽痛，口渴，鼻流黄涕，头痛，肢楚，恶风身热，苔薄黄，脉浮数或浮滑，微恶寒，咽痛，口渴，脉浮数。

组成及剂量：

杏仁 6g，连翘 9g，薄荷 6g，桑叶 9g，菊花 6g，桔梗 6g，甘草 3g，苇根 10g

加减：咳嗽甚者加前胡、贝母、枇杷叶；咽痛加射干、山豆根、牛膝、赤芍；表热较甚者加金银花、荆芥、防风；痰黄稠加黄芩、知母、瓜蒌、山栀；风热伤络，鼻衄、痰中带血者加白茅根、生地；热伤肺津，口燥咽干加沙参、麦冬；夹暑合六一散、荷叶。

对应中医证型：风热犯肺证。

治疗原则：疏风清热，宣肺止咳。

西医对应的类型：适用于慢性支气管炎急性发作期，或上呼吸道感染出现咯黄痰等热象为特征风热犯肺者。

疗效评价：一般经过此方口服治疗，患者喉中痰鸣、喘息、胸闷、气促症状改善；咳嗽、咳痰减轻，痰色转白或痰量明显减少，易于咳出，口苦，口渴喜饮，汗出，面赤等症状减轻或消失。单独使用此方加减即可控制症状，不需要应用其他药物。

疗程：一般 3 ～ 5 天为一疗程，据患者病情变化进行加减。

核心药物评价：本方以疏风清热，宣肺止咳为主。方中桑叶甘苦性凉，清宣肺热而止咳嗽；菊花辛甘性寒，疏散风热，清利头目而肃肺，二药协同以疏散肺中风热，共为君药。薄荷辛凉，疏散风热，以助君药解表之力；杏仁苦降，肃降肺气；桔梗辛散，开宣肺

【现代研究】本品含蒽醌类衍生物大黄酚、大黄素、芦荟大黄素和大黄素甲醚等，含蒽酮和双蒽酮衍生物大黄酸、番泻苷等。对消化系统具有导泻、保肝、利胆、抗溃疡等作用。有抗菌、解热、抗炎、利尿和降低血中尿素氮与肌酐含量、降血压、降血脂、止血、免疫调节、抗肿瘤等作用。结合状态的番泻苷是致泻有效成分，主要抑菌成分为大黄酸、大黄素和芦荟大黄素。

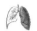
芒硝

【性味归经】咸、苦，寒。归胃、大肠经。

【功效与应用】

1.泻下软坚，用于实热积滞，大便燥结。本品咸苦寒，其性降泄，有较强的泻热通便，润下软坚作用，常与大黄相须为用，以增强泻下热结的作用。

2.清热消肿，用于痈肿疮疡，目赤咽肿口疮等症，多为外用。

【用法用量】冲服，6～12g。一般不入煎剂，待汤剂煎得后，溶入汤剂中服用。外用适量。

【使用注意】孕妇禁用。不宜与三棱同用。

【现代研究】本品主要含含水硫酸钠，及少量氯化钠、硫酸镁等。具有泻下、利尿、抗菌、消炎、溶石作用。

气，与杏仁相合，一宣一降，以复肺脏宣降而能止咳，是宣降肺气的常用组合，三者共为臣药。连翘透邪解毒；芦根清热生津，为佐药；甘草调和诸药，且有疏风清热、宣肺止咳作用，为使药。

注意事项：本方为"辛凉轻剂"，故肺热甚者，当予加味后运用，否则病重药轻，药不胜病；若系风寒咳嗽，不宜使用。由于方中药物均系轻清之品，故不宜久煎。

剂量掌握：杏仁3～10g，宜打碎入煎，本品有小毒，用量不宜过大，婴儿慎用；薄荷3～6g，芳香辛散，宜后下。

3.桑杏汤

常见症状：喘促气短，动则为甚，咽干口燥、喉痒干咳，连声作呛，咽喉干痛，唇鼻干燥，无痰或痰少而黏连成丝，不易咯出，舌燥少津，脉浮。

组成及剂量：

桑叶9g，豆豉10g，杏仁9g，象贝母9g，南沙参15g，山栀9g，梨皮6g

加减：若伴有咽痒或鼻、咽、眼、耳发痒较明显，可加用白僵蚕、蝉衣、木蝴蝶以祛风止痒、利咽止咳；津伤较甚，干咳，咯痰不多，舌干红少苔，配麦冬、北沙参滋养肺阴；热重不恶寒，心烦口渴，酌加石膏、知母、黑山栀清肺泄热；肺络受损，痰中夹血，配白茅根清热止血。

对应中医证型：燥邪伤肺证。

治疗原则：清宣燥热，润肺止咳。

西医对应的类型：适用于支气管哮喘急性发作期、急性支气管炎、上呼吸道感染，用于燥邪伤肺所致的咳嗽，发热，胸闷，头痛，口渴，咽干鼻燥；西北干燥地区秋天或者冬天室内暖气温度较高者出现以上症状，也可以选用桑杏汤加减。

疗效评价：一般经过此方口服治疗，患者咽干口燥、喉痒干咳症状改善明显，气喘、气短等症状减轻。单独使用此方加减即可控制症状，不需要应用其他药物。

疗程：一般 7 ~ 10 天为一疗程，据患者病情变化进行加减。

核心药物评价：本方证系温燥外袭，肺津受灼之轻证。方中桑叶清宣燥热，透邪外出；杏仁宣利肺气，润燥止咳，共为君药。豆豉辛凉透散，助桑叶轻宣透热；贝母清化热痰，助杏仁止咳化痰；沙参养阴生津，润肺止咳，共为臣药。栀子皮质轻而入上焦，清泄肺热；梨皮清热润燥。

注意事项：餐后服药，一日 2 ~ 3 次

剂量掌握：煎服 3 ~ 6g。

4. 二陈汤

常见症状：咳嗽反复发作，咳声重浊，痰黏腻，或稠厚成块，痰多易咳，早晨或食后咳甚痰多，胸闷脘痞，呕恶，食少，体倦，大便时溏，苔白腻，脉濡滑。

组成及剂量：半夏 15g，橘红 15g，白茯苓 9g，炙甘草 6g

加减：治湿痰，可加苍术、厚朴以增燥湿化痰之力；治热痰，可加胆星、瓜蒌以清热化痰；治寒痰，可加干姜、细辛以温化寒痰；治风痰眩晕，可加天麻、僵蚕以化痰熄风；治食痰，可加莱菔子、麦芽以消食化痰；治郁痰，可加香附、青皮、郁金以解郁化痰；治痰流经络之瘰疬、痰核，可加海藻、昆布、牡蛎以软坚化痰。

对应中医证型：痰湿蕴肺证。

治疗原则：健脾燥湿，化痰止咳。

西医对应的类型：适用于慢性支气管炎急性发作期，咯痰黏腻难出，或为白色泡沫痰液，无明显寒热

火麻仁

【性味归经】甘，平。归脾、胃、大肠经。

【功效与应用】

1.润肠通便，用于肠燥便秘。

2.润燥、杀虫，本品外用有润燥生发及杀虫作用，治疗发落不生及疮癣等病。

【用法用量】9 ~ 15g。打碎入煎剂。

【现代研究】本品主要含脂肪油。具有缓泻、降压和降脂作用。

甘遂

【性味归经】苦，寒；有毒。归肺、肾、大肠经。

【功效与应用】

1.泻水逐饮，用于水肿，臌胀，胸胁停饮等证。

2.消肿散结，用于痈肿疮疡，可研末水调外敷。

【用法用量】0.5～1.5g。炮制后入丸散用。

【使用注意】孕妇禁用。不宜与甘草同用。

【现代研究】本品含大戟酮、甘遂醇、α－大戟甾醇、β－大戟甾醇等。具有泻下、镇痛、利尿、引产、免疫抑制、抗白血病等作用。

倾向患者。

疗效评价：一般经过此方口服治疗，患者咳嗽、痰多、咯痰黏腻难出等症状减轻，鼻塞，流涕等症状改善或消失，胸闷、气喘症状可改善。过程中如肺功能下降，可配合吸入支气管扩张药物或糖皮质激素以抗炎平喘止咳。

疗程：一般7～10天为一疗程，据患者病情变化进行加减。

核心药物评价：本方健脾燥湿，化痰止咳为法。方中半夏辛温性燥，善能燥湿化痰，且又和胃降逆，为君药。橘红为臣，既可理气行滞，又能燥湿化痰。君臣相配，增强燥湿化痰之力，佐以茯苓健脾渗湿，渗湿以助化痰之力，健脾以杜生痰之源。煎加生姜，既能制半夏之毒，又能协助半夏化痰降逆、和胃止呕；复用少许乌梅，收敛肺气，与半夏、橘红相伍，散中兼收，防其燥散伤正之虞，均为佐药。以甘草为佐使，健脾和中，调和诸药。

注意事项：因本方性燥，故燥痰者慎用；吐血、消渴、阴虚、血虚者忌用本方。

剂量掌握：半夏辛、温，有毒，煎服剂量3～10g；不宜与乌头配伍。本品药性温燥，阴亏燥咳、出血证当慎用。

（二）缓解期

1.补肺汤

常见症状：咳嗽阵作，喘促气短声低，色白，咯痰稀薄，自汗畏风，咽喉不利，舌质淡红，脉细。

组成及剂量：

党参12g，黄芪15g，熟地15g，五味子6g，紫菀12g，桑白皮12g

加减：若自汗、恶风、易感冒，可加白术、防风、

浮小麦；日久咳嗽不愈，咳而兼喘，可加蛤蚧、胡桃、紫河车；若咯痰稀薄，时觉形寒，去熟地，加干姜、细辛、法夏；干咳少痰或呛咳日久，可少佐罂粟壳、诃子肉；若兼面红，口干，咽喉不利，盗汗，舌红少津，脉细数，可加百合、沙参、麦冬。

对应中医证型：肺气亏虚。

治疗原则：补肺益气。

西医对应的类型：适用于慢性支气管炎缓解期，乏力、气短具有上述症状者。

疗效评价：一般经过此方口服治疗，患者咳嗽、气短、自汗、怕风、常易感冒、乏力等症状明显减轻。从目前的研究看，可能具有减少发作次数和降低肺功能下降速度的作用。本方也是慢性支气管炎缓解期最常用的方剂，常常可以预防慢性支气管炎的再次发作或减轻发作的严重程度。

疗程：一般1个月至3个月为一疗程或更长，据患者病情变化进行加减。

核心药物评价：党参、白术健脾益气；山药、苡仁、茯苓甘淡补脾；法半夏、橘皮燥湿化痰，五味子敛肺气；甘草补气调中。上述药物可能具有减少气道分泌物，减轻炎症，以及调节免疫功能的作用。

注意事项：餐前服药，一日2~3次

剂量掌握：常规剂量即可。

2. 沙参麦冬汤加减

常见症状：干咳、咳声短促，痰少黏白，或痰中带血，口干咽燥，或声音逐渐嘶哑，手足心热，午后潮热，颧红，形瘦神疲，舌红，少苔，脉细数。

组成及剂量：

沙参15g，麦冬15g，玉竹10g，天花粉15g，扁豆6g，生甘草6g

加减：咳嗽较甚加紫菀、冬花、百部；痰黏难咯

独活

【性味归经】辛、苦，微温。归肾、膀胱经。

【功效与应用】

1. 祛风湿，止痛，用于风湿痹痛。

2. 解表，用于风寒表证，兼有湿邪者。

【用法用量】煎服，3~9g。

【使用注意】本品有化燥伤阴之弊，素体阴虚及血燥者慎用。内风证忌用。

【现代研究】本品含甲氧基欧芹素、百里香酚等挥发性成分，独活醇和当归酸等。具有抗炎、镇痛、抗血小板凝聚、抗血栓、抗凝、抗心律失常、抑菌、抗肿瘤作用等。

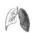

秦艽

【性味归经】辛、苦，微寒。归胃、肝、胆经。

【功效与应用】

1.祛风湿，舒筋络，用于风湿痹痛、肌肉或关节拘挛，及手足不遂等。

2.退虚热，用于骨蒸潮热。为治疗阴虚骨蒸潮热的常用药。

3.清湿热，用于湿热黄疸。

【用法用量】煎服，3～9g。

【现代研究】本品含生物碱秦艽碱甲、秦艽碱乙，糖及挥发油。具有抗炎、抗过敏、抗菌、抑制中枢神经系统、升高血糖等作用。

加海蛤粉、海浮石、瓜蒌、黄芩；痰中带血加丹皮、山栀、藕节、白茅根；潮热骨蒸加银柴胡、青蒿、地骨皮。

对应中医证型：肺阴亏耗证。

治疗原则：滋阴润肺，化痰止咳。

西医对应的类型：适用于支气管哮喘缓解期上述症候者。

疗效评价：一般经过治疗，患者短气息促，动则为甚，吸气不利，咯痰质黏起沫，脑转耳鸣，腰酸腿软，心慌，不耐劳累。或五心烦热，颧红，口干，或畏寒肢冷，面色苍白等症状明显减轻。经过此方单独口服治疗以后，大部分病人可以减少慢性支气管炎急性发作的次数或减轻发作的严重程度。

疗程：一般15～30天为一疗程，据患者病情变化进行加减。

核心药物评价：方中重用熟地黄，主入肾经，长于滋阴补肾，填精益髓，为君药。山茱萸酸温，主入肝经，滋补肝肾，秘涩精气；山药甘平，主入脾经，健脾补虚，涩精固肾，补后天以充先天，同为臣药。以丹皮清泄相火，并制山茱萸之温；茯苓淡渗脾湿，既助泽泻以泄肾浊，又助山药之健运以充养后天之本，俱为佐药。

注意事项：餐前服药，一日2～3次。

剂量掌握：常规剂量即可。

3.六味地黄丸

常见症状：咳喘无力，短气息促，动则为甚，吸气不利，咯痰质黏起沫，脑转耳鸣，腰酸腿软，心慌，不耐劳累。或五心烦热，颧红，口干，或畏寒肢冷，面色苍白，舌质红少苔，脉细数或舌苔淡白、质胖，脉沉细。

组成及剂量：

熟地 30g，山药 12g，山萸肉 12g，茯苓 9g，泽泻 9g，丹皮 9g

加减：肺气阴两虚为主者加黄芪、沙参、百合；肾阳虚为主者，酌加补骨脂、仙灵脾、鹿角片、制附片、肉桂；肾阴虚为主者加生地、冬虫夏草。另可常服紫河车粉补益肾精。

对应中医证型：肝肾阴虚证。

治疗原则：滋补肝肾。

西医对应的类型：适用于慢性支气管炎缓解期上述证候者。

疗效评价：一般经过治疗，患者气短息促，动则为甚，吸气不利，咯痰质黏起沫，脑转耳鸣，腰酸腿软，心慌，不耐劳累。或五心烦热，颧红，口干，或畏寒肢冷，面色苍白等症状明显减轻。经过此方单独口服治疗以后，大部分病人可以减少慢性支气管炎急性发作的次数或减轻发作的严重程度。

疗程：一般 15 ～ 30 天为一疗程，据患者病情变化进行加减。

核心药物评价：方中重用熟地黄滋阴补肾，填精益髓，为君药。山茱萸补养肝肾，并能涩精，取"肝肾同源"之意；山药补益脾阴，亦能固肾，共为臣药。三药配合，肾肝脾三阴并补，是为"三补"，但熟地黄用量是山萸肉与山药之和，故仍以补肾为主。泽泻利湿而泄肾浊，并能减熟地黄之滋腻；茯苓淡渗脾湿，并助山药之健运，与泽泻共泻肾浊，助真阴得复其位；丹皮清泄虚热，并制山萸肉之温涩。三药称为"三泻"，均为佐药。六味合用，三补三泻，其中补药用量重于"泻药"，是以补为主；肝、脾、肾三阴并补，以补肾阴为主，这是本方的配伍特点。

注意事项：餐前服药，一日 2 ～ 3 次，脾虚泄泻者慎用。

威灵仙

【性味归经】辛、咸，温。归膀胱经。

【功效与应用】
1. 祛风湿，通经络，用于风湿痹痛。
2. 消骨鲠，用于诸骨鲠咽。

【用法用量】煎服，6 ～ 9g。

【现代研究】本品含白头翁素和白头翁醇、皂苷等。具有镇痛、抗疟、抗菌、引产、利胆、抗利尿等作用。

防己

【性味归经】苦，寒。归膀胱、肺经。

【功效与应用】
1. 祛风湿，止痛，用于痹证，尤宜于湿热偏胜者，症见骨节烦痛，屈伸不利。
2. 利水消肿，用于水肿、腹水、脚气浮肿。本品能利水、清下焦湿热。
一般认为汉防己利水消肿作用较强，木防己祛风止痛作用较好。

【用法用量】煎服，4.5～9g。

【使用注意】本品大苦大寒，易伤胃气，体弱阴虚，胃纳不佳者慎用。

【现代研究】汉防己含汉防己甲素及汉防己乙素、丙素等，亦含黄酮苷、挥发油等。木防己含木防己甲、乙、丙素及黑褐色结晶木防己素丁。有明显的镇痛、解热、消炎、抗过敏性休克、利尿、降压、抗心肌缺血、抗心律失常、抗菌、抗肿瘤、肌肉松弛等作用。在体内汉防己和木防己均有抗阿米巴原虫的作用。

剂量掌握：常规剂量即可。

八、常用中成药评价

1. 金水宝胶囊

【成分】发酵虫草菌粉。

【性状】该品为胶囊剂，内容物为黄棕色至浅棕褐色的粉末；气香，味微苦。

【功能主治】补益肺肾、秘精益气。用于肺肾两虚，精气不足，久咳虚喘，神疲乏力，不寐健忘，腰膝酸软，月经不调，阳痿早泄。

【用法用量】口服，一次3粒，一日3次；用于慢性肾功能不全者，一次6粒，一日3次。

【不良反应】无明显毒副作用。

【注意事项】1. 忌辛辣、生冷、油腻食物。2. 感冒发热病人不宜服用。3. 本品宜饭前服用。4. 平素月经正常，突然出现月经过多或过少，或经期错后，或阴道不规则出血者应去医院就诊。5. 高血压、心脏病、肝病、糖尿病、肾病等慢性病患者应在医师指导下服用。6. 服药2周症状无缓解，应去医院就诊。7. 儿童、孕妇应在医师指导下服用。8. 对本品过敏者禁用，过敏体质者慎用。9. 药品性状发生改变时禁止服用。10. 儿童必须在成人监护下使用。11. 请将此药品放在儿童不能接触的地方。12. 如正在服用其他药品，使用本品前请咨询医师或药师。

【规格】每粒装0.33g

2. 复方鲜竹沥口服液

【成分】鲜竹沥、鱼腥草、生半夏、生姜、枇杷叶、桔梗、薄荷油

【性状】本品为黄棕色至棕色的液体；气香，

味甜。

【功能主治】清热，化痰，止咳。用于痰热咳嗽。

【用法用量】口服，一次 10ml，一日 3 次。

【不良反应】服用偶尔有腹泻，使用本品前请咨询医师或药师。

【注意事项】

1. 忌烟、酒及辛辣、生冷、油腻食物。2. 不宜在服药期间同时服用滋补性中药。3. 风寒咳嗽者不适用。4. 支气管扩张、肺脓疡、肺心病、肺结核患者出现咳嗽时应去医院就诊。5. 糖尿病患者及有高血压、心脏病、肝病、肾病等慢性病严重者应在医师指导下服用。6. 儿童、孕妇、哺乳期妇女、年老体弱及脾虚便溏者应在医师指导下服用。7. 服药期间，若患者发热体温超过 38.5℃，或出现喘促气急者，或咳嗽加重、痰量明显增多者应去医院就诊。8. 严格按用法用量服用，本品不宜长期服用。9. 服药 3 天症状无缓解，应去医院就诊。10. 对本品过敏者禁用，过敏体质者慎用。11. 本品性状发生改变时禁止使用。12. 儿童必须在成人监护下使用。13. 请将本品放在儿童不能接触的地方。14. 如正在使用其他药品，使用本品前请咨询医师或药师。

【规格】每支 10ml

3. 六味地黄丸

【成分】熟地黄、山茱萸（制）、牡丹皮、山药、茯苓、泽泻。辅料：黄酒。

【性状】本品为黑褐色的大蜜丸；味甜而酸。

【功能主治】滋阴补肾。用于肾阴亏损，头晕耳鸣，腰膝酸软，骨蒸潮热，盗汗遗精。

【用法用量】口服。大蜜丸一次 1 丸，一日 2 次。

【不良反应】尚不明确。

桑寄生

【性味归经】苦、甘，平。归肝、肾经。

【功效与应用】

1. 祛风湿，补肝肾，强筋骨，用于风湿痹痛，腰膝酸痛等。

2. 安胎，用于胎漏下血、胎动不安。本品补肝肾而安胎，可治肝肾虚损，冲任不固之胎漏、胎动不安。

【用法用量】煎服，9～15g。

【现代研究】本品含广寄生苷等黄酮类。具有抗菌、抗病毒、镇静、利尿作用。对心血管系统有降压、舒张冠脉、增加冠脉流量等作用。

五加皮

【性味归经】辛、苦，温。归肝、肾经。

【功效与应用】

1.祛风湿,用于风湿痹痛,四肢拘挛。本品辛散、苦泄,善祛风湿,通经络。

2.补肝肾,强筋骨,用于肝肾不足,腰膝软弱及小儿行迟等。本品可补肝肾,强筋骨。

【用法用量】煎服,4.5～9g。

【现代研究】本品含挥发油、鞣质、棕榈酸、亚麻仁油酸及维生素A、B_1。具有抗炎、增强免疫功能、抗胃溃疡、性激素样作用、抑菌作用等。并有适应原样作用。

【注意事项】1.忌不易消化食物。2.感冒发热病人不宜服用。3.有高血压、心脏病、肝病、糖尿病、肾病等慢性病严重者应在医师指导下服用。4.儿童、孕妇、哺乳期妇女应在医师指导下服用。5.服药4周症状无缓解,应去医院就诊。6.对本品过敏者禁用,过敏体质者慎用。7.本品性状发生改变时禁止使用。8.儿童必须在成人监护下使用。9.请将本品放在儿童不能接触的地方。10.如正在使用其他药品,使用本品前请咨询医师或药师。

【规格】9g×10丸

慢性阻塞性肺疾病

一、定义

慢性阻塞性肺疾病（COPD）是一种具有气流受限特征的可以预防和治疗的疾病，气流受限不完全可逆、呈进行性发展，与肺部对香烟烟雾等有害气体或有害颗粒的异常炎症反应有关。COPD主要累及肺脏，但也可引起全身（或称肺外）的不良效应。

引起COPD的危险因素包括个体易感因素以及环境因素两个方面，两者相互影响。

二、诊断

（一）诊断标准

1. 临床表现：咳、喘、痰、胀、瘀。

2. 实验室检查：血气分析：低氧血症或合并高碳酸血症，$PaO_2\downarrow$，$PaCO_2\uparrow$，肺泡动脉氧分压 $[P(A-a)O_2]$ 增大；血常规：红细胞、血红蛋白升高，白细胞、中性粒细胞增高；血液流变学检查：全血黏度和血浆黏度可增加。血生化：肝、肾功能可异常，血清电解质紊乱；CT可帮助了解肺气肿的部位和严重程度；核素通气血流灌注显像可提供肺局部功能状况，常不属一般临床诊断治疗所必须。

其他检查：X线检查：轻度多无异常表现，随着病情进一步加重，肺脏过度充气，残气量增加；重度肺气肿时，胸廓扩张，肋间隙增宽，肋骨平行，活动减弱，膈降低且变平，两肺透亮度增加，肺血管增粗、紊乱，右下肺动脉干扩张，右心室增大。心电

藿香

【性味归经】辛，微温。归脾、胃、肺经。

【功效与应用】

1. 芳香化湿，用于湿阻中焦证。本品为芳化湿浊的要药。

2. 解暑发表，用于暑湿证及湿温初起。藿香性温而不燥，化湿又能发表。

3. 止呕，用于呕吐。既能化湿，又能和中止呕。治湿浊中阻所致的呕吐最为适宜。

【用法用量】煎服，5～10g。鲜品加倍。

【现代研究】本品含挥发油，油中主要成分为广藿香醇、广藿香酮和异茴香醚等。具有抗真菌、胃肠解痉、促进胃液分泌、止泻、镇痛、镇吐等作用。

厚朴

【性味归经】苦、辛，温。归脾、胃、肺、大肠经。

【功效与应用】

1.行气，燥湿，消积，用于湿阻、食积、气滞所致的脾胃不和,脘腹胀满。

2.降逆平喘，用于痰饮喘咳。本品能燥湿化痰，降逆平喘。

【用法用量】煎服,3～9g。

【现代研究】本品主要成分是厚朴酚、四氢厚朴酚、异厚朴酚和挥发油等。具有中枢抑制、肌肉松弛、抗溃疡、抗菌、抗病毒、抗癌、抗过敏等作用，对心血管系统有降压、抗血小板凝聚、拮抗钙调素作用。

图：右心室肥大，电轴右偏，顺钟向转位，出现肺型 P 波。肺功能测定：正常人 20～30 岁残气容积（RV）及残气容积占肺总量（TLC）百分比小于或等于 25%，60～70 岁者小于或等于 40%，如超过标准时提示残气量增大，肺泡过度膨胀。气流受限是以 FEV_1 和 FEV_1 与 FVC 之比（FEV_1／FVC）降低来确定的。吸入支气管舒张剂后 FEV_1<80% 预计值且 FEV_1／FVC<70% 者，可诊断。

（二）分期

COPD 病程可分为急性加重期与稳定期。COPD 急性加重期是指患者出现超越日常状况的持续恶化，并需改变基础 COPD 的常规用药者，通常在疾病过程中，患者短期内咳嗽、咳痰、气短和（或）喘息加重，痰量增多，呈脓性或黏脓性，可伴发热等炎症明显加重的表现。稳定期则指患者咳嗽、咳痰、气短等症状稳定或症状轻微。

（三）严重程度评估

COPD 评估的目的是决定疾病的严重程度，包括气流受限的严重程度，患者的健康状况和未来的风险程度（例如急性加重、住院或死亡），最终目的是指导治疗。COPD 的评估包括 4 个方面，即症状评估、肺功能评价气流受限的程度、急性加重风险评估和合并症的评估。

1.症状评估

评估症状采用 MRC 呼吸困难指数（modified british medical researchcouncil，mMRC）或 COPD 评估测试（COPD assessment test，CAT）。MRC 呼吸困难指数（mMRC）是评估呼吸困难的严重程度，由低到高依次为 0～4 分（见表 1）；COPD 评估测

试（CAT）包括8个常见临床问题，以评估COPD患者的健康损害。评分范围0～40分，其可靠性和反应性均较满意（见表2）。

表1 MRC呼吸困难指数(mMRC)

mMRC分级	mMRC评估呼吸困难严重程度
mMRC分级0	我仅在费力运动时出现呼吸困难
mMRC分级1	我平地快步行走或步行爬小坡时出现气短
mMRC分级2	我由于气短，平地行走时比同龄人慢或者需要停下来休息
mMRC分级3	我在平地行走100米左右或数分钟后需要停下来喘气
mMRC分级4	我因严重呼吸困难以至于不能离开家，或在穿、脱衣服时出现呼吸困难

表2 CAT问卷

我从不咳嗽	0 1 2 3 4 5	我总是咳嗽　　　分数
我肺里一点痰也没有	0 1 2 3 4 5	我肺里有很多痰
我一点也没有胸闷的感觉	0 1 2 3 4 5	我有很重的胸闷的感觉
当我在爬坡或爬一层楼梯时，我并不感觉喘不过气来	0 1 2 3 4 5	当我在爬坡或爬一层楼梯时，我感觉非常喘不过气来
我在家里的任何活动都不受慢阻肺的影响	0 1 2 3 4 5	我在家里的任何活动都很受慢阻肺的影响
尽管我有肺病，我还是有信心外出	0 1 2 3 4 5	因为我有肺病，对于外出我完全没有信心
我睡得好	0 1 2 3 4 5	因为我有肺病，我睡得不好
我精力旺盛	0 1 2 3 4 5	我一点精力都没有

2. 肺功能评估

气流受限程度采用肺功能检查评估

COPD患者的气流受限的肺功能分级分为4级（Grades），即：轻度、中度、重度、非常严重。（表3）。

苍术

【性味归经】辛、苦，温。归脾、胃、肝经。

【功效与应用】

1.燥湿健脾，用于湿阻中焦证。本品善燥脾湿，对湿阻中焦，脾失健运而致的脘腹胀满、食欲不振、吐泻乏力，舌苔白腻等症，最为适宜。

2.祛风湿，用于风寒湿痹，足膝肿痛、痿软无力等。

3.明目，用于夜盲症及眼目昏涩。可单用，或与猪肝、羊肝蒸煮同食。

【用法用量】煎服，3～9g。

【现代研究】本品含挥发油，油中主要成分为苍术醇和茅术醇的混合结晶物；尚含少量的苍术酮及维生素A。具有烟熏消毒、降血糖、镇静、保肝利胆、抗溃疡等作用。维生素A可防止因缺乏维生素A引起的夜盲症及角膜软化症。苍术醇和茅术醇是抗病毒的有效成分。

砂仁

【性味归经】辛,温。归脾、胃、肾经。

【功效与应用】

1. 化湿行气,用于湿阻中焦及脾胃气滞证。

2. 温中止泻,用于脾胃虚寒吐泻。

3. 理气安胎,用于妊娠恶阻,胎动不安。本品能行气和中而安胎。

【用法用量】煎服,3 ~ 6g。入煎剂宜后下。

【现代研究】阳春砂仁和绿壳砂含挥发油,油中主要成分为乙酸龙脑酯、樟脑、柠檬烯等,此外尚含皂苷。海南壳砂仁含挥发油微量,油中主要成分为乙酸龙脑酯、α-胡椒烯等。具有抑制离体肠管平滑肌的收缩、促进胃液分泌、抑制血小板聚集、抑菌作用。

表 3   COPD 患者气流受限分级（吸入支气管扩张剂后的 FEV1)

分级	基本条件	肺功能
1 级：轻度		FEV 1% pred ≥80%
2 级：中度	FEV 1/FVC <70%	50% ≤FEV 1% pred <80%
3 级：重度		30% ≤FEV 1% pred <50%
4 级：非常重度		FEV 1% pred <30%

3. 急性加重风险评估

采用急性加重病史和肺功能评估急性加重的风险,上一年发生 2 次或以上的急性加重或 $FEV_1\%$ pred <50% 提示风险增加,需要正确评估合并症并给予恰当的治疗。

4. 合并症评估

COPD 患者常常伴有合并症,包括心血管疾病、骨质疏松、焦虑和抑郁、肺癌、感染、代谢综合征和糖尿病等。最常见的合并症是心血管疾病、抑郁和骨质疏松。这些合并症可发生在轻度、中度、重度和严重气流受限的患者中, 并且分别影响患者的住院和死亡, 应该努力发现患者的合并症并给予适当的治疗。

综上所述,我们用图 1 对 COPD 患者进行综合评估时, 首先应用 mMRC 或者应用 CAT 评估症状。如果患者在方格的左边一侧则为症状较轻的患者（mMRC0 ~ 1 或 CAT<10： A 或 C）;如果患者在方格的右边一侧则为症状较重的患者（ mMRC ≥ 2 或 CAT ≥ 10： B 或 D）。下一步是评估患者急性加重的风险,如果患者在方格的下半部分为低风险;而在上半部分为高风险。这时有两种方法进行判断：① 应用肺功能测定气流受限的程度（1 级和 2 级表明低

风险，而3级和4级表明高风险）；②应用过去12个月中急性加重的次数进行评估（0或1次为低风险，而2次或2次以上则表明高风险。

图1

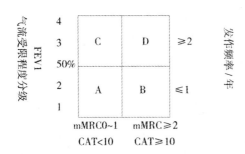

举例：假如患者CAT分值为18，FEV_1为45%预计值；既往12个月有3次急性加重。应用CAT进行症状评分表明患者症状较重（CAT ≥ 10），则症状评分提示患者属于B组或D组。肺功能检查为GOLD3级（严重气流受限）患者属于高风险，而且患者12个月内有3次急性加重，故患者归类于D组。

总之，COPD患者的评估可以概括如下（表4）：

表4　COPD的综合评估

患者	特征	肺功能分级（GOLD）	加重次数（每年）	mMRC	CAT
A	低危，症状较少	Ⅰ~Ⅱ	≤1	0~1	<10
B	低危，症状较多	Ⅰ~Ⅱ	≤1	2+	≥10
C	高危，症状较少	Ⅲ~Ⅳ	2+	0~1	<10
D	高危，症状较多	Ⅲ~Ⅳ	2+	2+	≥10

（四）相关诊断试验

肺功能检查是判断气流受限的主要客观指标，对

茯苓

【性味归经】甘、淡，平。归心、肺、脾、肾经。

【功效与应用】

1.利水渗湿，用于小便不利，水肿及停饮等水湿证。

2.健脾止泻，用于脾虚证。

3.宁心安神，用于心悸，失眠。

【用法用量】煎服，9~15g。

【现代研究】本品含茯苓聚糖、茯苓酸、乙酰茯苓酸、麦角甾醇、蛋白质、卵磷脂、胆碱等。具有利尿、增强免疫功能、抗肿瘤、镇静、保肝、抗炎、降血糖、抑菌等作用。

薏苡仁

【性味归经】甘、淡、凉。归脾、胃、肺经。

【功效与应用】

1.利湿健脾，用于小便不利，水肿，脚气及脾虚泄泻等。

2.除痹，用于风湿痹痛，筋脉挛急。

3.清热排脓，用于肺痈、肠痈。

【用法用量】煎服，9～30g。清热利湿宜生用，健脾止泻宜炒用。本品力缓，用量宜大，除入汤剂、丸散外，亦可煮粥食用，为食疗佳品。

【现代研究】本品主要含薏苡仁油、薏苡仁酯、脂肪油、氨基酸等。具有抑制横纹肌的收缩、镇静、降温、解热、镇痛、抗肿瘤、降血糖、降血钙、保肝、抗炎、增强免疫力等作用。

COPD诊断、气流受限程度评价、疾病进展、预后及治疗反应等有重要意义。其第一秒用力呼气容积占用力肺活量百分比（FEV_1/FVC）是评价气流受限的一项敏感指标；也是评估COPD气流受限程度的良好指标，其变异性小，易于操作。吸入支气管舒张药后$FEV_1/FVC < 70\%$及$FEV_1 < 80\%$预计值者，可确定为不能完全可逆的气流受限。肺总量（TLC）、功能残气量（FRC）和残气量（RV）增高，肺活量（VC）减低，表明肺过度充气，有参考价值。由于TLC增加不及RV增高程度明显，故RV/TLC增高。一氧化碳弥散量（DLco）及DLco与肺泡通气量（VA）比值（DLco/VA）下降，该项指标对诊断有参考价值。胸部X线检查早期可无变化，以后可出现肺纹理增粗、紊乱等非特异性改变，也可出现肺气肿改变。X线胸片改变对COPD诊断特异性不高，主要作为确定肺部并发症及与其他肺疾病鉴别之用。胸部CT检查不应作为COPD的常规检查。高分辨CT，对有疑问病例的鉴别诊断有一定意义。血气检查对确定发生低氧血症、高碳酸血症、酸碱平衡失调以及判断呼吸衰竭的类型有重要价值。

三、鉴别诊断

1.支气管哮喘 鉴别有时存在一定困难。COPD多于中年后起病，哮喘则多在儿童或青少年期起病；COPD症状缓慢进展，逐渐加重，哮喘则症状起伏大；COPD多有长期吸烟史和(或)有害气体、颗粒接触史，哮喘则常伴过敏体质、过敏性鼻炎和（或）湿疹等，部分患者有哮喘家族史；COPD时气流受限基本为不可逆性，哮喘时则多为可逆性。然而，部分病程长的哮喘患者已发生气道重塑，气流受限不能完全逆转；而少数COPD患者伴有气道高反应性，气流受限部

分可逆。此时应根据临床及实验室所见全面分析，必要时作支气管舒张试验和（或）PEF昼夜变异率来进行鉴别。在少部分患者中这两种疾病可以重叠存在。

2. 左心衰竭引起的喘息样呼吸困难　患者多有高血压、冠心病、风心病和二尖瓣狭窄等病史和体征，阵发性咳嗽，常咳出粉红色泡沫痰，两肺可闻及广泛的湿罗音和哮鸣音，左心界扩大，心率增快，心尖部可闻及奔马律。如果病情允许可作胸部的X线检查，可见心脏增大，肺淤血征，有助于鉴别，若一时难以鉴别，可雾化吸入 β_2 肾上腺素受体激动剂或静脉注射氨茶碱缓解症状后，进一步检查，忌用肾上腺素或吗啡，以免造成危险。

3. 支气管扩张症　大量脓痰；常伴有细菌感染；粗湿啰音、杵状指；X线胸片或CT示支气管扩张、管壁增厚。而慢性阻塞性肺病多中年发病；症状缓慢进展；长期吸烟史；活动后气促；大部分为不可逆性气流受限。

四、与中医对应关系

慢性阻塞性肺病是临床常见病、多发病，中医多以"咳嗽""喘证"及"肺胀"等病与之相吻合。早在内经时代，对慢性阻塞性肺病的症状就有所提及，《灵枢·胀论载》中记载"肺胀者，虚满而喘咳""上气喘而躁者，属肺胀，欲作风水，发汗则愈"。《素问·逆调论》中记载："不得卧，卧则喘者，是水气之客也"。古代张仲景在《金匮要略·肺痿肺痈咳嗽上气病脉证治》中也提及本病："咳而上气，此为肺胀，其人喘，目如脱状""肺胀，咳而上气，烦躁而喘"。故慢性阻塞性肺病中医多以"肺胀"命名。

五、治疗原则

泽泻

【性味归经】甘，寒。归肾、膀胱经。

【功效与应用】

1. 利水渗湿，用于小便不利，水肿，泄泻、淋浊、带下及痰饮等证。

2. 泄热，本品性寒能清泄肾与膀胱之热，下焦湿热者尤为适宜。

【用法用量】煎服，6～9g。

【现代研究】本品主要含三萜类化合物、挥发油、生物碱、天门冬素脂等。具有利尿、降血脂、降血糖、抗炎、抑制细胞免疫、抑菌等作用。

猪苓

【性味归经】甘、淡,平。归肾、膀胱经。

【功效与应用】利水渗湿,用于小便不利,水肿,淋浊、带下等证。

【用法用量】煎服,6～12g。

【使用注意】无水湿者忌用。

【现代研究】本品含有麦角甾醇、生物素、多糖等。具有利尿、抗肿瘤、保肝、抗菌、抗诱变、抗放射、增强血小板聚集、增强免疫功能等作用。猪苓多糖是抗肿瘤的有效成分。

慢性阻塞性肺疾病的发病机制可概括为蛋白酶－抗蛋白酶失衡、氧化应激、炎症机制及其他,如自主神经功能失调、营养不良、气温变化等。本病治疗目的在于改善呼吸功能,提高患者生活质量。

（一）稳定期治疗

分为药物治疗和非药物治疗。

1. 药物治疗

（1）支气管舒张药:支气管舒张药可松弛支气管平滑肌、扩张支气管、缓解气流受限,是控制 COPD 症状的主要治疗措施。短期按需应用可缓解症状,长期规则应用可预防和减轻症状,增加运动耐力,但不能使所有患者的 FEV_1 都得到改善。与口服药物相比,吸入剂不良反应小,因此多首选吸入治疗。

① β_2 肾上腺素受体激动剂:主要有沙丁胺醇（salbutamol）气雾剂,每次 $100～200\mu g$（$1～2$ 喷）,定量吸入,疗效持续 $4～5$ 小时,每 24 小时不超过 $8～12$ 喷。特布他林（terbutaline）气雾剂亦有同样作用。可缓解症状,尚有沙美特罗（salmeterol）、福莫特罗（formoterol）等长效 β_2 肾上腺素受体激动剂,每日仅需吸入 2 次。

②抗胆碱能药:是 COPD 常用的药物,主要品种为异丙托溴铵（ipratropinm）气雾剂,定量吸入,起效较沙丁胺醇慢,持续 $6～8$ 小时,每次 $40～80mg$,每天 $3～4$ 次。长效抗胆碱药有噻托溴铵（tiotropium bromide）选择性作用于 M_1、M_3 受体,每次吸入 $18\mu g$,每天一次。

③茶碱类:茶碱缓释或控释片,0.2g,每 12 小时 1 次;氨茶碱（aminophylline）,0.1g,一日 3 次。

（2）糖皮质激素:对重度和极重度患者（Ⅲ级和Ⅳ级）,反复加重的患者,有研究显示长期吸入糖

皮质激素与长效 β_2 肾上腺素受体激动剂联合制剂，可增加运动耐量、减少急性加重发作频率、提高生活质量，甚至有些患者的肺功能得到改善。目前常用剂型有沙美特罗加氟替卡松、福莫特罗加布地奈德。

（3）其他药物：

①祛痰药（黏液溶解剂）：COPD 气道内可产生大量黏液分泌物，可促使继发感染，并影响气道通畅，应用祛痰药似有利于气道引流通畅，改善通气，但除少数有黏痰患者获效外，总的来说效果并不十分确切。常用药物有盐酸氨溴索(ambroxol)、乙酰半胱氨酸等。

②抗氧化剂：COPD 气道炎症使氧化负荷加重，加重 COPD 的病理、生理变化。应用抗氧化剂如 N-乙酰半胱氨酸可降低疾病反复加重的频率。但目前尚缺乏长期、多中心临床研究结果，有待今后进行严格的临床研究考证。

③免疫调节剂：对降低 COPD 急性加重严重程度可能具有一定的作用。但尚未得到确证，不推荐作常规使用。

④疫苗：流感疫苗可减少 COPD 患者的严重程度和死亡，可每年给予 1 次（秋季）或 2 次（秋、冬）。它含有灭活的或活的、无活性病毒，应每年根据预测的病毒种类制备。肺炎球菌疫苗含有 23 种肺炎球菌荚膜多糖，已在 COPD 患者中应用，但尚缺乏有力的临床观察资料。

（4）抗生素的治疗：目前，在 COPD 患者稳定期治疗中无使用抗生素的指征，除非治疗感染性 AECOPD 和其他细菌感染。

2. 非药物治疗

（1）教育和劝导患者戒烟：因职业或环境粉尘、刺激性气体所致者，应脱离污染环境。

（2）长期家庭氧疗（LTOT）：对 COPD 慢性

车前子

【性味归经】甘，微寒。归肝、肾、肺、小肠经。

【功效与应用】

1. 利尿通淋，用于小便不利，水肿，淋病。

2. 渗湿止泻。用于暑湿泄泻。

3. 清肝明目，用于目赤，内障，视物昏暗。

4. 清肺化痰，用于痰热咳嗽。本品入肺经，能清肺化痰止咳。

此外，治疗高血压病，用本品煎汤代茶饮。

【用法用量】煎服，9 ～ 15g。入煎剂宜包煎。

【现代研究】本品多含黏液质，此外尚含车前烯醇酸、琥珀酸、车前糖、蛋白质、脂肪酸等。具有利尿、抗菌、祛痰、镇咳、抗炎等作用。

滑石

【性味归经】甘、淡、寒。归膀胱、肺、胃经。

【功效与应用】

1. 利尿通淋,用于小便不利,淋沥涩痛。本品性寒滑利,寒凉清热,滑能利窍,能清膀胱热结,通利水道,为治疗湿热淋证的常用药。

2. 清解暑热,用于暑湿,湿温。本品甘寒,既能利水,又解暑热,是治暑湿之常用药。

3. 收湿敛疮,用于湿疮,湿疹,痱子等皮肤病,外用有收湿敛疮作用。

【用法用量】煎服,10～20g。外用适量。

【现代研究】本品含硅酸镁、氧化铝、氧化镍等。具有保护皮肤黏膜、抗菌等作用。

呼吸衰竭者可提高生活质量和生存率。对血流动力学、运动能力、肺生理和精神状态均会产生有益的影响。LTOT 指征:① $PaO_2 \leq 55mmHg$ 或 $SaO_2 \leq 88\%$,有或没有高碳酸血症。② PaO_2 55～60mmHg,或 $SaO_2 < 89\%$,并有肺动脉高压、心力衰竭、水肿或红细胞增多症(血细胞比容 > 0.55)。一般用鼻导管吸氧,氧流量为 1.0～2.0L/min,吸氧时间 10～15h/d。目的是使患者在静息状态下,达到 $PaO_2 \geq 60mmHg$ 和(或)使 SaO_2 升至 90%。

(3)康复治疗:康复治疗可以使进行性气流受限、严重呼吸困难而很少活动的患者改善活动能力、提高生活质量,是 COPD 患者一项重要的治疗措施。它包括呼吸生理治疗,肌肉训练,营养支持、精神治疗与教育等多方面措施。在呼吸生理治疗方面包括帮助患者咳嗽,用力呼气以促进分泌物清除;使患者放松,进行缩唇呼吸以及避免快速浅表的呼吸以帮助克服急性呼吸困难等措施。在肌肉训练方面有全身性运动与呼吸肌锻炼,前者包括步行、登楼梯、踏车等,后者有腹式呼吸锻炼等。在营养支持方面,应要求达到理想的体重;同时避免过高碳水化合物饮食和过高热卡摄入,以免产生过多二氧化碳。

(4)外科治疗:①肺大泡切除术:在有指征的患者,术后可减轻患者呼吸困难的程度并使肺功能得到改善。术前胸部 CT 检查、动脉血气分析及全面评价呼吸功能对于决定是否手术是非常重要的。②肺减容术:是通过切除部分肺组织,减少肺过度充气,改善呼吸肌做功,提高运动能力和健康状况,但不能延长患者的寿命。主要适用于上叶明显非均质肺气肿,康复训练后运动能力仍低的一部分病人,但其费用高,属于实验性姑息性外科的一种手术。不建议广泛应用。③肺移植术:对于选择合适的 COPD 晚期患者,肺

移植术可改善生活质量，改善肺功能，但技术要求高，花费大，很难推广应用。

（二）急性加重期治疗

急性加重是指咳嗽、咳痰、呼吸困难比平时加重或痰量增多或成黄痰；或者是需要改变用药方案。

1. **急性加重期的评估** 首先，确定急性加重期的原因及病情严重程度，最多见的急性加重原因是细菌或病毒感染。其次，根据病情严重程度决定门诊或住院治疗。

2. **支气管舒张药** 药物同稳定期。有严重喘息症状者可给予较大剂量雾化吸入治疗，如应用沙丁胺醇 500μg 或异丙托嗅铵 500μg，或沙丁胺醇 1000μg 加异丙托溴胺 250～500μg，通过小型雾化器给患者吸入治疗以缓解症状。

3. **抗生素** 当患者呼吸困难加重，咳嗽伴痰量增加、有脓性痰时，应根据患者所在地常见病原菌类型及药物敏感情况积极选用抗生素治疗。如给予 β 内酰胺类 / β 内酰胺酶抑制剂；第二代头孢菌素、大环内酯类或喹诺酮类。如门诊可用阿莫西林、克拉维酸、头孢唑肟 0.25g 每日 3 次，头孢呋辛 0.5g 每日 2 次，左氧氟沙星 0.4g 每日 1 次，莫西沙星或加替沙星 0.4g 每日 1 次；较重者可应用第三代头孢菌素如头孢曲松钠 2.0g 加于生理盐水中静脉滴注，每天 1 次。住院患者当根据疾病严重程度和预计的病原菌更积极的给予抗生素，一般多静脉滴注给药。如果找到确切的病原菌，根据药敏结果选用抗生素。

4. **糖皮质激素** 对于 COPD 加重早期，病情较轻，可以在院外治疗的患者，如患者的基础 FEV_1 < 50% 预计值，除支气管舒张剂外可考虑口服糖皮质激素，泼尼松龙每日 30～40mg，连用 7～10 天。也可糖

川木通

【性味归经】 淡、苦，寒。归心、肺、小肠、膀胱经。

【功效与应用】

1. 利尿通淋，用于热淋涩痛，心烦尿赤，水肿脚气。

2. 通经下乳，用于经闭乳少，湿热痹痛。

【用法用量】 煎服，3～6g。

【现代研究】 本品主含三萜及其苷、甾醇等。有明显的利尿作用。

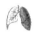

茵陈蒿

【性味归经】苦、辛，微寒。归脾、胃、肝、胆经。

【功效与应用】
清利湿热，利胆退黄，用于黄疸。本品苦泄下降，寒能清热，善清利脾胃肝胆的湿热，使之从小便排出，故为治黄疸要药。此外，本品亦可用于湿疮瘙痒，流黄水，乃取其清湿热之功。可煎汤内服或外洗。

【用法用量】煎服，6～15g。外用适量，煎汤外洗。

【使用注意】蓄血发黄及血虚萎黄者慎用。

【现代研究】本品含挥发油，油中主要成分为β-蒎烯、茵陈烃、茵陈酮及叶酸等。具有保肝、利胆、抗菌、降血压、降血脂、扩张冠脉、抗凝血、抑制血小板聚集、解热、镇痛、镇静、抗炎、增强免疫功能、抗放射等作用。对化学抗癌药的毒性有减毒作用。

皮质激素联合长效 β_2-受体激动，茶碱类。不良反应的报道亦不多。对需住院治疗的急性加重期患者可考虑在应用支气管舒张剂基础上，口服或静脉滴注糖皮质激素，激素的剂量要权衡疗效及安全性，建议口服泼尼松 30～40mg／天，连续 7～10 天后逐渐减量停药。也可以静脉给予甲泼尼龙 40mg 每天 1 次，3～5 天后改为口服。延长给药时间不能增加疗效，反而会使不良反应增加剂雾化吸入治疗。

5. 祛痰剂 溴己新 8～16mg，每日 3 次；盐酸氨溴索 30mg，每日 3 次酌情选用。

6. 氧疗 是急性加重的重要治疗，根据患者血氧情况调整并维持患者氧饱和度 88%～92%。一旦氧疗开始，30～60 分钟后应该进行动脉血气分析检查。Venturi 面罩（高流量装置）与鼻导管给氧相比较，可以提供较为准确的氧流量和控制氧气的释放，但是耐受性较差。

7. 无创通气治疗 可减轻二氧化碳潴留，降低呼吸频率，减轻呼吸困难，减轻合并症和减少住院天数。降低死亡率和减少气管插管。总之，大多数情况下，临床上可以试用无创通气，有益无害。无创通气的指征至少符合以下一个条件：（1）呼吸性酸中毒（动脉血 $pH \leq 7.35$ 和／或 $PaCO_2 > 45mmHg$；（2）严重呼吸困难合并临床症状，提示呼吸肌疲劳；（3）呼吸功增加；例如应用辅助呼吸肌呼吸，出现胸腹矛盾运动或者肋间隙肌群收缩。

8. 有创通气治疗 降低呼吸频率，改善 PaO_2、$PaCO_2$ 和 pH，降低死亡率，减少治疗失败的风险，但是需要气管插管和延长住院治疗。有创通气指征：（1）不能耐受 NIV 或 NIV 治疗失败（或不适合 NIV）；（2）呼吸或心脏暂停；（3）呼吸暂停伴有意识丧失；（4）精神状态受损，严重的精神障碍需

要镇静剂控制；（5）大量吸入；（6）长期不能排出呼吸道的分泌物；（7）心率 <50 次 /min 伴有意识丧失；（8）严重的血流动力学不稳定，对液体疗法和血管活性药物无反应；（9）严重的室性心律失常；（10）威胁生命的低氧血症，不能耐受 NIV；（11）不能耐受 NIV 或 NIV 治疗失败（或不适合 NIV）。

9.其他治疗　维持液体平衡，特别注意利尿剂的使用、抗凝、治疗合并症和改善营养状况等。

（三）COPD 和合并症的治疗

"COPD 和合并症"重点提及心血管疾病、骨质疏松、焦虑和抑郁、肺癌、感染、代谢综合征和糖尿病等。COPD 常常和其他疾病合并存在，可对疾病的进展产生显著影响。存在合并症不需要改变 COPD 的治疗。COPD 患者无论病情轻重，都可以出现合并症，鉴别诊断有时很困难。例如，如果患者同时患有 COPD 和心力衰竭，则心力衰竭恶化可影响 AECOPD。故 COPD 和其他疾病合并存在时，也要按照相关指南同时治疗合并症。

六、中医治疗原则

扶正祛邪

标实者——祛邪宣肺（辛温、辛凉），降气化痰（温化、清化），温阳利水（通阳、淡渗），活血祛瘀，甚或开窍、息风、止血等法。

本虚者——补养心肺，益肾健脾为主，或气阴兼调，或阴阳兼顾。

正气欲脱时则应扶正固脱，救阴回阳。

七、常用方剂、中药解读

金钱草

【性味归经】甘、咸，微寒。归肝、胆、肾、膀胱经。

【功效与应用】

1.除湿退黄，用于湿热黄疸。本品清肝胆之火，又能除下焦湿热，有清热利湿退黄之效。

2.利尿通淋，用于热淋，石淋。本品能利尿通淋，排除结石，故治石淋尤为多用。

3.解毒消肿，用于恶疮肿毒，毒蛇咬伤。

【用法用量】煎服，15 ~ 60g。鲜品加倍。外用适量。

【现代研究】本品含黄酮类、苷类、鞣质、挥发油等。具有利胆排石、利尿排石、抗炎、镇痛、抗菌等作用。

附子

【性味归经】辛、甘，大热。有毒。归心、肾、脾经。

【功效与应用】

1. 回阳救逆，用于亡阳证，症见冷汗自出，四肢厥逆，脉微欲绝。本品能上助心阳以通脉，下补肾阳以益火，挽救散失的元阳，为"回阳救逆第一品药"。

2. 补火助阳，用于阳虚证。本品能温一身之阳，凡阳虚者如肾、脾、心诸脏及卫阳虚弱者均适用。

3. 散寒止痛，用于痹痛。本品辛散温通，有较强的散寒止痛作用。

【用法用量】煎服，3～15g，入汤剂应先煎30～60分钟以减弱其毒性。

【使用注意】孕妇禁用。不宜与半夏、瓜蒌、天花粉、贝母、白蔹、白及同用。

【现代研究】本品主含生物碱如乌头碱、次甲基乌头碱等，另含脂类、有机酸及微量元素等。具有强心、抗心律失常、抗心肌缺血缺氧、抗休克、增强免疫功能、抗炎、镇痛、抗凝、抗血栓、抑制中枢等作用。所含乌

（一）急性加重期

1. 苏子降气汤或三子养亲汤合二陈汤加减

常见症状：胸膺满闷，短气喘息，稍劳即著，咳嗽痰多，色白黏腻或呈泡沫。畏风易汗，脘痞纳少，倦怠乏力。舌暗，苔薄腻或浊腻，脉小滑。

组成及剂量：

紫苏子 9g，半夏 6g，川当归 9g，甘草 6g，前胡 9g，厚朴 9g，肉桂 9g，白芥子 9g，莱菔子 9g，橘红 9g，白茯苓 9g，炙甘草 6g，生姜 9g，乌梅 9g

加减：若痰多胸满不能平卧者，加葶苈子、桑白皮以泻肺祛痰；若痰浊郁而化热，痰黏不爽者，加黄芩、瓜蒌以清化痰热；若痰浊夹瘀，唇甲紫暗，舌淡暗有瘀斑者，加桃仁、丹参、赤芍以活血化瘀。

对应中医证型：痰浊壅肺证。

治疗原则：化痰降气，健脾益肺。

西医对应的类型：适用于慢性阻塞性肺病的急性加重期偏实者，以痰浊为特点的上述症状。

疗效评价：胸膺满闷及短气喘息症状改善，咳嗽减轻，痰量减少，畏风易汗、脘痞纳少及倦怠乏力症状消失。一般经过此方单独口服治疗以后，大部分病人可以缓解；但是若感染较重者，需要联合抗感染药物。若联合氧疗、气管扩张剂、祛痰剂和糖皮质激素等则疗效更佳。

疗程：一般 7～10 天为一疗程，据患者病情变化进行加减。

核心药物评价：苏子、前胡、白芥子化痰降逆平喘；半夏、厚朴、陈皮燥湿化痰；行气降逆；白术、茯苓、甘草运脾和中；白芥子温肺利气涤痰；苏子降气化痰，止咳平喘；莱菔子行气祛痰，相当于西医祛痰剂、支气管扩张剂，有祛痰及解痉平喘功效。

注意事项：本方应餐后温服，以免刺激肠胃。

剂量掌握：半夏煎服 3 ~ 10g。

2. 定喘汤或桑白皮汤加减

常见症状：逆喘息气粗，胸满，烦躁，目胀睛突，痰黄或白、黏稠难咯。或伴身热，微恶寒，有汗不多，口渴欲饮，溲赤，便干，舌边尖红，苔黄或黄腻，脉数或滑数。

组成及剂量：

炙麻黄 4.5g，黄芩 9g，桑白皮 9g，杏仁 9g，半夏 6g，款冬 12g，苏子 9g，白果 9g，贝母 9g，黄连 9g，山栀 9g，生姜 6g，甘草 6g

加减：痰热较盛者，加鱼腥草、海蛤壳以清热化痰；痰鸣喘息不能卧者，加射干、葶苈子以泻肺平喘；痰热伤津，口干舌燥者，加花粉、知母、芦根以生津润燥；若腑气不通，大便秘结者，加大黄、芒硝以通腑泄热。

对应中医证型：痰热郁肺证

治疗原则：清肺化痰，降逆平喘

西医对应的类型：适用于慢性阻塞性肺病的急性加重期偏实者，肺热为引发急性加重的主要诱因。

疗效评价：逆喘息气粗减轻，胸满及烦躁改善，痰色变白、易咳出。口渴欲饮消失，二便改善。一般经过此方单独口服治疗以后，大部分病人可以缓解；但是若感染较重者，需要联合抗感染药物。若联合氧疗、气管扩张剂、祛痰剂和糖皮质扩张剂等则疗效更佳。

核心药物评价：麻黄宣肺平喘；白果敛肺，有支气管扩张剂或糖皮质激素类似功效，可舒张支气管，解痉平喘；黄芩、桑白皮清热肃肺；杏仁、半夏、款冬、苏子化痰降逆，类似于西医抗炎药、祛痰剂功效。

疗程：一般 7 ~ 10 天为一疗程，据患者病情变

头碱有毒，中毒时可见心率变慢、传导阻滞、室性期外收缩或室性心动过速、室性纤维颤动，严重时出现抽搐、昏迷以至死亡。

干姜

【性味归经】辛,热。归脾、胃、肾、心、肺经。

【功效与应用】

1. 温中散寒,用于脾胃寒证,症见脘腹冷痛,呕吐泄泻等。

2. 回阳通脉,用于亡阳证。

3. 温肺化饮,用于寒饮伏肺,见咳嗽气喘,形寒背冷,痰多清稀。

【用法用量】煎服,3～9g。

【现代研究】本品含挥发油,油中主要成分为姜烯、姜醇、水芹烯等。具有抗溃疡、抑制肠管收缩、利胆、抗缺氧、抗血栓及抗血小板聚集、镇吐、解热、镇痛、抗炎、抗菌、灭螺、抗血吸虫等作用。

化进行加减。

注意事项:本方应餐后温服,以免刺激肠胃。

剂量掌握:麻黄煎服 3～10g;半夏煎服 3～10g。

3. 二陈汤合用桃红四物汤加减

常见症状:咳嗽气喘,胸闷或胸痛,吐痰多或痰中夹血,舌淡紫,苔腻,脉弦滑或弦涩。

组成及剂量:

半夏 6g,橘红 9g,白茯苓 9g,炙甘草 6g,熟地黄 9g,当归 9g,白芍 9g,川芎 9g,桃仁 9g,红花 9g,生姜 6g,乌梅 9g

加减:临床应用时还可加夏枯草、贝母、黄药子等以化痰散结。若胸痛甚者,加丹皮、香附、延胡索等行气止痛;若反复咳血,血色暗红者,加蒲黄、藕节、仙鹤草、三七、茜草根祛瘀止血;食少、乏力、气短者,加黄芪、党参、白术健脾益气;瘀滞化热,损伤气津见口干、舌糜者,加沙参、天花粉、生地黄、知母等清热养阴生津。一般经过此方单独口服治疗以后,大部分病人可以缓解;但是若感染较重者,需要联合抗感染药物。若联合氧疗、气管扩张剂、祛痰剂和糖皮质激素等则疗效更佳。

对应中医证型:痰瘀互结证。

治疗原则:止咳化痰,活血通络。

西医对应的类型:适用于慢性阻塞性肺病的急性加重期偏实者。

疗效评价:咳嗽气喘,胸闷或胸痛,吐痰多或痰中夹血诸症状明显改善。

核心药物评价:半夏、陈皮燥湿化痰,行气降逆;白术、茯苓、甘草运脾和中;桃仁、红花活血通络;当归、川芎补血活血。

疗程:一般 7～10 天为一疗程,据患者病情变化进行加减。

注意事项：本方应餐后温服，以免刺激肠胃。

剂量掌握：半夏煎服 3 ~ 10g。

4.桑杏汤加减或桑杏止咳散

常见症状：喘促气短，动则为甚，咽干口燥、喉痒干咳，连声作呛，咽喉干痛，唇鼻干燥，无痰或痰少而黏连成丝，不易咯出，舌燥少津，脉浮。

组成及剂量：

桑叶 9g，豆豉 9g，杏仁 9g，象贝母 9g，南沙参 15g，山栀 9g，桔梗 6g，前胡 9g

加减：若伴有咽痒或鼻、咽、眼、耳发痒较明显，可加用白僵蚕、蝉衣、木蝴蝶有以祛风止痒、利咽止咳；津伤较甚，干咳，咯痰不多，舌干红少苔，配麦冬、北沙参滋养肺阴；热重不恶寒，心烦口渴，酌加石膏、知母、黑山栀清肺泄热；肺络受损，痰中夹血，配白茅根清热止血。

对应中医证型：燥邪伤肺证。

治疗原则：清宣燥热，润肺止咳，化痰平喘。

西医对应的类型：适用于慢性阻塞性肺病的急性加重期，用于燥邪伤肺所致的咳嗽，发热，胸闷，头痛，口渴，咽干鼻燥，见上述症状者。

疗效评价：咽干口燥、喉痒干咳症状改善明显，气喘、气短等症状减轻。单独使用此方加减即可控制症状，不需要应用其他药物。疗程：一般 7 ~ 10 天为一疗程，据患者病情变化进行加减。

核心药物评价：杏仁、象贝母肃肺止咳；南沙参、梨皮、山栀清热润燥生津，相当于西医祛痰剂、镇咳剂；桑叶、白僵蚕、蝉衣、木蝴蝶有祛风止痒、利咽止咳功效，类似于西医抗过敏、降低气道高反应性作用。

注意事项：餐后服药，一日 2 ~ 3 次。

剂量掌握：白僵蚕、蝉衣、木蝴蝶宜小剂量，煎

肉桂

【性味归经】辛、甘，大热。归肾、脾、心、肝经。

【功效与应用】

1.补火助阳，用于肾阳不足，命门火衰及脾肾阳衰证。

2.散寒止痛，用于脘腹冷痛，寒湿痹痛，腰痛，以及血分有寒之瘀滞经闭、痛经等。

3.温通血脉，用于阴疽及气血虚寒、痈肿脓成不溃，或溃后久不收敛等外科疾患。

【用法用量】1 ~ 4.5g，宜后下或焗服；研末冲服，每次 1 ~ 2g。

【使用注意】有出血倾向者及孕妇慎用。不宜与赤石脂同用。

【现代研究】本品含挥发油，油中主要成分为桂皮醛、桂皮酸、乙酸桂皮酯等。此外尚含有微量元素，其中锌含量较高。具有抗溃疡、镇痛、镇静、抗惊厥、解热、抗心肌缺血、抗血小板聚集、升白细胞、抗放射、抗菌等作用。

吴茱萸

【性味归经】辛、苦,热。有小毒。归肝、脾、胃、肾经。

【功效与应用】

1. 散寒止痛,用于寒滞肝脉诸痛证。

2. 温中止呕,用于胃寒呕吐证。

3. 助阳止泻,用于虚寒泄泻证。

此外,以本品为末醋调敷足心(涌泉穴),可治口疮、高血压病等。

【用法用量】煎服,1~4.5g。外用适量。

【使用注意】本品辛热燥烈,易耗气动火,故不宜多用、久服。

【现代研究】本品含挥发油,油中主要成分为吴茱萸烯、罗勒烯、吴茱萸内酯等。此外尚含吴茱萸胺、吴茱萸碱等多种生物碱。具有抗溃疡、保肝、镇痛、抗缺氧、抗菌、抗凝和抗血栓形成等作用。

服 3~6g。

5. 真武汤合五苓散加减

常见症状:心悸,喘咳,咯痰清稀,面浮,下肢浮肿,甚则一身悉肿,腹部胀满有水,脘痞,纳差,尿少,怕冷,面唇青紫,苔白滑,舌胖质暗,脉沉细。

组成及剂量:

茯苓 9g,芍药 9g,白术 9g,炮附子 6g,猪苓 9g,泽泻 9g,桂枝 9g,生姜 6g

加减:血瘀甚,发绀明显者,加泽兰、红花、北五加皮以活血利水;水肿较剧,上凌心肺,加汉防己、川椒目、葶苈子以泻肺逐水。

对应中医证型:阳虚水泛证。

治疗原则:温肾健脾,化饮利水。

西医对应的类型:适用于慢性阻塞性肺病的重度、极重度期虚实夹杂者。

疗效评价:一般单独服用此方心悸、喘咳、咯痰症状明显改善,面浮,下肢浮肿,甚则一身悉肿均明显减轻,腹部胀满减轻。但需据情况联合西医抗生素、利尿剂、氧疗、祛痰剂、支气管扩张剂及糖皮质激素等治疗。

核心药物评价:附子、桂枝——温肾通阳,白芍——敛阴和阳,茯苓、白术、猪苓、泽泻、生姜——健脾利水。

疗程:一般 10~15 天为一疗程,据患者病情变化进行加减。

注意事项:本方应餐后温服,以免刺激肠胃。

剂量掌握:半夏煎服 3~10g、炮附子煎服 3~10g。

6. 涤痰汤加减或加用安宫牛黄丸

常见症状:神志恍惚,表情淡漠,谵妄,躁烦不安,撮空理线,嗜睡,甚则昏迷或伴肢体抽搐,咳逆

喘促，咯痰不爽，苔白腻或黄腻，舌质暗红或淡紫，脉细滑数。

组成及剂量：

南星 9g，半夏 6g，枳实 9g，茯苓 9g，橘红 9g，石菖蒲 9g，人参 9g，竹茹 9g，牛黄 9g，郁金 9g，黄连 6g，朱砂 6g，山栀 9g，雄黄 3g，黄芩 9g，水牛角 9g，冰片 6g，麝香 6g，珍珠 6g，金箔衣 6g，甘草 6g

加减：肝风内动、抽搐者，加钩藤、全蝎、羚羊角以平肝息风；皮肤黏膜出血，咯血，便血，色鲜者，加水牛角、紫珠草、生地黄以清热凉血止血。

对应中医证型：痰蒙神窍证。

治疗原则：涤痰、开窍、熄风。

西医对应的类型：适用于慢性阻塞性肺病的极重度期虚实夹杂者。

疗效评价：一般单独服用此方神志渐清，谵妄，躁烦不安改善。撮空理线，嗜睡，甚则昏迷或伴肢体抽搐较前有所减轻，咳逆喘促明显改善，咯痰减轻。但需联合西医的呼吸机辅助呼吸、抗生素、祛痰剂、支气管扩张剂及糖皮质激素等治疗。

核心药物评价：半夏、茯苓、橘红、胆南星——涤痰息风；竹茹、枳实、甘草——清热化痰；菖蒲——开窍化痰；人参——扶正防脱；安宫牛黄九——清心开窍。

疗程：一般 15～30 天为一疗程，据患者病情变化进行加减。

注意事项：本方应餐后温服，以免刺激肠胃。

剂量掌握：半夏煎服 3～10g，炮附子煎服 3～10g。

（二）稳定期

1. 补肺汤或玉屏风散加减

细辛

【性味归经】辛，温。归心、肺、肾经。

【功效与应用】

1. 祛风散寒，用于风寒表证及阳虚外感。

2. 止痛，用于头痛、牙痛、痹痛。细辛芳香气浓，性善走窜，有较好的祛风散寒、止痛作用。

3. 温肺化饮，用于寒饮伏肺，见咳嗽气喘，痰多清稀。本品能温散肺寒而化痰饮。

4. 通窍，细辛辛香走窜，善于通窍。

【用法用量】煎服，1～3g。外用适量。

【使用注意】阴虚阳亢头痛、肺燥阴伤干咳忌用。不宜与藜芦同用。

【现代研究】本品含挥发油，油中主要成分为甲基丁香油酚。此外尚含黄樟醚、消旋去甲乌药碱等。具有镇静、镇痛、解热、抗炎、抗组织胺及抗变态反应、免疫抑制、局部麻醉、强心、抗肾炎、抗菌等作用。

橘皮

【性味归经】辛、苦，温。归脾、肺经。

【功效与应用】

1. 理气调中，用于脾胃气滞所致的脘腹胀满、恶心呕吐等证。

2. 燥湿化痰，用于湿痰、寒痰咳嗽。本品既能燥湿化痰，又能温化寒痰，而且能宣肺止咳，为治痰之要药。

【用法用量】煎服，3～10g。

【现代研究】本品含挥发油、黄酮苷、川皮酮及维生素B_1、C等。本品煎剂对家兔及小白鼠离体肠管、麻醉兔、犬胃及肠运动、小鼠离体子宫均有抑制作用，对麻醉兔的在体子宫可引起强直性收缩。鲜橘皮煎剂有扩张支气管的作用。黄酮苷有维生素P样作用，可降低毛细血管通透性、防止微细血管出血；增强纤维蛋白溶解、抗血栓形成；还有利胆作用。

常见症状：咳嗽无力，气短而喘，动则尤甚，吐痰清稀，声低或有自汗，畏风，舌淡，苔薄白，脉弱。

组成及剂量：

人参9g，黄芪9g，熟地9g，五味9g，紫菀9g，桑白皮9g，防风9g，白术9g，大枣9g

加减：表虚自汗加浮小麦、大枣；怕冷，怕风，易感冒，可加桂枝、白芍、附片；痰多者加前胡、杏仁。

对应中医证型：肺虚证。

治疗原则：益气补肺，化痰平喘。

西医对应的类型：适用于慢性阻塞性肺病稳定期的上述症状。

疗效评价：一般单独服用此方咳嗽，气短而喘改善，吐痰减少，自汗，畏风改善。若联合氧疗、吸入支气管扩张剂或糖皮质激素效果更佳，可减少急性加重次数，提高运动耐力。

疗程：一般15～30天为一疗程，据患者病情变化进行加减。

核心药物评价：人参、黄芪补益肺气；五味子敛肺气；甘草补气调中。

注意事项：餐后服药，一日2～3次。

剂量掌握：人参3～10g。

2. 六君子汤、参苓白术散加减

常见症状：咳声低弱，咳痰稀薄，喘促短气，自汗畏风，气少倦怠，食后脘胀，便溏，舌质胖、边有齿痕，苔薄白或薄白腻，脉细弱。

组成及剂量：

人参9g，白术9g，陈皮9g，半夏6g，莲子肉9g，薏苡仁30g，缩砂仁9g，桔梗9g，白扁豆9g，白茯苓9g，山药9g，甘草6g

加减：表虚自汗加炙黄芪、浮小麦、大枣；怕冷，怕风，易感冒，可加桂枝、白芍、附片；痰多者加前

胡、杏仁。

对应中医证型：肺脾气虚。

治疗原则：益气健脾，止咳平喘。

西医对应的类型：适用于慢性阻塞性肺病稳定期的上述症状。

疗效评价：一般单独服用此方咳声、咳痰改善，喘促短气改善，自汗畏风改善，食后脘胀消失，便溏消失。若联合氧疗、吸入支气管扩张剂或糖皮质激素效果更佳，可减少急性加重次数，提高运动耐力。

疗程：一般15～30天为一疗程，据患者病情变化进行加减。

核心药物评价：党参、白术健脾益气；山药、苡仁、茯苓甘淡补脾；法半夏、橘皮燥湿化痰；五味子敛肺气；甘草补气调中。

注意事项：餐后服药，一日2～3次。

剂量掌握：人参3～10g，半夏煎服3～10g。

3.六味地黄丸、金匮肾气丸加减

常见症状：咳嗽声低无力，以呼多吸少，动则尤甚，吐痰清稀，声低自汗神疲，气短而喘，食少、腹胀，便溏，小便清长，腰膝酸软，舌淡苔白滑，脉弱。

组成及剂量：

熟地黄9g，山萸肉9g，干山药9g，泽泻9g，牡丹皮9g，茯苓9g，桂枝9g，附子9g

加减：肺气阴两虚为主者加黄芪、沙参、百合；肾阳虚为主者，酌加补骨脂、仙灵脾、鹿角片、制附片、肉桂；肾阴虚为主者加生地、冬虫夏草。另可常服紫河车粉补益肾精。

对应中医证型：肺脾肾虚证。

治疗原则：补肺健脾益肾。

西医对应的类型：适用于慢性阻塞性肺病稳定期的上述症状。

青皮

【性味归经】苦、辛，温。归肝、胆、胃经。

【功效与应用】

1.疏肝理气，用于肝气郁滞所致的胁肋胀痛、乳房胀痛及疝气疼痛等证。

2.散结消滞，用于食积腹痛。青皮消积散滞之力较强。

此外，因青皮能破气散结，常用于气滞血瘀之癥瘕积聚，久疟癖块等证，可与三棱、莪术、郁金等同用。

【用法用量】煎服，3～10g。

【使用注意】本品性烈耗气，气虚者当慎用。

【现代研究】本品含挥发油、黄酮苷、对羟福林等。挥发油对胃肠道有温和的刺激作用，能促进消化液的分泌、排除肠内积气，此外，还有祛痰、平喘作用。煎剂能抑制肠管平滑肌、舒张胆囊平滑肌。其注射液有升压作用，对心肌的兴奋性、收缩性、传导性和自律性均有明显的正性作用。

积实

【性味归经】苦、辛，微寒。归脾、胃、大肠经。

【功效与应用】

1. 破气消积，用于食积停滞，胃肠热积气滞证。

2. 化痰除痞，用于痰湿阻滞气机，胸脘痞满之证。此外，本品用治胃下垂、子宫脱垂、脱肛等脏器下垂病证，可与补气、升阳药同用以增强疗效。

【用法用量】煎服，3～10g，大量可用至30g。炒后性较平和。

【使用注意】孕妇慎用。

【现代研究】酸橙果皮含挥发油、黄酮苷、N-甲基酪胺、对羟福林等。能缓解乙酰胆碱或氯化钡所致小肠痉挛。增加有胃瘘、肠瘘犬的胃肠收缩节律。对已孕、未孕小白鼠离体子宫有抑制作用，对已孕、未孕家兔离体、在体子宫均呈兴奋作用。注射液静脉注射能增加冠脉、脑、肾血流量，降低脑、肾血管阻力。还能使胆囊收缩，奥狄氏括约肌张力增加，抑制血栓形成。

疗效评价：一般单独服用此方咳声、咳痰改善，喘促短气改善，自汗畏风改善，食后脘胀消失，便溏消失，小便清长改善，腰膝酸软消失。若联合氧疗、吸入支气管扩张剂或糖皮质激素效果更佳，可减少急性加重次数，提高运动耐力。

疗程：一般 15～30 天为一疗程，据患者病情变化进行加减。

核心药物评价：熟地、山萸肉、山药三补，补肾肺脾；泽泻、茯苓、牡丹皮三泻，泻肾肺脾；甘草益气健脾。

注意事项：餐后服药，一日 2～3 次。

剂量掌握：常规剂量。

八、常用中成药评价

1. 桑杏止咳散

【成分】桑叶、苦杏仁、浙贝母、桑白皮、北沙参、栀子、白前、百部、桔梗、连翘、款冬花、紫苏子、僵蚕、木蝴蝶。

【性状】本品为棕黄色粉末；味苦。

【功能主治】清宣燥热，润肺止咳，化痰平喘。用于燥邪伤肺所致的咳嗽，发热，胸闷，头痛，口渴，咽干鼻燥；急性支气管炎、上呼吸道感染、慢性阻塞性肺病稳定期见上述症状者。

【用法用量】口服。一次 6～9g，一日 2～3 次。

【不良反应】尚不明确。

【禁忌】本品清燥退热，风寒感冒者忌用。

【注意事项】本品性味寒凉，脾胃虚弱者慎服。

【规格】每袋装9g

2. 玉屏风颗粒

【成分】黄芪、白术（炒）、防风。辅料为糊精、甘露醇、矫味剂、黏合剂。

【性状】本品为棕色或棕红色的颗粒；味涩而后甘。

【功能主治】益气，固表，止汗。用于表虚不固，自汗恶风，面色㿠白，或体虚易感风邪者。

【用法用量】开水冲服，一次 5g，一日 3 次。

【不良反应】尚不明确。

【禁忌】尚不明确。

【注意事项】运动员慎用。糖尿病患者尊医嘱。

【规格】每袋装 5g

木香

【性味归经】辛、苦，温。归脾、胃、大肠、胆经。

【功效与应用】
行气止痛，用于脾胃气滞证及泻痢里急后重。本品善于行脾胃、大肠之滞气，为行气止痛及泻痢里急后重之要药。此外,本品又能疏理肝胆，对于脾失运化、肝失疏泄而致脘腹胀痛、胁痛、黄疸，可与郁金、大黄、茵陈等药同用。现代还用于治疗胆石症、胆绞痛。

【用法用量】煎服，3～10g。生用行气力强，煨用行气力缓而多用于止泻。

【现代研究】云木香含挥发油。木香对胃肠道有兴奋或抑制的双向作用。还有利尿、促进纤维蛋白溶解、促进消化液分泌、松弛气管平滑肌及抑制伤寒杆菌、痢疾杆菌、大肠杆菌及多种真菌的作用。

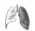

香附

【性味归经】辛、微苦、微甘，平。归肝、脾、三焦经。

【功效与应用】

1.疏肝理气，用于肝气郁滞所致的胁肋作痛、脘腹胀痛及疝痛等证。

2.调经止痛，用于月经不调、痛经及乳房胀痛等证。

【用法用量】煎服，6～12g。醋炙止痛力增强。

【现代研究】本品含挥发油。此外，尚含生物碱、黄酮类及三萜类等。香附油对金黄色葡萄球菌有抑制作用。水煎剂有降低肠管紧张性和拮抗乙酰胆碱的作用。总生物碱、苷类、黄酮类及酚类化合物的水溶液有强心及降低血压的作用。

支气管哮喘

一、定义

哮喘是由多种细胞包括气道的炎性细胞和结构细胞（如嗜酸粒细胞、肥大细胞、T淋巴细胞、中性粒细胞、平滑肌细胞、气道上皮细胞等）和细胞组分（cellularelements）参与的气道慢性炎症性疾病。这种慢性炎症导致气道高反应性，通常出现广泛多变的可逆性气流受限，并引起反复发作性的喘息、气急、胸闷或咳嗽等症状，常在夜间和（或）清晨发作、加剧，多数患者可自行缓解或经治疗缓解。

哮喘发病的危险因素包括宿主因素（遗传因素）和环境因素两个方面。

二、诊断

（一）诊断标准

1.反复发作喘息、气急、胸闷或咳嗽，多与接触变应原、冷空气、物理、化学性刺激以及病毒性上呼吸道感染、运动等有关。

2.发作时在双肺可闻及散在或弥漫性，以呼气相为主的哮鸣音，呼气相延长。

3.上述症状和体征可经治疗缓解或自行缓解。

4.除外其他疾病所引起的喘息、气急、胸闷和咳嗽。

5.临床表现不典型者（如无明显喘息或体征），应至少具备以下1项试验阳性：（1）支气管激发试验或运动激发试验阳性；（2）支气管舒张试验阳性

FEV_1 增加 ≥ 12%，且 FEV_1 增加绝对值 ≥ 200ml；
（3）呼气流量峰值（PEF）日内（或2周）变异率
≥ 20%。

符合 1 ~ 4 条或 4，5 条者，可以诊断为哮喘。

（二）分期

根据临床表现哮喘可分为急性发作期（acute exacerbation）、慢性持续期（chronic persistent）和临床缓解期（clinical remission）。慢性持续期是指每周均不同频度和（或）不同程度地出现症状（喘息、气急、胸闷、咳嗽等）；临床缓解期系指经过治疗或未经治疗症状、体征消失，肺功能恢复到急性发作前水平，并维持3个月以上。

（三）分级

1. 病情严重程度的分级　主要用于治疗前或初始治疗时严重程度的判断，在临床研究中更有其应用价值。见表1。

表1　病情严重程度的分级

分级	临床特点
间歇状态 （第1级）	症状 < 每周1次 短暂出现　夜间哮喘症状 ≤ 每月2次 FEV1 占预计值% ≥ 80% 或 PEF ≥ 80% 个人最佳值，PEF 或 FEV1 变异率 < 20%
轻度持续 （第2级）	症状 ≥ 每周1次，但 < 每日1次 可能影响活动和睡眠　夜间哮喘症状 > 每月2次，但 < 每周1次 FEV1 占预计值% ≥ 80% 或 PEF ≥ 80% 个人最佳值，PEF 或 FEV1 变异率 20% ~ 30%

薤白

【性味归经】辛、苦,温。归肺、胃、大肠经。

【功效与应用】

1.通阳散结,用于胸痹证。本品为治胸痹之要药。

2.行气导滞,用于脘腹痞满胀痛,泻痢里急后重。

【用法用量】煎服,5～10g。

【现代研究】本品含大蒜氨酸、甲基大蒜氨酸、大蒜糖等。薤白能促进纤维蛋白溶解,降低动脉脂质斑块、血脂、血清过氧化脂质,抑制血小板聚集和释放反应,抑制动脉平滑肌细胞增生等。

分级	临床特点
中度持续 (第3级)	每日有症状 影响活动和睡眠　夜间哮喘症状≥每周1次 FEV1 占预计值%　60%～79% 或 PEF　60%～79% 个人最佳值,PEF 或 FEV1 变异率>30%
重度持续 (第4级)	每日有症状 频繁出现　经常出现夜间哮喘症状,体力活动受限 FEV1 占预计值% < 60% 或 PEF < 60% 个人最佳值,PEF 或 FEV1 变异率>30%

2.控制水平的分级　这种分级方法更容易被临床医师掌握,有助于指导临床治疗,以取得更好的哮喘控制。

3.哮喘急性发作时的分级　哮喘急性发作是指喘息、气促、咳嗽、胸闷等症状突然发生,或原有症状急剧加重,常有呼吸困难,以呼气流量降低为其特征,常因接触变应原、刺激物或呼吸道感染诱发。其程度轻重不一,病情加重,可在数小时或数天内出现,偶尔可在数分钟内即危及生命,故应对病情作出正确评估,以便给予及时有效的紧急治疗。哮喘急性发作时病情严重程度的分级,见表2。

表2　哮喘急性发作时病情严重程度的分级

临床特点	轻度	中度	重度	危重
气短	步行、上楼时	稍事活动	休息时	
体位	可平卧	喜坐位	端坐呼吸	
讲话方式	连续成句	单词	单字	不能讲话
精神状态	可有焦虑,尚安静	时有焦虑或烦燥	常有焦虑、烦躁	嗜睡或意识模糊
出汗	无	有	大汗淋漓	
呼吸频率	轻度增加	增加	常 >30 次/min	
辅助呼吸肌活动及三凹征	常无	可有	常有	胸腹矛盾运动
哮鸣音	散在,呼吸末期	响亮、弥漫	响亮、弥漫	减弱、乃至无

临床特点	轻度	中度	重度	危重
脉率（次/min）	<100	100~120	>120	脉率变慢或不规则
奇脉	无，<10mmHg	可有，10~25mmHg	常有，>25mmHg（成人）	无，提示呼吸肌疲劳
最初支气管扩张剂治疗后 PEF 占预计值或个人最佳值%	>80%	60%~80%	<60% 或<100L/min 或作用持续时间<2h	
PaO$_2$（吸空气，mmHg）	正常	≥60	<60	<60
PaCO$_2$（mmHg）	<45	≤45	>45	>45
SaO$_2$（吸空气，%）	>95	91~95	≤90	≤90
pH 值				降低

注：只要符合某一严重程度的某些指标，而不需满足全部指标，即可提示为该级别的急性发作；1mmHg=0.098kPa

（四）相关诊断试验

肺功能测定有助于确诊哮喘，也是评估哮喘控制程度的重要依据之一。对于有哮喘症状但肺功能正常的患者，测定气道反应性和 PEF 日内变异率有助于确诊哮喘。痰液中嗜酸粒细胞或中性粒细胞计数可评估与哮喘相关的气道炎症。呼出气成分如 NO 分压（FeNO）也可作为哮喘时气道炎症的无创性标志物。痰液嗜酸粒细胞和 FeNO 检查有助于选择最佳哮喘治疗方案。可通过变应原皮试或血清特异性 IgE 测定证实哮喘患者的变态反应状态，以帮助了解导致个体哮喘发生和加重的危险因素，也可帮助确定特异性免疫治疗方案。

三、鉴别诊断

1. 左心衰竭引起的喘息样呼吸困难 患者多有高

大蓟

【性味归经】苦、甘、凉。归心、肝经。

【功效与应用】

1.凉血止血，用于血热妄行所致的出血证。

2.散瘀解毒，用于热毒痈肿。可单用，尤以鲜品为佳，既可以外敷又可以内服。亦可配其他清热解毒药同用。

【用法用量】煎服，10～15g，鲜品可30～60g。外用适量，捣敷患处。鲜品凉血止血、消痈之功，均较干者为佳。本品经炒炭后，其凉性大除，功专收敛止血。

【使用注意】本品味苦性凉，用治失血、痈肿，总以热证者为宜，脾胃虚寒者忌服。本品性能散瘀，孕妇、无瘀滞者应当慎用。

【现代研究】全草含生物碱、挥发油、苦味质等。大蓟炒炭能缩短出血时间，动物实验有降压作用；对人型结核杆菌、脑膜炎球菌、白喉杆菌等有抑制作用。

血压、冠心病、风心病和二尖瓣狭窄等病史和体征，阵发性咳嗽，常咳出粉红色泡沫痰，两肺可闻及广泛的湿啰音和哮鸣音，左心界扩大，心率增快，心尖部可闻及奔马律。如果病情允许可作胸部的 X 线检查，可见心脏增大，肺淤血征，有助于鉴别，若一时难以鉴别，可雾化吸入 β_2 肾上腺素受体激动剂或静脉注射氨茶碱缓解症状后，进一步检查，忌用肾上腺素或吗啡，以免造成危险。

2.慢性阻塞性肺病　多见于中老年人，有慢性咳嗽病史，喘息长年存在，有加重期，患者多有长期吸烟或接触有害气体的病史，有肺气肿体征，两肺可闻及湿啰音，通过肺功能检查及肺部影响学检查有助于鉴别诊断。

3.上气道阻塞　可见于中央型支气管肺癌、支气管结核、复发性多软骨炎等气道疾病或异物气管吸入，导致支气管狭窄或伴发感染时，可出现喘鸣音或类似于哮喘样呼吸困难，肺部可闻及哮鸣音，但根据临床病史，特别是出现吸气样呼吸困难，以及痰液细胞学或细菌学检查，肺部 X 线、CT 或 MRI 检查及支气管镜检查等常可明确诊断。

四、与中医对应关系

支气管哮喘属于中医"哮病"范畴。《内经》虽无哮病之名，但在许多篇章里，都有有关哮病症状、病因病机的记载。病名有"呷嗽""哮吼"、胸骺等形象性的命名。元·朱丹溪首创哮喘病名，在《丹溪系心法》一书中作为专篇论述，并认为"哮喘必用薄滋味，专主于痰"，提出"未发以扶正气为主，既发以攻邪气为急"的治疗原则。明·虞抟《医学正传》则进一步对哮与喘作了明确的区别，指出"哮以声响言，喘以气息言"。后世医家鉴于"哮必兼喘"，故

一般统称"哮喘"，而简名"哮证""哮病"。

五、治疗原则

哮喘是一种对患者及其家庭和社会都有明显影响的慢性疾病。气道炎症几乎是所有类型哮喘的共同特征，也是临床症状和气道高反应性的基础。气道炎症存在于哮喘的所有时段。虽然哮喘目前尚不能根治，但以抑制炎症为主的规范治疗能够控制哮喘临床症状。尽管从患者和社会的角度来看，控制哮喘的花费似乎很高，而不正确的治疗哮喘其代价会更高。

（一）长期治疗方案的确定

哮喘的治疗应以患者的病情严重程度为基础，根据其控制水平类别选择适当的治疗方案。哮喘药物的选择既要考虑药物的疗效及其安全性，也要考虑患者的实际状况，如经济收入和当地的医疗资源等。要为每个初诊患者制定哮喘防治计划，定期随访、监测，改善患者的依从性，并根据患者病情变化及时修订治疗方案。哮喘患者长期治疗方案分为5级。

对以往未经规范治疗的初诊哮喘患者可选择第2级治疗方案，哮喘患者症状明显，应直接选择第3级治疗方案。从第2级到第5级的治疗方案中都有不同的哮喘控制药物可供选择。而在每一级中都应按需使用缓解药物，以迅速缓解哮喘症状。如果使用含有福莫特罗和布地奈德单一吸入装置进行联合治疗时，可作为控制和缓解药物应用。

如果使用该分级治疗方案不能够使哮喘得到控制，治疗方案应该升级直至达到哮喘控制为止。当哮喘控制并维持至少3个月后，治疗方案可考虑降级。建议减量方案：（1）单独使用中至高剂量吸入激素的患者，将吸入激素剂量减少50%；（2）单独使用

小蓟

【性味归经】苦、甘，凉。归心、肝经。

【功效与应用】

1. 凉血止血，用于血热妄行所致的出血证。

2. 散瘀解毒，用于热毒痈肿。其散瘀消痈之功效略逊大蓟。

【用法用量】煎服，10～15g，鲜品可30～60g。外用适量，捣敷患处。

【使用注意】脾胃虚寒，便溏泄泻者慎用。

【现代研究】小蓟含生物碱、皂苷、芸香苷、原儿茶酸、咖啡酸等。可明显缩短出血时间，止血成分为绿原酸和咖啡酸，能降低血胆固醇并有利胆作用，对溶血性链球菌、肺炎双球菌、白喉杆菌及结核杆菌等，均有一定的抑制作用。

低剂量激素的患者，可改为每日 1 次用药；（3）联合吸入激素和 LABA 的患者，将吸入激素剂量减少约 50%，仍继续使用 LABA 联合治疗。当达到低剂量联合治疗时，可选择改为每日 1 次联合用药或停用 LABA，单用吸入激素治疗。若患者使用最低剂量控制药物达到哮喘控制 1 年，并且哮喘症状不再发作，可考虑停用药物治疗。上述减量方案尚待进一步验证。通常情况下，患者在初诊后 2～4 周回访，以后每 1～3 个月随访 1 次。出现哮喘发作时应及时就诊，哮喘发作后 2 周～至 1 个月内进行回访。

对于我国贫困地区或低经济收入的哮喘患者，视其病情严重度不同，长期控制哮喘的药物推荐使用：

（1）吸入低剂量激素；（2）口服缓释茶碱；（3）吸入激素联合口服缓释茶碱；（4）口服激素和缓释茶碱。这些治疗方案的疗效与安全性需要进一步临床研究，尤其要监测长期口服激素可能引起的全身不良反应。

（二）急性发作的处理

哮喘急性发作的治疗取决于发作的严重程度以及对治疗的反应。治疗的目的在于尽快缓解症状、解除气流受限和低氧血症，同时还需要制定长期治疗方案以预防再次急性发作。

对于具有哮喘相关死亡高危因素的患者，需要给予高度重视，这些患者应当尽早到医疗机构就诊。高危患者包括：（1）曾经有过气管插管和机械通气的濒于致死性哮喘的病史；（2）在过去 1 年中因为哮喘而住院或看急诊；（3）正在使用或最近刚刚停用口服激素；（4）目前未使用吸入激素；（5）过分依赖速效 β_2-受体激动剂，特别是每月使用沙丁胺醇（或等效药物）超过 1 支的患者；（6）有心理疾病

地榆

【性味归经】苦、酸，微寒。归肝，胃、大肠经。

【功效与应用】

1.凉血止血，用于各种热性出血证，如吐血、咯血、衄血、便血、崩漏及血痢等。

2.解毒敛疮，用于烫伤、湿疹及疮疡痈肿等。

【用法用量】煎服，10～15g；外用适量。

【使用注意】本品性凉酸涩，凡虚寒性的便血、下痢、崩漏及出血有瘀者慎用。对于大面积烧伤，不宜使用地榆制剂外涂，以防其所含水解型鞣质被身体大量吸收而引起中毒性肝炎。

【现代研究】本品含地榆糖苷 I、II，地榆皂苷 A、B、E，鞣质。可缩短出凝血时间，并能收缩血管，故有止血作用。对实验性烫伤有治疗作用。体外抑菌试验对金葡菌、绿脓杆菌、志贺氏痢疾杆菌、伤寒杆菌、副伤寒杆菌、人型结核杆菌以及某些致病真菌均有作用。

或社会心理问题，包括使用镇静剂；（7）有对哮喘治疗计划不依从的历史。

轻度和部分中度急性发作可以在家庭中或社区中治疗。家庭或社区中的治疗措施主要为重复吸入速效 β_2-受体激动剂，在第 1 小时每 20min 吸入 2 ~ 4 喷。随后根据治疗反应，轻度急性发作可调整为每 3 ~ 4h 时 2 ~ 4 喷，中度急性发作每 1 ~ 2h 时 6 ~ 10 喷。如果对吸入性 β_2-受体激动剂反应良好（呼吸困难显著缓解，PEF 占预计值 >80% 或个人最佳值，且疗效维持 3 ~ 4h），通常不需要使用其他的药物。如果治疗反应不完全，尤其是在控制性治疗的基础上发生的急性发作，应尽早口服激素（泼尼松龙 0.5 ~ 1mg/kg 或等效剂量的其他激素），必要时到医院就诊。

六、中医治疗原则

元·朱丹溪提出"未发以扶正气为主，既发以攻邪气为急"之说，以"发时治标，平时治本"为基本原则。

1. 发时攻邪治标，祛痰利气。寒痰宜温化宣肺；热痰当清化肃肺；寒热错杂者，当温清并施；表证明显者兼以解表；属风痰为患者又当祛风涤痰；反复日久，正虚邪实者，又当兼顾，不可单纯拘泥于祛邪。若发生喘脱危候，当急予扶正救脱。

2. 平时应扶正治本，阳气虚者应予温补，阴虚者则予滋养，分别采取补肺、健脾、益肾等法，以冀减轻、减少或控制其发作。

七、常用方剂、中药解读

（一）发作期

1. 射干麻黄汤或小青龙汤加减

白茅根

【性味归经】甘，寒。归肺、胃、膀胱经。

【功效与应用】

1. 凉血止血，用于血热妄行之出血证，如咳血、吐血、衄血、尿血等。本品性寒味甘，不燥不腻，擅清肺胃膀胱之热而凉血止血。可单用，或配其他凉血止血药同用。

2. 清热利尿，用于热淋、水肿等。治热淋，配木通、滑石等。治水肿，小便不利，配车前子等同用。

此外，本品还可清肺胃热，治温热烦渴，胃热呕吐，肺热咳嗽及湿热黄疸等。

【用法用量】煎服，15 ~ 30g，鲜品加倍。以鲜品为佳，可捣汁服。多生用，止血亦可炒炭用。

【使用注意】本品药性寒凉，脾胃虚寒者、孕妇慎用。

【现代研究】本品含白茅素、芦竹素、5—羟色胺、钾、钙等。煎剂有利尿、解热、促凝血作用，对宋内氏痢疾杆菌、弗氏痢疾菌有轻度抑制作用。

三七

【性味归经】甘、微苦,温。归肝、胃经。

【功效与应用】

1.化瘀止血,用于各种内外出血证,尤以有瘀者为宜。

2.活血定痛,用于跌打损伤,瘀滞疼痛。本品能活血化瘀而消肿定痛,为伤科要药。

此外,近年来以其化瘀之功,用治冠心病心绞痛,缺血性脑血管病、脑出血后遗症等,均有较好疗效。

【用法用量】多研末服,每次1~1.5g,或入丸散;煎服,3~10g;外用适量,研末外掺或调敷。

【使用注意】本品活血散瘀,故孕妇慎用。三七性温,故血热妄行,或出血而兼有阴虚口干者,不宜单独使用,须配凉血止血药或滋阴清热药同用。

【现代研究】本品含三七皂苷、黄酮苷、槲皮素、槲皮苷、β—谷甾醇。有止血作用,能缩短家兔凝血时间,止血活性成分为β-N-乙二酸酰基-L-α,β—二氨基

常见症状:呼吸急促,喘憋,咳嗽,痰少,质黏不易咳出,色白而多泡沫,喉中哮鸣如水鸡声,口不渴或渴喜热饮,怕冷,天冷或受寒复发,面色青晦,舌苔白滑,脉弦紧或浮紧。

组成及剂量:

麻黄3~9g,射干9g,干姜9g,细辛3g,半夏6g,紫菀12g,款冬12g,五味子6g,大枣3枚,甘草6g

加减:表寒明显,寒热身疼,配桂枝、生姜辛散风寒;痰多,气喘明显,不能平卧,加葶苈子、苏子泻肺降逆,并酌加杏仁、白前、橘皮等化痰利气;咳嗽,气喘,汗多,加白芍以敛肺。

对应中医证型:冷哮证。

治疗原则:宣肺散寒,化痰平喘。

西医对应的类型:适用于支气管哮喘急性发作期,以受凉,或上呼吸道感染出现咯清稀痰等寒象为特征者。

疗效评价:一般经过此方单独口服治疗以后,大部分患者呼吸急促,喘憋、喉中哮鸣如水鸡声,等症状减轻;咳嗽,咳痰减少,怕冷症状减轻或消失;面色恢复正常。若联合白三烯拮抗剂、气管扩张剂和糖皮质扩张剂等则疗效更佳,并能够减少糖皮质激素的用量或撤减。

疗程:一般5~7天为一疗程,据患者病情变化进行加减。

核心药物评价:麻黄、射干宣肺平喘,化痰利咽,与支气管扩张剂或糖皮质激素有类似功效,可舒张支气管,解痉平喘;干姜、细辛、半夏温肺化饮降逆;紫菀、款冬化痰止咳,相当于西医祛痰剂。

注意事项:本方应餐后温服,以免刺激肠胃。

剂量掌握:细辛煎服3g以内;半夏煎服3~10g。

2. 定喘汤

常见症状：喉中痰鸣，喘息、胸闷、气促，咳嗽、呛咳，咯黄色黏稠痰，咳吐不利，口苦，口渴喜饮，汗出，面赤，或有身热，甚至有好发于夏季者，舌苔黄腻，质红，脉滑数或弦滑。

组成及剂量：

炙麻黄 4.5g，黄芩 9g，桑白皮 9g，杏仁 9g，半夏 6g，款冬 12g，苏子 9g，白果 9g，甘草 6g

加减：若表寒外束，肺热内郁，加石膏配麻黄解表清里；肺气壅实，痰鸣息涌，不得平卧，加葶苈子、广地龙泻肺平喘；肺热壅盛，痰吐稠黄，加海蛤壳、射干、知母、鱼腥草以清热化痰；兼有大便秘结者，可用大黄、芒硝、全瓜蒌、枳实通腑以利肺；病久热盛伤阴，气急难续，痰少质黏，口咽干燥，舌红少苔，脉细数者，当养阴清热化痰，加沙参、知母、天花粉。

<u>对应中医证型</u>：热哮证。

<u>治疗原则</u>：清热宣肺，化痰定喘。

<u>西医对应的类型</u>：适用于支气管哮喘急性发作期，或上呼吸道感染出现咯黄痰等热象为特征者。

<u>疗效评价</u>：一般经过此方单独口服治疗以后，大部分患者喉中痰鸣，喘息、胸闷、气促症状改善；咳嗽、咳痰减轻，痰色转白或痰量明显减少，易于咳出，口苦，口渴喜饮，汗出，面赤等症状减轻或消失。若联合白三烯拮抗剂、气管扩张剂和糖皮质扩张剂等则疗效更佳，并能够减少糖皮质激素的用量或撤减。

<u>疗程</u>：一般 5～7 天为一疗程，据患者病情变化进行加减。

<u>核心药物评价</u>：麻黄宣肺平喘，白果敛肺，有支气管扩张剂或糖皮质激素类似功效，可舒张支气管，解痉平喘；黄芩、桑白皮清热肃肺；杏仁、半夏、款冬、苏子化痰降逆，类似于西医抗炎药、祛痰剂功效。

丙酸。同时又有活血作用，有显著抗凝作用，能抑制血小板聚集，促进纤溶，并使全血粘度下降。能增加麻醉动物冠脉流量，降低心肌耗氧量，促进冠脉梗塞区侧枝循环的形成，增加心输出量并有抗心律失常作用，能扩张脑血管，增加脑血管血流量。有抗炎、镇痛、镇静、增强肾上腺皮质功能、调节糖代谢、保肝、抗衰老及抗肿瘤作用。

蒲黄

【性味归经】甘,平。归肝、心经。

【功效与应用】

1.化瘀止血,用于各种内外出血证。本品性平,既能止血,又能化瘀,可用于各种出血证,但以属实夹瘀者尤宜。

2.活血祛瘀,用于瘀滞痛证。本品生用能化瘀止痛,治疗心腹痛等,常配五灵脂同用,即失笑散。

3.利尿通淋,用于血淋。本品能化瘀止血,治疗血淋。常配生地、冬葵子同用。

【用法用量】煎服,3～10g,布包。外用适量。止血多炒用(生用亦可),散瘀多生用。

【使用注意】孕妇忌服。

【现代研究】蒲黄含黄酮、棕榈酸、异鼠李素、甾醇酚类等。有促凝血作用,另有报道能抑制血液凝固,抑制血小板聚集。蒲黄煎剂对子宫有兴奋作用,注射液对豚鼠、小白鼠有中期引产作用。有降压、扩张血、增加冠脉流量、降血脂及抗动脉粥样硬化的作用。

注意事项:本方应餐后温服,以免刺激肠胃。

剂量掌握:麻黄煎服3～10g;半夏煎服3～10g。

3.小青龙加石膏汤

常见症状:喉中哮鸣有声,胸闷,呼吸急促,咳嗽、咳痰,痰黏色黄,或黄白相兼,烦躁,发热,恶寒,无汗,身痛,口干,大便偏干,舌苔白腻或略黄,舌尖边红,脉弦紧。

组成及剂量:

麻黄9g,生石膏30g,厚朴9g,杏仁9g,生姜9g,半夏6g,甘草6g,大枣3枚

加减:表寒重者加桂枝、细辛;喘哮,痰鸣气逆,加射干、葶苈子、苏子祛痰降气平喘;痰吐稠黄胶黏加黄芩、前胡、瓜蒌皮等清化痰热。

对应中医证型:寒包热哮证。

治疗原则:解表散寒,清化痰热。

西医对应的类型:适用于支气管哮喘急性发作期,以上呼吸道感染出现咯黄痰等热象为特征者,急性发作并伴有发热患者,感染征象明显者。

疗效评价:一般经过此方单独口服治疗以后,大部分患者喉中痰鸣,喘息、胸闷、气促症状改善;咳嗽、咳痰减轻,痰色转白或痰量明显减少,易于咳出,发热,恶寒,无汗,身痛,口干,大便偏干等症状减轻或消失。但是若感染较重者,需要联合抗感染药物。若联合白三烯拮抗剂、气管扩张剂和糖皮质扩张剂等则疗效更佳,并能够减少糖皮质激素的用量或撤减。

疗程:一般7～10天为一疗程,据患者病情变化进行加减。

核心药物评价:麻黄宣肺平喘;有支气管扩张剂或糖皮质激素类似功效,可舒张支气管,解痉平喘;厚朴、杏仁平喘止咳;生姜、半夏化痰降逆,类似于西医抗炎药、祛痰剂功效。麻黄散寒解表,石膏清泄

肺热二药相合，辛凉配伍，外散风寒，内清里热，相当于西医退热剂等。

注意事项：本方中生石膏宜打碎先煎；本方餐后温服，以免刺激肠胃。

剂量掌握：麻黄煎服 3 ~ 10g；半夏煎服 3 ~ 10g。石膏 15 ~ 60g。

4. 三子养亲汤合祛风止痉类药物

常见症状：喉中痰涎壅盛，声如拽锯，或鸣声如吹哨笛，气喘、胸闷、端坐呼吸，不能平卧，咯痰黏腻难出，或为白色泡沫痰液，无明显寒热倾向，面色青黯，起病多急，发前自觉鼻、咽、眼、耳发痒，喷嚏、鼻塞、流涕，胸部憋塞，随之迅即发作，舌苔厚浊，脉滑实。

组成及剂量：苏子 9g，白芥子 9g，莱菔子 9g

祛风止痉类药物常见为：白僵蚕，蝉衣，防风，荆芥，地龙，全蝎等。

加减：痰多，喘息急促，不能平卧，加用葶苈子、猪牙皂泻肺涤痰，或加二陈汤；若感受风邪而发作者，加苏叶、防风、苍耳草、蝉衣、地龙等祛风化痰。

对应中医证型：风痰哮证

治疗原则：祛风涤痰，降气平喘。

西医对应的类型：适用于支气管哮喘急性发作期，以过敏为主要表现的患者。临床常见鼻、咽、眼、耳发痒，喷嚏、鼻塞、流涕，痰多，咯痰黏腻难出，或为白色泡沫痰液等症状。

疗效评价：一般经过此方单独口服治疗以后，大部分患者咳嗽、痰多，咯痰黏腻难出等症状减轻，鼻、咽、眼、耳发痒，喷嚏、鼻塞、流涕等症状改善或消失，胸闷、气喘症状可改善。使用上述方药，可以明显减少痰量，并能改善过敏的症状，减少抗过敏药物的使用。

白及

【性味归经】苦、甘、涩，寒。归肺、胃、肝经。

【功效与应用】

1. 收敛止血，用于内外诸出血证。本品质黏而涩，止血作用佳，为收敛止血要药。

2. 消肿生肌，用于痈肿，烫伤及手足皲裂，肛裂等。本品能消肿生肌。

【用法用量】煎服，3 ~ 10g；入散剂，每次 2 ~ 5g，每日 1 ~ 3 次。外用适量。

【使用注意】反乌头。又本品性涩质黏，外感咳血，肺痈初起，肺胃出血而实热火毒盛者慎用。

【现代研究】本品含黏液质 56.75% ~ 60.15%，其中有多种聚糖，还含挥发油、淀粉。有缩短凝血时间及抑制纤溶作用，具良好的局部止血作用，此与所含黏液质有关，能形成人工血栓而止血。对胃黏膜有保护作用，其所含黏液质有抗肿瘤作用。体外试验对结核杆菌有明显的抑制作用。

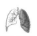

仙鹤草

【性味归经】苦、涩，平。归肺、肝、脾经。

【功效与应用】

1. 收敛止血，用于多种出血证。本品味涩收敛而性平，用于咯血、吐血、衄血、便血、崩漏等多种出血证。无论属热属寒均可随证配伍用之。

2. 消积止痢，用于腹泻、痢疾诸证。本品具涩敛之性，有治痢止泻之功，对血痢及久病泻痢尤宜。

3. 健脾补虚，用于脱力劳伤证。本品有补虚强壮之功，可用于劳力过度所致的脱力劳伤之证，症见神倦乏力，面色萎黄而食欲正常，可配大枣同用。

4. 杀虫止痒，用于滴虫性阴道炎。本品120g，煎浓汁冲洗阴道。

此外，本品还用于疮疖痈肿，有解毒消肿之功。

【用法用量】煎服，10～15g，大剂可用30～60g。外用适量。

【使用注意】本品具有敛涩之性，用治腹泻痢疾，当以慢性泻痢为宜。

【现代研究】本品含仙鹤

疗程：一般7～10天为一疗程，据患者病情变化进行加减。

核心药物评价：白芥子温肺利气涤痰；苏子降气化痰，止咳平喘；莱菔子行气祛痰，相当于西医祛痰剂、支气管扩张剂，有祛痰及解痉平喘功效。白僵蚕、蝉衣、地龙、防风有祛风止痒、利咽止咳功效，类似有抗过敏、降低气道高反应的作用。

注意事项：本方餐后温服，以免刺激肠胃。

剂量掌握：白僵蚕、蝉衣宜小剂量，煎服3～6g。

5. 桑杏汤

常见症状：喘促气短，动则为甚，咽干口燥、喉痒干咳，连声作呛，咽喉干痛，唇鼻干燥，无痰或痰少而粘连成丝，不易咯出，舌燥少津，脉浮。

组成及剂量：

桑叶9g，豆豉9g，杏仁9g，象贝母9g，南沙参15g，山栀9g，桔梗6g，前胡9g

加减：若伴有咽痒或鼻、咽、眼、耳发痒较明显，可加用白僵蚕、蝉衣、木蝶以祛风止痒、利咽止咳；津伤较甚，干咳，咯痰不多，舌干红少苔，配麦冬、北沙参滋养肺阴；热重不恶寒，心烦口渴，酌加石膏、知母、黑山栀清肺泄热；肺络受损，痰中夹血，配白茅根清热止血。

对应中医证型：燥邪伤肺证。

治疗原则：清宣燥热，润肺止咳，化痰平喘。

西医对应的类型：适用于支气管哮喘急性发作期、急性支气管炎、上呼吸道感染，用于燥邪伤肺所致的咳嗽，发热，胸闷，头痛，口渴，咽干鼻燥；见上述症状者。尤其是新疆等西北干燥地区秋天容易出现上述症状者，或者冬天室内暖气温度较高者，也容易出现以上症状，也可以选用桑杏汤加减。

疗效评价：一般经过此方单独口服治疗以后，大

部分患者咽干口燥、喉痒干咳症状改善明显，气喘、气短等症状减轻。单独使用此方加减即可控制症状，不需要应用其他药物。

疗程：一般 7 ~ 10 天为一疗程，据患者病情变化进行加减。

核心药物评价：杏仁、象贝母肃肺止咳，南沙参、梨皮、山栀清热润燥生津，相当于西医祛痰剂、镇咳剂；桑叶、白僵蚕、蝉衣、木蝴蝶有祛风止痒、利咽止咳功效，类似于西医抗过敏、降低气道高反应性作用。

注意事项：餐后服药，一日 2 ~ 3 次。

剂量掌握：白僵蚕、蝉衣、木蝴蝶宜小剂量，煎服 3 ~ 6g。

（二）缓解期

1.六君子汤

常见症状：气短声低，喉中时有轻度哮鸣，痰多质稀，色白，自汗，怕风，常易感冒，倦怠无力，食少便溏，舌质淡，苔白，脉濡软。

组成及剂量：

党参 9g，白术 9g，山药 30g，苡仁 30g，茯苓 12g，法半夏 6g，橘皮 9g，甘草 6g

加减：表虚自汗加炙黄芪、浮小麦、大枣；怕冷，怕风，易感冒，可加桂枝、白芍、附片；痰多者加前胡、杏仁。

对应中医证型：肺脾气虚证

治疗原则：健脾益气，补土生金。

西医对应的类型：适用于支气管哮喘缓解期具有上述症状者。

疗效评价：一般经过此方单独口服治疗以后，大部分患者气短、自汗，怕风，常易感冒，乏力，食少

草素，早期报道有促凝血作用，近来报道有抗凝作用。有抗菌、抗阴道滴虫作用，对绦虫、蛔虫、血吸虫有杀灭作用，并有抗疟作用。对癌细胞有抑制作用，并有调整心率、降低血糖等作用。

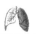

川芎

【性味归经】辛,温。归肝、胆、心包经。

【功效与应用】

1. 活血行气,用于血瘀气滞诸痛证。本品辛散温通,既能活血,又能行气,为"血中气药",为妇科活血调经之要药,治妇女月经不调、经闭、痛经、产后瘀滞腹痛等。

2. 祛风止痛,用于头痛,风湿痹痛。本品辛温升散,能"上行头目",祛风止痛。为治头痛之要药,无论风寒、风热、风湿,以及血虚、血瘀头痛,均可随证配伍用之。

【用法用量】煎服,3 ~ 10g。

【使用注意】本品味辛,性偏温燥,且有升散作用,故阴虚火旺,多汗者不宜使用。又本品性善走窜,活血行气之力较强,故月经过多者亦不宜应用。

【现代研究】本品主含挥发油、生物碱(如川芎嗪等)、酚性物质(如阿魏酸等)。川芎嗪能抑制血管平滑肌收缩、扩张冠状动脉、增加冠脉血流量、改善心肌缺氧状

便溏等症状明显减轻。从目前的研究看,可能具有减少发作次数和降低肺功能下降速度的作用。本方也是哮喘缓解期最常用的方剂,常常可以预防哮喘的再次发作或减轻发作的严重程度。

疗程:一般 1 个月至 3 个月为一疗程或更长,据患者病情变化进行加减。

核心药物评价:党参、白术健脾益气;山药、苡仁、茯苓甘淡补脾;法半夏、橘皮燥湿化痰五味子敛肺气;甘草补气调中。上述药物可能具有减少气道分泌物,减轻炎症,以及调节免疫功能的作用。

注意事项:餐前服药,一日 2 ~ 3 次。

剂量掌握:常规剂量即可。

2. 六味地黄丸

常见症状:短气息促,动则为甚,吸气不利,咯痰质黏起沫,脑转耳鸣,腰酸腿软,心慌,不耐劳累。或五心烦热,颧红,口干,或畏寒肢冷,面色苍白,舌质红少苔,脉细数或舌苔淡白、质胖,脉沉细。

组成及剂量:

熟地 30g,山药 12g,山萸肉 12g,茯苓 9g,泽泻 9g,丹皮 9g

加减:肺气阴两虚为主者加黄芪、沙参、百合;肾阳虚为主者,酌加补骨脂、仙灵脾、鹿角片、制附片、肉桂;肾阴虚为主者加生地、冬虫夏草。另可常服紫河车粉补益肾精。

对应中医证型:肺肾两虚证。

治疗原则:补肺益肾。

西医对应的类型:适用于支气管哮喘缓解期上述症状者。

疗效评价:一般经过此方单独口服治疗以后,大部分患者短气息促,动则为甚,吸气不利,咯痰质黏起沫,脑转耳鸣,腰酸腿软,心慌,不耐劳累。或五

心烦热，颧红，口干，或畏寒肢冷，面色苍白等症状明显减轻。

疗程：一般 15～30 天为一疗程，据患者病情变化进行加减。

核心药物评价：方中重用熟地黄，味甘纯阴，主入肾经，长于滋阴补肾，填精益髓，为君药。山茱萸酸温，主入肝经，滋补肝肾，秘涩精气；山药甘平，主入脾经，健脾补虚，涩精固肾，补后天以充先天，同为臣药。君臣相协，不仅滋阴益肾之力相得益彰，而且兼具养肝补脾之效。肾为水脏肾元虚馁每致水浊内停，故又以泽泻利湿泄浊，并防熟地黄之滋腻恋邪；阴虚阳失所制，故以丹皮清泄相火，并制山茱萸之温；茯苓淡渗脾湿，既助泽泻以泄肾浊，又助山药之健运以充养后天之本，俱为佐药。

注意事项：餐前服药，一日 2～3 次。

剂量掌握：常规剂量即可。

八、常用中成药评价

1. 金水宝胶囊

【成分】发酵虫草菌粉。

【性状】该品为胶囊剂，内容物为黄棕色至浅棕褐色的粉末；气香，味微苦。

【功能主治】补益肺肾、秘精益气。用于肺肾两虚，精气不足，久咳虚喘，神疲乏力，不寐健忘，腰膝酸软，月经不调，阳痿早泄。

【用法用量】口服，一次 3 粒，一日 3 次；用于慢性肾功能不全者，一次 6 粒，一日 3 次。

【不良反应】无明显毒副作用。

【注意事项】1.忌辛辣、生冷、油腻食物。2.感冒发热病人不宜服用。3.本品宜饭前服用。4.平素月

况、降低心肌耗氧量、增加脑及肢体血流量、降低外周血管阻力、降压、降低血小板表面活性、抑制血小板聚集、预防血栓形成，现多用于冠心病心绞痛及脑血栓、偏头痛的治疗，已取得较好疗效。能增强小鼠巨噬细胞的吞噬功能，保护胃黏膜，还有利尿、抗肿瘤及抗放射作用。

延胡索

【性味归经】辛，苦，温。归肝、脾、心经。

【功效与应用】活血，行气，止痛。主要用于气血瘀滞诸痛证。本品辛散温通，为活血行气止痛之要药。既能入血分以活血祛瘀，又能入气分以行气散滞，尤以止痛效用卓著，《本草纲目》称其"能行血中气滞，气中血滞，故专治一身上下诸痛。"其止痛作用优良，无论何种痛证，均可配伍应用。

【用法用量】煎服，3～10g；研末服，1.5～3g。多醋制后用。醋制后可使其有效成分的溶解度大大提高而加强止痛药效。

【使用注意】孕妇忌服。

【现代研究】本品主要含生物碱。为延胡索甲素、延胡索丙素、延胡索乙素、延胡索丑素等。有镇痛、镇静、催眠与安定作用，此外尚有轻度中枢性镇吐及降低体温的作用。醇提取物有扩张冠状血管、增加冠脉血流作用。延胡索总碱对某些实验

经正常，突然出现月经过多或过少，或经期错后，或阴道不规则出血者应去医院就诊。5.高血压、心脏病、肝病、糖尿病、肾病等慢性病患者应在医师指导下服用。6.服药2周症状无缓解，应去医院就诊。7.儿童、孕妇应在医师指导下服用。8.对本品过敏者禁用，过敏体质者慎用。9.药品性状发生改变时禁止服用。10.儿童必须在成人监护下使用。11.请将此药品放在儿童不能接触的地方。12.如正在服用其他药品，使用本品前请咨询医师或药师。

【规格】每粒装0.33克。

2. 百令胶囊

【成分】发酵冬虫夏草菌粉。

【性状】本品为硬胶囊，内容物为灰色至灰黄色粉末；气微腥，味微咸。

【功能主治】补肺肾，益精气。用于肺肾两虚引起的咳嗽，气喘，咯血，腰背酸痛；慢性支气管炎、慢性肾功能不全的辅助治疗。

【用法用量】口服。规格（1）5～15粒；规格（2）一次2～6粒，一日3次。慢性肾功能不全一次4粒，一日3次；疗程8周。

【不良反应】尚不明确。

【注意事项】1.忌不易消化食物。2.感冒发热病人不宜服用。3.有高血压、心脏病、肝病、糖尿病、肾病等慢性病严重者应在医师指导下服用。4.儿童、孕妇、哺乳期妇女应在医师指导下服用。5.服药4周症状无缓解，应去医院就诊。6.对本品过敏者禁用，过敏体质者慎用。7.本品性状发生改变时禁止使用。8.儿童必须在成人监护下使用。9.请将本品放在儿童不能接触的地方。10.如正在使用其他药品，使用本品前请咨询医师或药师

【规格】（1）每粒装 0.2g，60 粒／盒（2）每粒装 0.5g，42 粒／盒。

3. 蛤蚧定喘胶囊

【成分】蛤蚧，紫苏子（炒），瓜蒌子，苦杏仁（炒），麻黄，石膏，甘草，紫菀，鳖甲（醋制），黄芩，麦冬，黄连，百合，石膏（煅）。

【性状】本品为胶囊剂，内容物为黄棕色至棕色粉末；味苦。

【功能主治】滋阴清肺，祛痰平喘。用于虚劳咳喘，气短胸闷，自汗盗汗等。

【用法用量】口服，一次 3 粒，一日 2 次，或遵医嘱。

【不良反应】尚不明确。

【注意事项】1. 服药期间忌食辛辣、油腻食物。2. 本品适用于肺肾两虚，痰浊阻肺，症见：虚痨久咳，动则气短，胸满郁闷，五心烦热，自汗盗汗，咽干口燥。3. 服用三天病证无改善，应停止服用，去医院就诊。4. 服药期间，若患者哮喘又急性发作；或是出现寒热表证，或是咳嗽喘息加重，痰量明显增多者均应停药，并到医院就诊。5. 高血压、心脏病等慢性病患者应在医师指导下服用。6. 儿童、孕妇及脾胃虚寒者慎用。7. 对本品过敏者禁用，过敏体质者慎用。8. 本品性状发生改变时禁止使用。9. 儿童必须在成人监护下使用。10. 请将本品放在儿童不能接触的地方。11. 如正在使用其他药品，使用本品前请咨询医师或药师。12. 运动员慎用。

【规格】PVC 铝箔泡罩装，每粒装 0.5g，10 粒／板，2 板／盒。

性心律失常有效。有抗溃疡作用，能减少胃液分泌，降低胃酸量。

郁金

【性味归经】辛，苦，寒。归肝、胆、心经。

【功效与应用】

1. 活血行气止痛，用于气滞血瘀的胸、胁、腹痛。本品味辛能散能行，既能活血祛瘀而止痛，又能行气解郁而达疏泄肝郁之效。

2. 化痰解郁开窍，用于热病神昏，癫痫痰闭之证。本品辛散苦泄，入心经，能解郁开窍，且其性寒，兼有清心之功。

3. 利胆退黄，用于肝胆湿热证。本品性寒入肝胆经，能清热利胆退黄。

4. 清热凉血，用治血热妄行的吐血、衄血、尿血及妇女倒经等出血证。

【用法用量】煎服，5～12g；研末服，2～5g。

【使用注意】畏丁香。

【现代研究】本品含挥发油、姜黄素、淀粉，脂肪油等。能减轻高脂血症，明显防止家兔主动脉、冠状动脉及其分枝内膜斑块的形成。能促进胆汁分泌和排泄，提取物对肝脏损伤有保护作用。

间质性肺疾病

一、定义

间质性肺疾病（interstitial lung disease，ILD）是一组主要累及肺间质、肺泡和（或）细支气管的肺部弥漫性疾病，通常亦称作弥漫性实质性肺疾病（diffuse parenchymal lung disease，DPLD）。ILD并不是一种独立的疾病，它包括200多个病种。尽管每一种疾病的临床表现、实验室和病理学改变有各自的特点，然而，它们具有一些共同的临床、呼吸病理生理学和胸部X线特征。表现为渐进性劳力性气促、限制性通气功能障碍伴弥散功能降低、低氧血症和影像学上的双肺弥漫性病变。病程多缓慢进展，逐渐丧失肺泡－毛细血管功能单位，最终发展为弥漫性肺纤维化和蜂窝肺，导致呼吸功能衰竭而死亡。

二、诊断

（一）诊断标准

1. 病史　详细的职业接触史和用药史、发病经过、伴随症状、既往病史和治疗经过等，都可能是重要的诊断线索。职业性的粉尘接触可以在10～20年后才出现ILD的症状。风湿病可以先有肺部病变，随后才出现关节或其他器官表现。

2. 全身系统检查　全身系统检查ILD可以是全身性疾病的肺部表现，对于这类患者的诊断，全身系统检查特别重要。例如，结缔组织病的血清学异常和其他器官表现、Wegener肉芽肿的鼻腔和鼻窦表现等，

都是重要的诊断依据。

3.胸部影像学检查 绝大多数 ILD 患者，X 线胸片显示双肺弥漫性阴影。阴影的性质可以是网格条索状、弥漫磨玻璃状、结节状，亦可呈现多发片状或大片状等，可以混合存在。多数 ILD 可以导致肺容积减少。后期可见区域性囊性病变（蜂窝肺），常伴肺容积的进一步减少。阴影性质、分布规律和肺容积变化的特点有助于基础疾病的诊断和鉴别诊断。高分辨 CT（HRCT）更能细致地显示肺组织和间质形态的结构变化和大体分布特点，成为诊断 ILD 的重要手段之一。

4.肺功能以限制性通气障碍为主，肺活量及肺总量降低，残气量随病情进展而减少。换气功能往往在 ILD 的早期可显示弥散功能（DLco）明显下降，伴单位肺泡气体弥散量（DLco/Va）下降。ILD 的中晚期均可见低氧血症，但气道阻力改变不大，常因呼吸频率加快及过度通气而出现低碳酸血症。

5.支气管肺泡灌洗检查 支气管肺泡灌洗是通过将纤维支气管镜嵌顿在相应的支气管内，以无菌生理盐水灌入后再回吸获得支气管肺泡灌洗液（BALF），对 BALF 进行细胞学、病原学、生化和炎症介质等的检测。根据 BALF 中炎症免疫效应细胞的比例，可将 ILD 分类为淋巴细胞增多型和中性粒细胞增多型。

6.肺活检 通过经支气管肺活检（TBLB）或外科肺活检（SLB，包括胸腔镜或开胸肺活检）获取肺组织进行病理学检查，是诊断 ILD 的重要手段。经皮穿刺肺活检并发气胸的可能性较高，而且取材过小，不易作出病理诊断，较少在 ILD 中使用。TBLB 的创伤性小、费用较低，目前在临床上应用较多，但同样也因取得的肺组织很小（直径 1 ~ 2mm），有时难以确诊。SLB 可以取得较大的肺组织，有利于对特发

煎剂有中止妊娠作用，并有镇痛、抗炎作用。

丹参

【性味归经】苦，微寒。
归心、肝经。

【功效与应用】

1. 活血祛瘀调经，用于各科瘀血阻滞病证。本品功能活血祛瘀，作用较强，能内达脏腑而化瘀滞，外利关节而通脉络。

2. 凉血消痈，用于疮疡痈肿。本品性寒凉血，又能活血，有清瘀热以消痈肿之功。

3. 清心安神，用于热扰心神或血不养心之烦躁失眠。本品入心经，性寒凉，能清心凉血，除烦安神，且有养血作用。

【用法用量】煎服，5～15g。活血化瘀宜酒炙用。

【使用注意】反藜芦。

【现代研究】丹参含丹参酮、原儿茶醛、原儿茶酸、丹参素等。能扩张冠状动脉、增加冠脉流量、改善心肌缺血、梗塞状况，调整心律。并能扩张外周血管，改善微循环，有抗凝、促进纤溶、抑制血小板聚集、抑制血栓形成的作用。能降血脂、抑制家兔实验性冠脉大

性肺纤维化等进行病理学诊断。

（二）分类

目前国际上将ILD/DPLD分为四类：①已知病因的DPLD，如药物诱发性、职业或环境有害物质诱发性（铍、石棉）DPLD或胶原血管病的肺表现等；②特发性间质性肺炎（idiopathic interstitial pneumonia，IIP），包括7种临床病理类型：特发性肺纤维化（IPF）/寻常型间质性肺炎（UIP），非特异性间质性肺炎（NSIP），隐源性机化性肺炎（COP）/机化性肺炎（OP），急性间质性肺炎（AIP）/弥漫性肺泡损伤（DAD），呼吸性细支气管炎伴间质性肺疾病（RB-ILD）/呼吸性细支气管炎（RB），脱屑性间质性肺炎（DIP），淋巴细胞间质性肺（LIP）；③肉芽肿性DPLD，如结节病、外源性过敏性肺泡炎、Wegener肉芽肿等；④其他少见的DPLD，如肺泡蛋白质沉积症、肺出血－肾炎综合征、肺淋巴管平滑肌瘤病、朗格汉斯细胞组织细胞增多症、慢性嗜酸性粒细胞性肺炎、特发性肺含铁血黄素沉着症等。

（三）相关诊断试验

1. 实验室检查　部分病人白细胞、血红蛋白增高，血沉增快，血乳酸脱氢酶增高，循环免疫复合物可；增加，类风湿因子约有1/3患者为阳性，抗核抗体常为阳性，r球蛋白增高。血气分析：PH值正常或上升，$PaCO_2$正常或下降，呈轻度碱血症，PaO_2下降。

2. 胸部影像学检查　HRCT更能细致地显示肺组织和间质形态的结构变化和大体分布特点，成为诊断ILD的重要手段之一。

3. 肺功能以限制性通气障碍为主，肺活量及肺总量降低，残气量随病情进展而减少。换气功能往往在

ILD 的早期可显示弥散功能（DLco）明显下降，伴单位肺泡气体弥散量（DLco/Va）下降。

4.支气管肺泡灌洗检查 对 BALF 进行细胞学、病原学、生化和炎症介质等的检测。根据 BALF 中炎症免疫效应细胞的比例，可将 ILD 分类为淋巴细胞增多型和中性粒细胞增多型。

5.肺活检 通过经支气管镜肺活检（transbronchial lung biopsy，TBLB）或外科肺活检（SLB，包括胸腔镜或开胸肺活检）获取肺组织进行病理学检查，是诊断 ILD 的重要手段。

三、鉴别诊断

因 ILD 中分型较多，以下简单介绍几种常见的间质性肺疾病的鉴别诊断：

1.特发性肺纤维化（idiopathic pulmonary fibrosis，IPF） 诊断 IPF 需要符合（1）排除其他已知病因的 ILD（例如家庭和职业环境暴露、结缔组织疾病和药物）；（2）未行外科肺活检的患者，HRCT 呈现 UIP 型表现（表1）（3）接受外科肺活检的患者，HRCT 和肺活检组织病理类型符合特定的组合。（表2）

分支粥样斑块的形成。临床广泛应用于心、脑血管疾病，如冠心病心绞痛、缺血性中风等。可抑制或减轻肝细胞变性、坏死及炎症反应，促进肝细胞再生，并有抗纤维化作用。临床用治急性病毒性肝炎、慢性活动性肝炎及晚期血吸虫病肝肿大。能提高机体的耐缺氧能力、促进组织的修复、加速骨折的愈合、缩短红细胞及血色素恢复期、使网织红细胞增多。有抑制中枢神经的作用。此外，对多种细菌及结核杆菌有抑制作用，还有增强免疫，降低血糖及抗肿瘤作用。

表1 UIP 型的 HRCT 标准

UIP 型	可能 UIP 型	不符合 UIP 型
▲病变主要位于胸膜下和基底部 ▲异常的网格影 ▲蜂窝样改变，伴或不伴牵张性支气管扩张 ▲无不符合 UIP 型的任何1条	▲病变主要位于胸膜下和肺基底部 ▲异常的网格影 ▲无不符合 UIP 型的任何1条	▲病变主要分布于上、中肺 ▲病变主要沿支气管血管束分布 ▲广泛磨玻璃样影 ▲大量微结节 ▲散在囊泡影 ▲弥漫性马赛克征/气体陷闭 ▲支气管肺段/肺叶实变

红花

【性味归经】辛，温。归心、肝经。

【功效与应用】

1.活血通经，用于血滞经闭，痛经，产后瘀滞腹痛等证。本品辛散温通，专入血分，活血祛瘀作用较强，为治血瘀证的常用之品，尤长于通经止痛。

2.祛瘀止痛，用于癥瘕积聚，心腹瘀痛及跌打损伤，血脉闭塞紫肿疼痛等。本品能活血祛瘀消癥，通畅血脉，消肿止痛。

3.活血化斑，用于斑疹色暗，热郁血瘀者，取本品活血祛瘀化滞之功，常配当归、紫草、大青叶等以活血凉血泄热解毒。

【用法用量】煎服，3～9g，外用适量。

【使用注意】本品祛瘀力强，故孕妇忌服，有出血倾向者不宜多用。

【现代研究】本品含红花黄素、红花苷、红花素、红花醌苷及新红花苷。另含红花油。红花煎剂有轻度兴奋心脏、增加冠脉流量的作用，对急

表2　结合 HRCT 和组织病理学表现的 IPF 诊断标准
（需要多学科讨论）

HRCT 类型	外科肺活检组织病理类 W 型	是否诊断 IPF
UIP	UIP	是
	很可能 UIP	是
	可能 UIP	是
	不可分类的纤维化	是
	不符合 UIP	否
可能 UIP	UIP	是
	很可能 UIP	是
	可能 UIP	很可能
	不可分类的纤维化	很可能
	不符合 UIP	否
不符合 UIP	典型 UIP	可能
	很可能 UIP	否
	可能 UIP	否
	不可分类的纤维化	否
	不符合 UIP	否

2.肺泡蛋白质沉积症（pulmonary alveolar proteinosis，PAP）　PAP 是指肺泡和细支气管腔内充满不可溶性富磷脂蛋白质物质的疾病。发病多隐匿，典型症状为活动后气促，以后进展至休息时亦感气促，咳白色或黄色痰。全身症状不明显，但可继发肺部感染而出现相应的症状。早期轻症病例可无症状，仅 X 线有异常表现。体征常不明显，肺底偶闻及少量捻发音；重症病例出现呼吸衰竭时有相应的体征。胸部 X 线表现为两肺弥散性磨玻璃影，病情进展可出现斑片状影和融合实变影，常有支气管气相。肺内病灶分布不均匀，通常在肺门附近较明显，酷似心源性肺水肿。

HRCT 可显示病灶与周围正常组织形成鲜明对照的"地图状"改变，小叶间隙和间隔不规则增厚形成多角形态的"铺路石"或"碎石路样"。

3. 非特异性间质性肺炎（non-specific interstitial pneumonia，NSIP） 系指特发性间质性肺炎（IIP）中病理表现不能诊断为其他已确定类型的间质性肺炎。NSIP 患者的临床表现差异大，多发于 40～60 岁，大部分患者有吸烟史，发病过程通常呈渐进性，少数表现为亚急性。病程长短不一。咳嗽、呼吸困难和乏力是常见的症状，可伴发热和杵状指。双下肺可闻及吸气相末的爆裂音。胸部 X 线主要表现为双肺网状或斑片状模糊影，多累及下肺。胸部 HRCT 表现为双肺斑片状磨玻璃影或实变影，呈对称性分布，并以胸膜下区域为显著，伴不规则线影和细支气管扩张。肺功能表现为限制性通气功能障碍和弥散量减少。支气管肺泡灌洗液中的淋巴细胞比例增高，T 细胞亚群、CD4/CD8 有明显比例倒置。诊断主要根据临床特征、胸部 HRCT、肺通气及弥散功能、病理活检及排除其他已知原因导致的 ILD。

4. 结缔组织病所致肺间质性疾病 如类风湿关节炎、系统性硬化症、系统性红斑狼疮、结节性多动脉炎等均可累及肺，产生肺间质纤维化的病理、病理生理、影像学和临床表现。可合并有胸腔积液。早期患者可能没有明显的临床症状。

5. 药物性弥漫性肺间质纤维化 可引起弥漫性间质性肺炎和肺纤维化的药物日益增多，包括胺碘酮及抗肿瘤药物或细胞毒药物（甲氨蝶呤、白消安、博来霉素等）、六烃季胺、麦角新碱、肼屈嗪、苯妥英钠（大仑丁）、呋喃妥因等。用药到发病间隔的时间不一，可为急性型或慢性型。除了博来霉素等致肺纤维化强的药物以外，多数表现为慢性型。至今对发生肺纤维

性心肌缺血有减轻作用，并使心率减慢。红花黄素可提高抗缺氧能力，对乌头碱所致心律失常有一定对抗作用，有抑制血小板聚集和增加纤溶作用。红花油还有降低血脂的作用。此外，本品对免疫功能有调节作用，对子宫有兴奋作用，已孕子宫尤为明显。

桃仁

【性味归经】苦、甘，平。有小毒。归心、肝、大肠经。

【功效与应用】

1. 活血祛瘀，用于瘀血所致的经闭、痛经、产后瘀滞腹痛、癥积、跌打损伤及肺痈、肠痈等证。本品味苦而入心肝血分，善泄血分之壅滞，祛瘀力较强，应用范围较广，临床治血瘀经闭、痛经，常配红花、当归、川芎等同用。

2. 润肠通便，用于肠燥便秘。

此外，本品还可用治咳嗽气喘，有止咳平喘作用，常配杏仁等同用。

【用法用量】煎服，5～10g，宜捣碎入煎。

【使用注意】孕妇忌服，便溏者慎用。本品有小毒，不可过量，过量可出现头痛、目眩、心悸，甚至呼吸衰竭而死亡。

【现代研究】本品含苦杏仁苷、苦杏仁酶、挥发油、脂肪油等。本品可促进初产妇子宫收缩，有抗凝及较弱的溶血作用，对血流阻滞，血行障碍有改善作用。能增加

化的机制还不很清楚。患者可出现气促，或 X 线胸片见肺间质性改变。

6. 慢性嗜酸性粒细胞性肺炎（chronic eosinophilic pneumonia）　本病病因不明。病理改变是肺间质、肺泡和细支气管内有成熟嗜酸性粒细胞为主的白细胞浸润，伴有少量淋巴细胞和多核巨细胞。可形成"嗜酸性脓肿"。本病多见于中青年女性，临床表现为慢性病程，有发热、咳嗽伴气促，偶有少量咯血。可有体重减轻、盗汗。周围血嗜酸性粒细胞的比例多在 20%～70%。胸部 X 线片显示肺段或叶性分布的片状阴影，常为双侧外带分布（"肺水肿反转"表现），阴影可呈游走性。诊断主要根据典型临床表现、X 线表现、血嗜酸性粒细胞增高和治疗后的反应等，但需除外其他嗜酸性粒细胞增多伴肺部病变（如单纯性肺嗜酸性粒细胞浸润症、哮喘型肺嗜酸性粒细胞增多症和热带嗜酸性粒细胞增多症等）。

7. 肺出血-肾炎综合征（GoodPasture 综合征）　本综合征以肺弥散性出血、肺泡内纤维素沉着和肾小球肾炎为特征。病因不明，多数人认为可能在遗传基础上接受病毒或化学物质刺激有关。肺的病理改变主要是广泛的新旧不一的肺泡内出血，肺泡腔可见有含铁血黄素的巨噬细胞，局灶性肺泡纤维化。肺泡结构保持完整。荧光染色有肺泡基底膜抗体沉着。本征好发于青中年男性，病程长短不一。肺出血可因轻微而被忽略，亦可因严重而危及生命。咯血常为首发症状（少量血痰到大咯血），可有发热、咳嗽、气促等症状。多数在咯血后数周（月）出现血尿、蛋白尿、贫血。血清中抗肾小球基底膜（GBM）抗体及抗中性粒细胞胞浆抗体（ANCA）滴度升高。病程较短的患者多数死于咯血、呼吸衰竭或尿毒症。肺部 X 线显示弥散性点状浸润阴影，从肺门向外围散射，但肺尖

少见。反复咯血者可因潴留于肺部的含铁血黄素引起肺间质纤维化。

8. 外源性过敏性肺泡炎 (extrinsic allergic alveolitis) 本病是因吸入外界有机粉尘所引起的过敏性肺泡炎，为免疫介导的肺部疾病。本组疾病近年来不断增加，如农民肺（吸入发霉的干草、谷物）、蘑菇肺、甘蔗渣肺、饲鸽（鸟）肺、空调机肺（如嗜热放线菌）、皮毛工人肺、咖啡工人肺及化学工人肺等。本病的发病机制比较复杂，主要是通过Ⅲ型和Ⅳ型变态反应途径。部分患者可能有Ⅰ型变态反应参与。病理变化在急性期以肺泡炎和间质性肺炎为特征。临床特点是接触抗原数小时后出现发热、干咳、呼吸困难、全身不适等症状；亦有起病缓慢，反复或持续接触抗原一段时间后出现渐进性呼吸困难；可伴有咳嗽、咳痰和体重减轻等表现。重者可出现呼吸衰竭。急性期胸部X线片显示双中、下肺野弥散性、细小、边缘模糊的结节状阴影。慢性期呈肺部弥散性间质纤维化，伴"蜂窝肺"改变。本病的诊断主要依靠病史、症状及典型的X线胸部表现，血清特异抗体阳性。变应原激发试验对诊断有一定帮助，但要谨慎应用。纤维支气管镜检查有一定的诊断和鉴别诊断价值。

四、与中医对应关系

本病属中医学"肺痿""咳嗽""喘证""哮证""虚劳"等范畴。尽管中医对本病尚缺系统研究，但在讨论相关疾病亦常涉及。其发病机理是由于肺部的各种疾患，如内伤久咳，或喘、哮反复发作，或外邪反复侵袭，损伤肺中津气，导致肺叶痿弱不用，呈现出以咳吐浊唾涎沫等症状及进行性呼吸困难为特征的慢性虚损性病变。

脑血流量，扩张兔耳血管，对呼吸中枢有抑制作用。脂肪油有润肠缓下作用。

益母草

【性味归经】苦、辛,微寒。归肝、心、膀胱经。

【功效与应用】

1.活血调经,用于血滞经闭、痛经、经行不畅、产后瘀滞腹痛、恶露不尽等。

2.利水消肿,用于水肿,小便不利。

此外,本品又有清热解毒消肿之功,可用于跌打损伤,疮痈肿毒,皮肤痒疹等。

【用法用量】煎服,10～30g;或熬膏、入丸剂。外用适量捣敷或煎水外洗。

【使用注意】孕妇忌服,血虚无瘀者慎用。

【现代研究】本品含益母草碱、水苏碱、益母草定等多种生物碱及苯甲酸、月桂酸、兰香苷等黄酮类物质。对多种动物的离体、在体,未孕、已孕或产后子宫均呈明显兴奋作用,使子宫收缩频率、幅度及紧张度增加。能增加冠脉流量、减慢心率、改善微循环、抑制血小板聚集及血栓形成、扩张外周血管及

五、治疗原则

西医采用糖皮质激素或联合细胞毒药物治疗,其使用剂量和疗程视患者的具体病情而定。

(一)特发性肺纤维化(IPF)

综合目前的优势证据,IPF 的药物治疗没有确切的、被证实的益处,因此对大多数的药物治疗方案做出不同强度的反对推荐建议。

对特定的治疗方案,推荐建议如下(证据质量在括号内,以 1～4 个加号表示。不足 4 个加号的,以○补足):

1. 对下列药物治疗 IPF 持强烈反对推荐:

(1)糖皮质激素单药治疗(⊕○○○)

(2)秋水仙碱(⊕○○○)

(3)环孢菌素 A(⊕○○○)

(4)糖皮质激素联合免疫调节治疗(⊕⊕○○○)

(5)波生坦(⊕⊕⊕○)

(6)益赛普(⊕⊕⊕○)

2. 对下列药物治疗 IPF 持弱反对推荐,也就是说,这些治疗方案不应该用于多数 IPF 患者,但对少数患者可能是合理的选择:

(1)乙酰半胱氨酸、硫唑嘌呤和泼尼松联合治疗(⊕⊕○○)

(2)乙酰半胱氨酸单药治疗(⊕⊕○○)

(3)抗凝治疗(⊕○○○)

(4)吡非尼酮(⊕⊕○○)

3. 对临床出现明显静息性低氧血症的 IPF 患者给予长期氧疗持强赞同推荐(⊕○○○)。

4. 对合适的 IPF 患者进行肺移植术持强赞同推荐(⊕○○○)。

5. 对呼吸衰竭的 IPF 患者使用机械通气持弱反对推荐，也就是说，多数 IPF 或者不应使用机械通气，但对于少数患者这可能是合理的选择（⊕⊕○○）。

6. 对 IPF 患者进行肺康复治疗持弱赞同推荐，也就是说，多数患者应该接受肺康复治疗，但少数患者不进行肺康复治疗可能是合理的选择（⊕⊕○○）。

7. 对病情急性加重的 IPF 患者使用糖皮质激素持弱赞同推荐，也就是说，多数病情急性加重的 IPF 患者应该使用糖皮质激素治疗，但少数患者不使用糖皮质激素可能是合理的选择（⊕○○○）。

8. 对治疗 IPF 相关肺高压持弱反对推荐，也就是说，多数 IPF 相关肺高压患者不应该接受治疗，但少数患者接受治疗是合理的选择（⊕○○○）。

9. 对治疗 IPF 患者的无症状胃食管反流持弱赞同推荐，也就是说，多数患者的无症状胃食管反流应该进行治疗，但少数患者不治疗无症状胃食管反流可能是合理的选择（⊕○○○）。

根据目前发表的文献证据，没有任何一项 IPF 的药物治疗疗效被明确证实。虽然一些研究提示说部分药物制剂有潜在益处，委员会对这些制剂的推荐是"弱反对"。对于充分知情且强烈希望接受药物治疗的患者，建议可以从这些获得"弱反对"推荐的药物中选择。

（二）肺泡蛋白质沉积症（PAP）

目前没有明确有效的药物治疗。主要采用肺灌洗治疗，在全麻下经双腔气管导管实行一侧肺通气、另一侧肺灌洗。灌洗液用 37℃生理盐水，每次灌洗 200 ～ 500ml，直至回收液体清亮。通常需要的灌洗总量为 5000 ～ 12000ml。一侧灌洗完后，根据患者的具体情况决定继续做另一侧肺灌洗或间隔几天后再做对侧灌洗。灌洗治疗后，多数患者的呼吸困难和肺

降低血压，对急性肾功能衰竭有保护作用。另外还有抑制呼吸中枢、抗早孕作用。

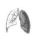

牛膝

【性味归经】苦、甘、酸，平。归肝、肾经。

【功效与应用】

1. 活血通经，用于瘀血阻滞的经闭、痛经、月经不调、产后腹痛等及跌打伤痛。

2. 补肝肾，强筋骨，用于肾虚腰痛及久痹腰膝酸痛乏力等。肝主筋，肾主骨，肝肾不足，则筋骨萎软，足膝乏力。

3. 利水通淋，用于淋证，水肿，小便不利。

4. 引火（血）下行，用于头痛、眩晕、吐血、衄血等火热上炎、阴虚火旺之证。

【用法用量】煎服，6～15g。活血通经、利水通淋、引火下行宜生用，多用川牛膝，补肝肾强筋骨宜酒炙用，多用怀牛膝。

【使用注意】孕妇及月经过多者忌用。

【现代研究】牛膝含昆虫变态激素，如促脱皮甾酮、牛膝甾酮。尚含三萜皂苷，水解后产生齐墩果酸。川牛膝提取物有抗生育和着床作用，对已孕及

功能显著改善或恢复正常，X线胸片可变清晰。缓解状态多数可保持数年以上。少数患者复发，可再做肺灌洗。部分患者对粒细胞－巨噬细胞集落刺激因子（GM-CSF）替代治疗反应良好。

（三）非特异性间质性肺炎（NSIP）

目前采用肾上腺糖皮质激素作为首选治疗药物。大多数患者经治疗后预后较好，5年存活率为90%，部分患者几乎能完全缓解。但可能复发，少数患者病情持续进展甚至死亡。

（四）结缔组织病所致肺间质性疾病

如类风湿关节炎、系统性硬化症、系统性红斑狼疮、结节性多动脉炎等累及肺，早期均以治疗原发病为主，如出现肺部体征或症状时可根据病情增减糖皮质激素使用量。

（五）药物性弥漫性肺间质纤维化

早期停服药后大多可恢复，但发展到纤维化则吸收困难。糖皮质激素治疗可有一定效果。

（六）慢性嗜酸性粒细胞性肺炎

糖皮质激素（泼尼松 30～40mg/d）治疗效果显著，常可恢复正常，因停药较易复发，故疗程需在一年以上。

（七）肺出血－肾炎综合征

糖皮质激素应尽早使用，一般应用泼尼松 40～60mg/d。若有条件，可根据血清中抗 GBM 抗体及 ANCA 滴度确定疗程，泼尼松维持疗法可在该滴度转阴 6 个月停止。大剂量甲泼尼龙（1～2g/d）

对危及生命的肺出血有效，3天后改为常规剂量。其他治疗方法有血浆置换、细胞毒药物等。出现氮质血症者需行透析治疗。

（八）外源性过敏性肺泡炎

治疗方法是离开工作环境，脱离过敏原，同时可应用糖皮质激素治疗（泼尼松30～60mg/d，用药1～2周）。急性发作病例疗效好。对于慢性已形成纤维化的病例，糖皮质激素疗效较差。

六、中医治疗原则

肺痿的治则不外养阴、清热、益气、温阳，如果有寒热夹杂者，可以寒热平调。《医门法律·肺痈肺痿门》提出肺痿的治则是："大要缓而图之，生胃津，润肺燥，下逆气，开积痰，止浊唾，补真气以通肺之小管，散火热以复肺之清肃……。"如辨证为虚热则清热生津，以润其枯；如辨证为虚寒则温肺益气而摄涎沫；若兼表证则兼以解表：疏风、散寒、清热；若兼痰浊则祛痰、化痰；若兼咳喘则止嗽、平喘。

七、常用方剂、中药解读

1. 清燥救肺汤或桑杏汤加减

常见症状：咳吐浊唾涎沫，其质较黏稠，或咳痰带血，咳声不扬，甚则音哑，气息喘促，口渴咽干，午后潮热，皮毛干枯，舌红而干，脉虚数。

组成及剂量：

桑白皮30g，黄芩15g，炙杏仁15g，栀子12g，石膏20g，川贝母30g，鱼腥草30g，南沙参30g，北沙参30g，橘红20g，桔梗12g，知母12g，甘草6g

加减：如火盛（虚烦，咳呛，呕逆）去大枣，加竹茹、竹叶；咳吐浊黏痰，口干欲饮加天花粉、知母、

未孕子宫均显兴奋作用，有抗炎、镇痛作用。具有降血糖作用，其机理与促进蛋白质合成有关。怀牛膝有降血脂、增强免疫、抗凝血、抗衰老及抗肿瘤作用。

莪术

【性味归经】辛、苦，温。归肝、脾经。

【功效与应用】

1. 破血行气，用于气滞血瘀所致的癥瘕积聚、经闭以及心腹瘀痛等。本品辛散苦泄温通，既能破血逐瘀，又能行气止痛，用于气滞血瘀日久之重症。

2. 消积止痛，用于食积脘腹胀痛。本品不仅消血瘀癥积，还能破气消食积。

此外，本品还可用于跌打损伤，瘀肿疼痛，亦取其化瘀消肿止痛之功。

【用法用量】煎服，3～15g。醋制后可加强祛瘀止痛作用。

【使用注意】本品破血力强，孕妇及月经过多者忌用。

【现代研究】本品含挥发油，其中主要为莪术酮、莪术烯、姜黄素等。近年又从挥发油中分离出抗癌有效成分莪术醇、莪术双酮。本品有抗癌作用，除直接作用外，还可使宿主特异性免疫功能增强而获得明显的免

贝母；津伤甚者加沙参、玉竹；潮热者加银柴胡、地骨皮。

对应中医证型：阴虚燥热伤肺型。

治疗原则：清肺化痰，疏风润燥。

西医对应的类型：适用于间质性肺疾病，以咳吐浊唾涎沫，其质较黏稠，口渴咽干等阴虚燥热证为主者。

疗效评价：一般经过此方口服治疗，患者痰液减少，痰色由黄变白，咽燥、口干缓解。但喘憋症状改善不显著，口服此方期间需继续使用糖皮质激素等基础治疗。若感染较重者，需要联合抗感染药物。

疗程：一般5～7天为一疗程，据患者病情变化进行加减。

核心药物评价：桑叶、石膏辛甘而寒，清泄肺热；杏仁宣利肺气，润燥止咳；贝母清热化痰，助杏仁止咳化痰；沙参养阴生津，润肺止咳；栀子清泄肺热。

注意事项：石膏、桑叶之品均为寒凉之品，不宜久服。

剂量掌握：均为常规剂量。

2. 甘草干姜汤或生姜甘草汤加减

常见症状：咯吐涎沫，其质清稀量多，口不渴，短气不足以息，头眩，神疲乏力，食少，形寒肢冷，面白虚浮，小便数，或遗尿，舌质淡，脉虚弱。

组成及剂量：

甘草12g，干姜6g或生姜15g，人参10g，白术9g，甘草12g，茯苓6g，大枣12枚

加减：肺虚失约，唾沫多而尿频者加益智仁；肾虚不能纳气，喘息短气者加钟乳石、五味子、蛤蚧粉（吞）。

对应中医证型：肺阳虚证。

治疗原则：温肺益气。

西医对应的类型：适用于间质性肺疾病任何时期，

以咯吐涎沫其质清稀，形寒肢冷，面白虚浮等虚寒证为特征者。

疗效评价：一般经过此方口服治疗，患者咯吐涎沫量减少，头眩、神疲乏力、形寒肢冷等症缓解，面色润泽，小便数或遗尿症状减轻。但仍需联合使用糖皮质激素及免疫调节剂等基础治疗。

疗程：一般 5 ~ 7 天为一疗程，据患者病情变化进行加减。

核心药物评价：甘草、干姜温补肺脾；人参、白术、茯苓、大枣甘温补脾，益气生津。

注意事项：本方适合阳虚患者，阴虚燥热明显者忌服。

剂量掌握：干姜煎服 6 ~ 10g；甘草煎服 10 ~ 15g，根据症状酌情加减。

3. 三子养亲汤合二陈汤加减

常见症状：喘息气短，胸闷咳嗽，咯吐痰多，痰色白黏腻或呈泡沫，呼多吸少，动则喘憋气短加重，畏风易汗，脘痞纳少，倦怠乏力，舌暗，苔薄腻或浊腻，脉细滑。

组成及剂量：

苏子 15g，白芥子 15g，炒莱菔子 15g，陈皮 12g，半夏 12g，茯苓 12g，浙贝母 12g，款冬 12g，枳壳 9g，全瓜蒌 12g

加减：若鼻塞声重，恶寒，可加麻黄、杏仁；咳血加白茅根、藕节、三七；肢冷明显加桂枝。

对应中医证型：痰浊阻肺型。

治疗原则：化痰降气，健脾益肺。

西医对应的类型：适用于间质性肺疾病任何时期，以痰多色白质黏或呈泡沫状、畏风自汗、脘痞纳少、倦怠乏力等肺脾气虚、痰浊阻肺证为主患者。

疗效评价：一般经过此方口服治疗，患者胸闷咳

疫保护效应，现代临床用本品治子宫颈癌等多种癌肿，有较佳疗效。能抑制血小板聚集，抗血栓形成，现有用治冠心病者。能兴奋胃肠平滑肌，有抗早孕作用。挥发油有抑菌作用。

虎杖

【性味归经】苦,寒。归肝、胆、肺经。

【功效与应用】

1. 活血祛瘀,用于血瘀经闭,跌打损伤。有活血祛瘀止痛之功。

2. 利胆退黄,用于湿热黄疸,淋浊带下。本品苦寒,善泄中焦瘀滞,降泻肝胆湿热,利胆退黄,是清热利湿之良药。

3. 清热解毒,用于烧烫伤,痈肿疮毒,毒蛇咬伤等。本品有清热解毒作用。

4. 祛痰止咳,用于肺热咳嗽。既能苦降泄热,又能化痰止咳。

此外,还有泻下通便作用,用于热结便秘。

【用法用量】煎服,10～30g。外用适量。

【使用注意】孕妇忌服。

【现代研究】本品含虎杖苷、黄酮类、大黄素、大黄素甲醚。有泻下、祛痰止咳、止血、镇痛、抗炎作用。煎剂对多种病菌及某些病毒有抑制作用。

嗽症状减轻,咳吐白痰量少,易咳出,但喘憋症状改善不显著,口服此方期间需继续使用糖皮质激素等基础治疗。若感染较重者,需要联合抗感染药物。

疗程:一般 5～7 天为一疗程,据患者病情变化进行加减。

核心药物评价:白芥子温肺化痰,利气散结;苏子降气化痰,止咳平喘;莱菔子消食导滞,下气祛痰;半夏辛温性燥,善能燥湿化痰,且又和胃降逆;茯苓健脾渗湿;贝母、沙参养阴润肺。

注意事项:燥痰者慎用,吐血、消渴、阴虚、血虚者忌用。

剂量掌握:均为常规剂量,半夏宜用法半夏。

4. 血府逐瘀汤加减

常见症状:咳嗽,咳痰质稀或稠,或咳痰带血,胸闷短气,唇甲紫绀,舌淡紫,苔腻,脉弦滑或弦涩。

组成及剂量:

当归 9g,生地 9g,桃仁 12g,红花 9g,枳壳 6g,赤芍 6g,桔梗 4.5g,牛膝 9g,川芎 6g,柴胡 3g,甘草 6g

加减:若咳血明显者加白茅根、三七分;胸闷胀痛者加郁金、延胡索;痰涎量多加茯苓、制半夏、前胡。

对应中医证型:瘀阻肺络型。

治疗原则:化瘀宣肺。

西医对应的类型:适用于间质性肺疾病任何时期,以咳吐浊唾涎沫、唇甲紫绀、胸胀痛等瘀血阻肺为主。

疗效评价:一般经过此方口服治疗,患者咳痰或咳血减少,胸闷短气减轻,唇甲等紫绀缓解。本方可用在间质性肺病的任何阶段,因久病耗气,气虚则血瘀,故活血化瘀药可用在其他任何证型中酌情加用。但治疗过程中应积极配合西药治疗,如糖皮质激素、

抗生素、免疫调节剂及止血药物等。

疗程：一般 5 ~ 7 天为一疗程，据患者病情变化进行加减。

核心药物评价：桃仁破血行滞而润燥，红花活血祛瘀止痛，赤芍、川芎助桃仁、红花活血祛瘀；牛膝活血通经，祛瘀止痛，引血下行。生地、当归养血益阴，清热活血；桔梗、枳壳，一升一降，宽胸行气；柴胡疏肝解郁，升达清阳，与桔梗、枳壳同用，尤善理气行滞，使气行则血行。

注意事项：本方多为活血祛瘀行气之品，故虚证患者使用时可加入补气补血之品。

剂量掌握：均为常规剂量。

八、常用中成药评价

1. 竹沥胶囊

【成分】鲜竹沥、鱼腥草、枇杷叶、桔梗、生半夏、生姜、薄荷油。

【性状】本品为胶囊剂，内容物为浅黄至浅棕色的颗粒及粉末；气微，味微甘。

【功能主治】清热化痰。用于肺热咳嗽痰多，气喘胸闷等症。

【用法用量】口服，一次 4 粒，一日 3 次。

【不良反应】尚不明确。

【注意事项】忌烟、酒及辛辣、生冷、油腻、煎炸刺激性食物。

【规格】每粒装 0.3g

2. 百令胶囊

【成分】发酵虫草菌粉

【性状】本品为硬胶囊，内容物为灰色至灰黄粉

水蛭

【性味归经】咸、苦，平。有小毒。归肝经。

【功效与应用】破血消癥，逐瘀通经。用于癥瘕积聚，血瘀经闭及跌打损伤等。

【用法用量】入煎剂，1.5 ~ 3g；研末服，0.3 ~ 0.5g，以入丸散或研末服为宜。或以鲜活者放置瘀肿局部吸血消瘀。

【使用注意】本品为破血逐瘀之品，孕妇忌服。

【现代研究】新鲜水蛭唾液腺中含水蛭素，还含肝素、抗血栓素、蛋白质等。本品有抗血小板聚集、降低血液黏度、预防血栓形成作用。对已形成的血栓有溶解作用。能促进血肿吸收，近代临床用治脑出血颅内血肿，有较好疗效。有降血脂、降压作用，有极显著的中止妊娠作用，对肾损害有一定保护作用。

半夏

【性味归经】辛，温。有毒。归脾、胃、肺经。

【功效与应用】

1.燥湿化痰，用于湿痰证。

2.降逆止呕，用于胃气上逆呕吐。

3.消痞散结，用于心下痞，结胸，梅核气等。

4.外用消肿止痛，用于痈疽肿毒及毒蛇咬伤。

【用法用量】煎服，3～10g；外用适量。

【使用注意】不宜与乌头配伍。本品药性温燥，阴亏燥咳、出血证当慎用。

【现代研究】本品含β-谷甾醇及葡萄糖苷，多种氨基酸和挥发油、皂苷、辛辣性醇类、胆碱、左旋麻黄碱等生物碱等。对咳嗽中枢有抑制作用，可解除支气管痉挛，并使支气管分泌减少而有镇咳祛痰作用。可抑制呕吐中枢而止呕。所含葡萄糖醛酸的衍化物，有显著的解毒作用。半夏对小鼠有明显的抗早孕作用，煎剂可降低眼内压。

末，气微腥，味微咸。

【功能主治】补肺肾，益精气。用于肺肾两虚引起的咳嗽、气喘、咯血、腰背酸痛；慢性支气管炎的辅助治疗。

【用法用量】口服，一次5～15粒，一日3次。

【不良反应】尚不明确。

【注意事项】1.忌不易消化食物。2.感冒发热病人不宜服用。3.有高血压、心脏病、肝病、糖尿病、肾病等慢性病严重者应在医师指导下服用。4.儿童、孕妇、哺乳期妇女应在医师指导下服用。5.服药4周症状无缓解，应去医院就诊。6.对本品过敏者禁用，过敏体质者慎用。7.本品性状发生改变时禁止使用。8.儿童必须在成年人监护下使用。9.请将本品放在儿童不能接触的地方。10.如正在使用其他药品，使用本品前请咨询医师或药师。

【规格】0.2g×60粒

3.蛤蚧定喘胶囊

【成分】蛤蚧、紫苏子（炒）、瓜蒌子、苦杏仁（炒）、麻黄、石膏、甘草、紫菀、鳖甲（醋制）、黄芩、麦冬、黄连、百合、石膏（煅）。

【性状】本品为胶囊剂，内容物为黄棕色至棕色粉末；味苦。

【功能主治】滋阴清肺，祛痰平喘。用于虚劳咳喘，气短胸闷，自汗盗汗等。

【用法用量】口服，一次3粒，一日2次，或遵医嘱。

【不良反应】尚不明确。

【注意事项】1.服药期间忌食辛辣、油腻食物。2.本品适用于肺肾两虚，痰浊阻肺，症见：虚痨久咳，动则气短，胸满郁闷，五心烦热，自汗盗汗，咽干口燥。

3. 服用三天病证无改善，应停止服用，去医院就诊。

4. 服药期间，若患者哮喘又急性发作；或是出现寒热表证，或是咳嗽喘息加重，痰量明显增多者均应停药，并到医院就诊。5. 高血压、心脏病等慢性病患者应在医师指导下服用。6. 儿童、孕妇及脾胃虚寒者慎用。

7. 对本品过敏者禁用，过敏体质者慎用。8. 本品性状发生改变时禁止使用。9. 儿童必须在成人监护下使用。

10. 请将本品放在儿童不能接触的地方。11. 如正在使用其他药品，使用本品前请咨询医师或药师。12. 运动员慎用。

【规格】PVC铝箔泡罩装，每粒装0.5g，10粒/板，2板/盒。

天南星

【性味归经】苦、辛，温。有毒。归肺、肝、脾经。

【功效与应用】

1. 燥湿化痰，用于湿痰，寒痰证。

2. 祛风解痉，用于风痰证，如眩晕，中风，癫痫，口眼歪斜及破伤风等。本品专走经络，善祛风痰而止痉。

3. 外用消肿止痛，用于痈肿痰核，毒蛇咬伤等。本品外用有消肿散结止痛之功。

【用法用量】煎服，3～10g，多制用。外用适量。胆南星以牛胆汁制过，性凉。能清热化痰，息风定惊，主要用于热痰、风痰之中风、惊痫、眩晕、喘咳等证。

【使用注意】本品辛烈温燥，故阴虚燥痰及孕妇忌用。

【现代研究】本品主含三萜皂苷、安息香酸、氨基酸、D-甘露醇等。煎剂具有祛痰及抗惊厥、镇静、镇痛作用，水提取液对小鼠实验性肿瘤有明显抑制作用。近年来以生南星内服或局部

应用治癌肿有一定效果，以子宫颈癌为多用。此外，提取物二酮哌嗪类生物碱还有抗心律失常作用。

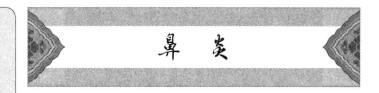

鼻　炎

一、定义

鼻炎是指由病毒、粉尘、有害化学气体刺激、鼻腔用药不当或过久以及免疫功能下降等原因导致的鼻黏膜的炎症性疾病，临床分为急性鼻炎、慢性单纯性鼻炎、慢性肥厚性鼻炎、萎缩性鼻炎及变应性鼻炎。其临床特征是各种急慢性炎症导致鼻腔黏膜充血、水肿，鼻甲增生肥厚，腺体分泌增多等病理变化，常出现鼻痒、鼻塞、喷嚏、流涕等症状，易反复发作。

二、诊断

（一）诊断标准

1. 初起鼻痒、灼热感，或喷嚏、鼻塞、流水样鼻涕；随病情发展，鼻塞渐重，清涕渐呈黏黄涕，嗅觉减退，语声重浊。或可见阵发性鼻塞、喷嚏为特征，部分人还可表现为眼睛发痒等。全身或有周身不适、发热、恶风、头痛等。

2. 检查鼻黏膜充血肿胀，鼻腔内有较多鼻涕，初期为水样，后渐转为黏性，或可见鼻腔黏膜干燥，鼻甲缩小，尤以下鼻甲为甚，鼻腔宽大，可有大量灰绿色脓痂充塞其内，可闻及特殊恶臭。自幼发病者，可影响外鼻发育而呈鞍鼻，鼻梁扁而平。

（二）分型

1. **急性鼻炎**　由病毒感染引起的鼻腔黏膜急性炎症性疾病，有一定传染性，四季均可发病，但以冬季

最为多见，属中医学"伤风鼻塞"的范畴。

2. 慢性单纯性鼻炎　以间歇性、交替性鼻塞为特点，白天、夏季、劳动及运动时减轻，夜间、静坐、寒冷时加重；时有黏液涕，可伴有头痛、头昏、咽痛，检查见鼻腔黏膜充血，下鼻甲肿胀，表面光滑，柔软，富于弹性，探针轻压之凹陷，探针移开后立即复原，对减充血剂敏感。

3. 慢性肥厚性鼻炎　以单侧或双侧持续性鼻塞为主要特征，无交替性。鼻涕不多，为黏液性或脓性。常有闭塞性鼻音、耳鸣和耳闭塞感以及有头痛、头昏、咽干、咽痛。少数病人可能有嗅觉减退。检查见下鼻甲黏膜肥厚，鼻甲骨肥大，黏膜表面不平，呈结节状或桑椹状肥厚或息肉样变。探针轻压之为实质感、无凹陷，或虽有凹陷但不立即复原，对减充血剂不敏感。

4. 萎缩性鼻炎　是一种以鼻腔黏膜萎缩性或退行性病变为其病理特征的慢性炎症性疾病，黏膜萎缩性改变可发展延伸到鼻咽、口咽、喉咽等处。本病发病以女性居多，山区多于平原，体格瘦弱者多于健壮者。属中医学"鼻槁"的范畴。

5. 变应性鼻炎　是发生在鼻黏膜的变态反应性疾病，发病以青壮年为主。属中医学"鼻鼽"的范畴。

（三）相关诊断试验

鼻炎继发细菌感染者血象白细胞总数或中性粒细胞可升高。鼻分泌物涂片检查可发现有嗜酸性粒细胞。镜下检查可见鼻黏膜苍白、淡白、淡紫色或充血红色，双下鼻甲水肿、肥厚。

三、鉴别诊断

1. 鼻中隔偏曲　多有鼻部外伤史，以鼻塞为最常

白芥子

【性味归经】辛，温。归肺、胃经。

【功效与应用】

1. 温肺化痰，用于寒痰喘咳，悬饮等。

2. 利气散结，用于阴疽流注及痰阻经络关节之肢体麻木，关节肿痛等。

【用法用量】煎服，3～6g。不宜久煎。外用适量，研末调敷，或作发泡用。

【使用注意】本品辛温走散，耗气伤阴，久咳肺虚及阴虚火旺者忌用。用量不宜过大，过量易致胃肠炎，产生腹痛、腹泻。本品外敷对皮肤黏膜有刺激，易发泡。有消化道溃疡、出血者忌内服，及皮肤过敏者不宜外用。

【现代研究】本品含芥子苷、芥子碱、芥子酶等。芥子苷水解后的产物有较强的刺激作用，可致充血、发泡。白芥子内服可催吐、祛痰，其水浸剂对皮肤真菌有抑制作用。

旋覆花

【性味归经】苦、辛、咸，微温。归肺，胃经。

【功效与应用】

1. 降气化痰，用于咳喘痰多及痰饮蓄结，胸膈痞满。

2. 降逆止呕，用于噫气，呕吐。本品不仅降肺气，又善降胃气而止呕噫。此外，本品有活血通络之功，还可用于胸胁痛，常配香附等同用。

【用法用量】煎服，3～10g。因本品有绒毛，易刺激咽喉作痒而致呛咳呕吐，故须布包入煎。

【使用注意】本品温散降逆，故阴虚劳嗽、津伤燥咳者忌用。

【现代研究】本品含黄酮苷、旋覆花甾醇及槲皮素等。有抗菌作用，能增加肠蠕动。所含黄酮苷对组织胺引起的动物支气管痉挛有缓解作用，并有较弱的利尿作用。

见症状，多呈持续性，伴有鼻出血、头痛及邻近器官受累情况。鼻腔检查见鼻中隔存在不同程度的各种类型的偏曲。

2. 鼻息肉 表现为持续性鼻塞，鼻流浊涕，睡眠时打鼾，嗅觉减退，鼻腔内有单个或多个表面光滑赘生物，鼻窦 X 线平片与 CT 扫描有诊断价值。

3. 鼻窦炎 鼻塞、多脓涕、鼻源性头痛为本病的重要症状，鼻腔检查见中鼻道或嗅裂积脓，鼻窦影像学检查有阳性改变。

四、与中医对应关系

鼻炎属中医"鼻窒"的范畴。鼻窒一名，首见于《素问·五常政大论》其曰"少阳司天，火气下临，肺气上从，……咳、嚏、鼽、血丑、鼻窒、曰疡、寒热胕肿"。从以上论述来看《素问》所论鼻窒乃是指时令性病变，即由一时感邪所致的急性鼻塞，并非指长期不愈的鼻塞鼻窒不通，与今之"鼻窒"的涵义有所不同，但《素问》中鼻窒一名的出现为后世使用这一病名奠定了基础。《内经》所言其病理基础为心肺有病，多数医家认为是指"心肺有热"所致。故心肺失调，火热滞鼻可以说是古代医家认识鼻窒发病病因的最早学说。

五、治疗原则

1. 病因治疗 针对致病因素，及时治疗全身性慢性疾病、鼻窦炎、邻近感染病灶等，改善生活和工作环境，锻炼身体，提高机体抵抗力。

2. 局部治疗 （1）鼻内用减充血剂：可选择 0.5%～1% 麻黄素滴鼻或盐酸羟甲唑啉喷雾剂，连续使用不宜超过 7 天；（2）鼻内用糖皮质激素：具有良好抗炎作用，并最终产生减充血效果。（3）洗鼻

治疗：鼻内分泌物较多或较稠者，可用生理盐水清洗鼻腔。（4）封闭疗法：0.25%～0.5%普鲁卡因作迎香穴和鼻通穴位封闭，亦可作鼻堤或双下鼻甲端黏膜下注射，每次每侧注射1～1.5ml，隔日1次，5次为1疗程。（5）硬化剂治疗：可使用80%甘油或50%葡萄糖等硬化剂作下鼻甲注射。

3.全身治疗 补充维生素A、维生素B、维生素C、维生素D、维生素E以保护黏膜上皮、增加结缔组织抗感染能力、促进组织细胞代谢、扩张血管和改善鼻腔黏膜血液循环。加强营养，改善生活和工作环境，注意个人卫生。此外，补充铁、锌等制剂可能对本病有一定的治疗作用。

4.外科手术治疗 慢性肥厚性鼻炎可行下鼻甲黏膜部分切除术或下鼻甲黏-骨膜下切除术，对于萎缩性鼻炎主要有鼻腔外侧壁内移加固定术、前鼻孔闭合术、鼻腔粘-骨膜下埋藏术。此外还有激光术及冷冻术等。

5.免疫疗法 又称减敏或脱敏疗法，采用引起患者变态反应的变应原制成提取液，给患者进行脱敏治疗，使之不发生或减少发生。

六、中医治疗原则

据《素问·五脏别论》曰"心肺有病，而鼻为之不利也"，《灵枢·本神》篇曰"肺气虚者鼻塞不利，少气"，《素问·玉机真藏论》又曰"脾为孤脏，……其不及则令人九窍不通"，由此可见，中医界尚无对鼻炎统一的分型标准，各家对分型证治的报道尚不一致，其内治法仍是以辩证施治为主的个体治疗，如肺经蕴热，壅塞鼻窍，当治以清热散邪，宣肺通窍；肺脾气虚，邪滞鼻窍，则治以补益肺脾，散邪通窍；燥邪犯肺，则治以清燥润肺，宣肺散邪等。

桔梗

【性味归经】苦、辛，平。归肺经。

【功效与应用】

1.宣肺祛痰，用于肺气不宣的咳嗽痰多，胸闷不畅。

2.利咽，用于咽喉肿痛，失音。本品能宣肺利咽开音。

3.排脓，用于肺痈咳吐脓痰。本品性散上行，能利肺气以排壅肺之脓痰。此外，桔梗有载药上行的作用，可作舟楫之剂，载诸药上浮，临床常在治疗肺经病变的方药中，加入桔梗，以引药上行。

【用法用量】煎服，3～10g。

【使用注意】本品性升散，凡气机上逆，呕吐、呛咳、眩晕、阴虚火旺咳血等，不宜单用。用量过大易致恶心呕吐。

【现代研究】本品含多种皂苷，主要为桔梗皂苷，另外还含菊糖、植物甾醇等。本品能反射性增加气管分泌，稀释痰液而有较强的祛痰作用，并有镇咳作用。所含桔梗皂苷有抗炎作用，能

抑制胃液分泌和抗溃疡，还有解痉、镇痛、镇静、降血糖，降血脂等作用。

七、常用方剂、中药解读

1. 通窍汤加减

常见症状：鼻塞声重，喷嚏频作，流涕清稀，鼻黏膜淡红肿胀，鼻内积有清稀涕液，头痛，恶寒发热，舌淡红，苔薄白，脉浮紧。

组成和剂量：

麻黄 4.5g，白芷 12g，防风 15g，羌活 15g，藁本 10g，细辛 3g，川芎 12g，升麻 12g，葛根 15g，苍术 15g，川椒 10g，甘草 6g

加减：气短乏力易外感加黄芪、白术益气固表；清涕长流不尽可予以陈皮、茯苓健脾利湿。

对应中医证型：风寒犯鼻。

治疗原则：辛温解表，散寒通窍。

西医对应的类型：适用于鼻炎急性发作时表现的鼻痒、喷嚏、鼻塞、流清涕等急性鼻炎的初期表现。

疗效评价：一般经过此方单独口服治疗以后，大部分患者鼻塞声重症状可明显改善，喷嚏、流清涕症状可减轻。

疗程：7～10 天为一疗程，据患者病情变化进行加减。

核心药物评价：麻黄、防风、羌活、藁本疏风散寒解表，类似西医的抗炎药；川芎、白芷、细辛疏散风寒通窍，类似西医的抗过敏、白三烯拮抗剂。

注意事项：餐后服，每日 2 次。

剂量掌握：麻黄、细辛剂量不宜过大，麻黄 4.5～6g 即可，细辛有小毒，3～5g 即可，其余药物常规剂量。

2. 银翘散加减

常见症状：鼻塞较重，鼻流黏稠黄涕，鼻痒气热，喷嚏时作，鼻黏膜色红肿胀，鼻内有黄涕，发热，头痛，微恶风，口渴，咽痛，咳嗽痰黄，舌质红，苔薄黄，脉浮数。

组成和剂量：

金银花 12g，连翘 15g，薄荷 15，淡豆豉 15g，荆芥穗 12g，牛蒡子 15g，桔梗 9g，淡竹叶 12g，芦根 12g，甘草 6g

加减：头痛较甚者，加蔓荆子、白芷、菊花，咽部红肿疼痛者，加板蓝根、射干、马勃；咳嗽痰黄，加前胡、瓜蒌、胆南星。

对应中医证型：风热犯鼻。

治疗原则：疏风清热，宣肺通窍。

西医对应的类型：适用于急性鼻炎发展过程中表现的鼻痒、喷嚏、鼻塞、鼻流黄脓涕，头痛、咽痛、口渴、发热等急性鼻炎的中末期表现。

疗效评价：一般经治疗，患者鼻痒、喷嚏、鼻塞，发热、头痛、咽痛症状可明显改善，鼻流黄脓涕症状可减轻。使用上述方药，能改善过敏的症状，减少抗过敏药物的使用。

疗程：7 ~ 10 天为一疗程，据患者病情变化进行加减。

核心药物评价：金银花、连翘疏风清热、消肿通窍，类似西医的抗炎药；薄荷、荆芥、牛蒡子、淡竹叶、桔梗助主药疏风清热、宣肺通窍，类似西医的抗过敏、白三烯拮抗剂。

注意事项：餐后服，每日 2 次。

剂量掌握：常规剂量即可。

3. 黄芩汤加减

常见症状：鼻塞时轻时重，或交替性鼻塞，鼻涕

川贝母

【性味归经】苦、甘，微寒。归肺、心经。

【功效与应用】

1. 清热化痰，润肺止咳，用于虚劳咳嗽，肺热燥咳或痰热咳嗽。

2. 清热散结，用于瘰疬疮肿及乳痈、肺痈。

【用法用量】煎服，3 ~ 10g；研末服，1 ~ 2g。

【使用注意】本品性寒质润，善化热痰燥痰，如属寒痰湿痰则不宜用。不宜与乌头配伍。

【现代研究】本品含多种生物碱，有镇咳、祛痰、平喘作用。此外，还有降压，兴奋离体子宫及抗菌作用。

浙贝母

【性味归经】苦,寒。归肺、心经。

【功效与应用】

1.清热化痰,用于风热、燥热、痰热咳嗽。本品功似川贝母而偏苦泄。

2.清热散结,用于瘰疬、瘿瘤,痈疡疮毒,肺痈等。

【用法用量】煎服,3～10g。

【使用注意】不宜与乌头配伍。

【现代研究】本品所含生物碱有明显镇咳作用。此外还有镇静、镇痛等中枢抑制作用。

色黄量少,鼻气灼热,鼻黏膜充血,下鼻甲肿胀,表面光滑、柔软有弹性;常有口干,咳嗽痰黄,舌尖红,苔薄黄,脉数。

组成和剂量:

黄芩 12g,栀子 15g,桑白皮 15g,麦冬 15g,赤芍 12g,桔梗 15g,薄荷 15g,荆芥穗 15g,连翘 12g,甘草 6g

加减:若见大量黄脓痰可加菊花、知母、鱼腥草以清热化痰;兼有大便秘结者,可用大黄、芒硝、全瓜蒌、枳实通腑以利肺。

对应中医证型:肺经蕴热,壅塞鼻窍。

治疗原则:清热散邪,宣肺通窍。

西医对应的类型:适用于慢性鼻炎急性发作时表现的鼻塞时轻时重,或交替性鼻塞,鼻涕色黄量少,鼻气灼热,鼻黏膜充血,下鼻甲肿胀等表现

疗效评价:一般经治疗,患者鼻塞,鼻气灼热症状可明显改善,鼻流黄涕症状可减轻。若联合西医的抗过敏、白三烯拮抗剂、鼻部吸入糖皮质扩张剂等则疗效更佳。

疗程:7～10天为一疗程,据患者病情变化进行加减。

核心药物评价:黄芩、栀子、桑白皮疏风清热,类似西医的抗炎药;薄荷、荆芥、连翘疏风清热、宣肺通窍,类似西医的抗过敏、白三烯拮抗剂。

注意事项:餐后服,每日 2 次。

剂量掌握:常规剂量即可。

4.清燥救肺汤加减

常见症状:鼻内干燥,灼热疼痛,涕痂带血,鼻黏膜充血干燥,或有痂块,咽痒干咳,舌尖红,苔薄黄少津,脉细数。

组成和剂量：

冬桑叶 15g，石膏 15g，胡麻仁 15g，麦冬 15g，阿胶 15g，人参 12g，杏仁 6g，枇杷叶 15g，甘草 6g

加减：鼻衄者，加白茅根、茜草根，若伴有咽痒或鼻、咽、眼、耳发痒较明显，可加用白僵蚕、蝉衣、辛夷以祛风止痒；津伤较甚，鼻腔干燥，舌干红少苔，配麦冬、北沙参滋养肺阴。

对应中医证型：燥邪伤肺。

治疗原则：清燥润肺，宣肺散邪。

西医对应的类型：适用于萎缩性鼻炎表现的鼻、咽干燥感、鼻塞、鼻出血、嗅觉障碍、头痛、头昏、恶臭等症状。

疗效评价：一般经治疗，患者鼻咽干燥症状可明显改善，鼻塞、鼻出血症状可减轻。但是若出血较多者，需配合止血药物及局部加压止血。

疗程：7 ~ 10 天为一疗程，据患者病情变化进行加减。

核心药物评价：方中桑叶、石膏清宣肺经燥热；杏仁、枇杷叶宣肺散邪，类似西医的抗炎药；麦冬、人参、阿胶、火麻仁养阴生津润燥，类似西医的维生素类制剂。

注意事项：餐后服，每日 2 次。

剂量掌握：杏仁量不易过大，6 ~ 9g 即可，其余药物常规剂量即可。

5. 通窍活血汤加减

常见症状：鼻塞较甚或持续不减，鼻涕黏黄或黏白，鼻黏膜暗红肥厚，鼻甲肥大质硬，表面凹凸不平，语声重浊或有头胀头痛，耳闭重听，嗅觉减退，舌质暗红或有瘀点，脉弦或弦数。

组成和剂量：

瓜蒌

【性味归经】甘、微苦，寒。归肺、胃、大肠经。

【功效与应用】

1. 清热化痰，用于痰热咳喘。本品甘寒清润，有清肺化痰之功，用于肺热咳嗽，痰稠不易咯出之证。

2. 利气宽胸，用于胸痹、结胸。本品既能清化痰热，又能宽胸散结，故可通利胸膈之痹塞，为治胸痹、结胸要药。

3. 消痈散结，用于肺痈，肠痈，乳痈等。

4. 润肠通便，用于肠燥便秘。

【用法用量】煎服，全瓜蒌 10 ~ 20g，瓜蒌皮 6 ~ 12g，瓜蒌仁 10 ~ 15g 打碎入煎。瓜蒌皮功专清肺化痰，利气宽中；瓜蒌仁主在润燥滑肠；全瓜蒌，则上清肺胃之热而化痰散结，下润大肠之燥而滑肠通便，应用更加广泛。

【使用注意】本品性寒润而滑肠，脾虚便溏及湿痰、寒痰者忌用。反乌头。

【现代研究】瓜蒌主含三萜皂苷。种子含脂肪油、

皂苷。瓜蒌皮含多种氨基酸及生物碱等。本品有祛痰、扩张冠状动脉、增加冠脉流量、抗缺氧、降血脂作用。临床用于冠心病的治疗，有较好疗效。对多种病菌有抑制作用。瓜蒌仁有致泻作用。

桃仁 15g，红花 10g，川芎 15g，赤芍 15g，麝香 12g，老葱 12g，红枣 20 枚，黄酒 15g

加减：鼻塞重，嗅觉减退者可加辛夷花、白芷、石菖蒲、丝瓜络；头胀痛、耳闭重听者，可加柴胡、蔓荆子、菊花、龙胆草。

对应中医证型：邪毒久留，血瘀鼻窍。

治疗原则：行气活血，化瘀通窍。

西医对应的类型：适用于慢性鼻炎长期发作，症状逐渐加重所表现的鼻塞重、流涕、鼻出血、嗅觉障碍、头痛重听明显等症状。

疗效评价：一般经治疗，患者鼻塞、头痛重听症状可明显改善，流涕、鼻出血症状可减轻。但是若出血较多者，需配合止血药物及局部加压止血。若联合西医的抗过敏、白三烯拮抗剂、鼻部吸入糖皮质扩张剂等则疗效更佳。

疗程：7～10 天为一疗程，据患者病情变化进行加减。

核心药物评价：方中桃仁、红花、赤芍、川芎活血化瘀，疏通血脉，类似西医的糖皮质激素；麝香、老葱通阳开窍，类似西医的抗过敏、白三烯拮抗剂。

注意事项：餐后服，每日 2 次。

剂量掌握：常规剂量即可。

6. 肾气丸加减

常见症状：鼻痒、喷嚏频频，流涕如水样，鼻黏膜苍白水肿，鼻道内多量水样清涕，耳鸣、遗精，形寒肢冷，夜尿清长，神疲乏力，舌质淡，苔白，脉沉迟。

组成及剂量：

熟地 15g，山萸肉 15g，山药 20g，丹皮 15g，泽泻 15g，茯苓 12g，附子 3g，桂枝 15g

加减：清涕如水样，长流不止者，可用真武汤。

对应中医证型：肾阳不足，温煦失职。

治疗原则：温补肾阳，固肾纳气。

西医对应的类型：适用于变应性鼻炎表现的鼻痒、喷嚏、流清涕、鼻塞、头胀痛不适等症状。

疗效评价：一般经治疗，患者鼻痒、喷嚏、流清涕、鼻塞症状可明显改善，头胀不适症状可减轻。使用上述方药，能改善过敏的症状，减少抗过敏药物的使用。

疗程：7～10天为一疗程，据患者病情变化进行加减。

核心药物评价：方中熟地、山萸肉、山药滋补肝肾，类似西医的抗炎药；丹皮、泽泻、茯苓利水渗湿，配以附子、桂枝温补肾中元阳。

注意事项：餐后服，每日2次

剂量掌握：附子大热，有毒，煎服3～15g，宜先煎30～60分钟，以减弱其毒性，其余药物常规剂量即可。

八、常用中成药评价

1. 鼻渊通窍颗粒

【主要成分】辛夷、苍耳子（炒）、麻黄、白芷、薄荷、藁本、黄芩、连翘、野菊花、天花粉、地黄、丹参等14味。

【性状】本品为棕色至棕褐色的颗粒；气微香，味甜、微苦。

【功能与主治】疏风清热，宣肺通窍。用于急鼻渊（急性鼻窦炎）属外邪犯肺证，证见：前额或颧骨部压痛，鼻塞时作，流涕黏白或黏黄，或头痛，或发热，苔薄黄或白，脉浮。

【用法与用量】开水冲服，一次15g，一日3次。

竹茹

【性味归经】甘，微寒。归肺、胃经。

【功效与应用】

1.清热化痰除烦，用于痰热所致的咳嗽或心烦不眠等。

2.止呕，用于胃热呕吐。此外，本品还有凉血止血作用，可用于吐血、衄血、崩漏等。

【用法用量】煎服，6～10g。生用清化痰热，姜汁炙用止呕。

【现代研究】竹茹粉对白色葡萄球菌、枯草杆菌、大肠杆菌、伤寒杆菌均有较强的抑制作用。

海藻

【性味归经】咸,寒。归肝、肾经。

【功效与应用】

1.消痰软坚,用于瘿瘤、瘰疬、睾丸肿痛等。

2.利水消肿,用于脚气浮肿及水肿等。

【用法用量】煎服,10～15g。

【使用注意】传统认为反甘草。但临床也每有配伍同用者。

【现代研究】海藻因含碘化物,对缺碘引起的地方性甲状腺肿大有治疗作用;并对甲状腺机能亢进,基础代谢率增高有暂时抑制作用。有抗高血脂症、降压、抗凝、抗溃疡、调节免疫、抗肿瘤等作用。对枯草杆菌、单纯疱疹病毒有抑制作用。

【不良反应】偶见腹泻。

【注意事项】需在医生指导下用药;脾虚腹胀者慎用;服药期间勿食辛、辣等食物。

【规格】每袋装 10g

2. 辛芩片

【主要成分】细辛、黄芩、荆芥、防风、白芷、苍耳子、黄芪、白术、桂枝、石菖蒲。

【性状】本品为异型薄膜衣片,除去包衣后呈黄棕色至棕褐色;味微苦。

【功能与主治】益气固表,祛风通窍。用于鼻鼽、肺气不足、外感风邪证、恶风自汗、鼻流清涕、鼻塞脉虚浮。过敏性鼻炎见上述症状者。

【用法与用量】口服,一次 3 片,一日 3 次,20 天为一个疗程。

【禁忌症】儿童及老年人慎用,孕妇、婴幼儿及肾功能不全者禁用。

【规格】每片重 0.8g。

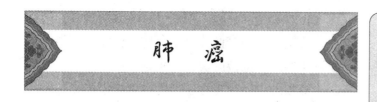

肺 癌

一、定义

原发性支气管癌（primary bronchogenic carcinoma），简称肺癌（lung cancer），为起源于支气管黏膜或腺体的恶性肿瘤。肺癌发病率位于男性肿瘤的首位，由于早期诊断不足致使预后差。目前随着诊断方法的进步、新药以及靶向治疗药物的出现，规范有序的诊断、分期以及多学科的治疗，其生存率已经有所延长。然而，要想大幅度地延长生存率，仍有赖于早期诊断和早期规范治疗。

二、诊断

肺癌的治疗效果与肺癌的早期诊断密切相关。因此，应该大力提倡早期诊断，及早治疗以提高生存率甚至治愈率。这需要临床医师具有高度警惕性，详细采取病史，对肺癌的症状、体征、影像学检查有一定经验，及时进行细胞学及纤支镜等检查，可使80%～90%的肺癌患者得到确诊。

（一）早期诊断

肺癌的早期诊断有赖于多方面的努力。①普及肺癌的防治知识，患者有任何可疑肺癌症状时能及时就诊，对40岁以上长期重度吸烟者或有危险因素接触史者应该每年体检，进行防癌或排除肺癌的有关检查。②医务人员应对肺癌的早期征象提高警惕，避免漏诊、误诊。应重点排查有高危险因素的人群或有下列可疑征象者：无明显诱因的刺激性咳嗽持续2～3周，治

苦杏仁

【性味归经】苦，微温。有小毒。归肺、大肠经。

【功效与应用】

1.止咳平喘，用于咳嗽气喘。本品味苦能降，主入肺经，降肺气之上逆，兼能宣肺气之郁滞，为治咳喘之要药，随证配伍可用于多种咳喘病证。

2.润肠通便，用于肠燥便秘。本品含油脂而质润，味苦而下气，故能润肠通便。

【用法用量】煎服，3～10g，宜打碎入煎。

【使用注意】本品有小毒，用量不宜过大，婴儿慎用。

【现代研究】本品含苦杏仁苷及脂肪油、蛋白质、各种游离氨基酸。所含苦杏仁苷，分解后产生少量氢氰酸，能抑制咳嗽中枢而起镇咳平喘作用。过量食用，可能使呼吸中枢高度抑制而中毒，甚至死亡。有明显的抗真菌作用，对蛔虫、钩虫及伤寒杆菌、副伤寒杆菌有杀灭作用，且有润滑性通便作用。此外，还有抗肿瘤、镇痛等作用。

苏子

【性味归经】辛，温。归肺，大肠经。

【功效与应用】

1.降气化痰，止咳平喘，用于痰壅气逆，咳嗽气喘。

2.润肠通便，用于肠燥便秘。本品含油脂，能润燥滑肠，又能降泄肺气以助大肠传导。

【用法用量】煎服，5～10g。

【使用注意】本品有滑肠耗气之弊，阴虚喘咳及脾虚便溏者慎用。

疗无效；原有慢性呼吸道疾病，咳嗽性质改变；短期内持续或反复痰中带血或咯血，且无其他原因可解释；反复发作的同一部位肺炎，特别是肺段性肺炎；原因不明的肺脓肿，无中毒症状，无大量脓痰，无异物吸入史，抗炎治疗效果不显著；原因不明的四肢关节疼痛及杵状指（趾）；影像学提示局限性肺气肿或段、叶性肺不张；孤立性圆形病灶和单侧性肺门阴影增大；原有肺结核病灶已稳定，而形态或性质发生改变；无中毒症状的胸腔积液，尤其是呈血性、进行性增加者。有上述表现之一，即值得怀疑，需进行必要的辅助检查，包括影像学检查，尤其是低剂量CT扫描是目前普查性发现肺癌有价值的方法。③发展新的早期诊断方法，如早期诊断的标志物等，但是细胞学和病理学检查仍是确诊肺癌的必要手段。

（二）病理和分类

1.按解剖学部位分类

（1）中央型肺癌：发生在段支气管至主支气管的肺癌称为中央型肺癌，约占3/4，较多见鳞状上皮细胞癌和小细胞肺癌（small cell lung cancer，SCLC）。

（2）周围型肺癌：发生在段支气管以下的肺癌称为周围型肺癌，约占1/4，多见腺癌。

2.按组织病理学分类

肺癌的组织病理学分类现分为两大类：

（1）非小细胞肺癌（non-small cell lung cancer，NSCLC）

①鳞状上皮细胞癌（简称鳞癌）：包括乳头状型、透明细胞型、小细胞型和基底细胞样型。典型的鳞癌细胞大，呈多形性，胞浆丰富，有角化倾向，核畸形，染色深，细胞间桥多见，常呈鳞状上皮样排列。电镜

检查癌细胞间有大量桥粒和张力纤维束相连接。以中央型肺癌多见，并有向管腔内生长的倾向，早期常引起支气管狭窄导致肺不张或阻塞性肺炎。癌组织易变性、坏死，形成空洞或癌性肺脓肿。鳞癌最易发生于主支气管腔，发展成息肉或无蒂肿块，阻塞管腔引起阻塞性肺炎。有时也可发展成周围型，倾向于形成中央性坏死和空洞。

②腺癌：包括腺泡状腺癌、乳头状腺癌、细支气管－肺泡细胞癌、实体癌黏液形成。典型的腺癌呈腺管或乳头状结构，细胞大小比较一致，圆形或椭圆形，胞浆丰富，常含有黏液，核大，染色深，常有核仁，核膜比较清楚。腺癌倾向于管外生长，但也可循泡壁蔓延，常在肺边缘部形成直径 2～4cm 的肿块。腺癌早期即可侵犯血管、淋巴管，常在原发瘤引起症状前即已转移。肺泡细胞癌或称细支气管肺泡癌，有人认为它是分化好的腺癌之一，发生在细支气管或肺泡壁。显微镜下通常为单一的、分化好、带基底核的柱状细胞覆盖着细支气管和肺泡，可压迫形成乳头皱褶充满肺泡。这一类型的肺癌可发生于肺外周，保持在原位很长时间。或呈弥漫型，侵犯肺叶的大部分，甚至波及一侧或两侧肺。

③大细胞癌：包括大细胞神经内分泌癌、复合性大细胞神经内分泌癌、基底细胞样癌、淋巴上皮瘤样癌、透明细胞癌、伴横纹肌样表型的大细胞癌。可发生在肺门附近或肺边缘的支气管。细胞较大，但大小不一，常呈多角形或不规则形，呈实性巢状排列，常见大片出血性坏死；癌细胞核大，核仁明显，核分裂象常见，胞浆丰富，可分巨细胞型和透明细胞型，透明细胞型易被误诊为转移性肾腺癌。其诊断准确率与送检标本是否得当和病理学检查是否全面有关，电镜研究常会提供帮助。大细胞癌的转移较小细胞未分化

百部

【性味归经】甘、苦，微温。归肺经。

【功效与应用】

1. 润肺止咳，用于新久咳嗽，百日咳，肺痨咳嗽。本品甘润苦降，微温不燥，主入肺经，功专润肺止咳，无论外感内伤、暴咳、久嗽，皆可用之。尤以治久咳虚嗽者为良。可单用或配伍应用。

2. 杀虫止痒，用于蛲虫，阴道滴虫，头虱及疥癣等。

【用法用量】煎服，5～15g。外用适量。久咳虚嗽宜蜜炙用。

【现代研究】本品含多种生物碱。所含百部碱具有中枢性镇咳作用，对组织胺所致的离体豚鼠支气管平滑肌痉挛有松弛作用。水煎剂及醇浸剂对头虱、衣虱等均有明显杀灭作用，对鼠蛲虫有显著杀灭作用。对人型结核杆菌及多种球菌、杆菌、流感病毒、皮肤真菌有抑制作用。

枇杷叶

【性味归经】苦，微寒。归肺、胃经。

【功效与应用】

1.清肺化痰止咳，用于肺热咳嗽。本品味苦能降，性寒能清，肃降肺气而止咳。

2.降逆止呕，用于胃热呕吐，哕逆。

此外，还可用于热病口渴及消渴，取其清胃止渴之功。

【用法用量】煎服，5~10g。止咳宜炙用，止呕宜生用。

【现代研究】本品含挥发油及皂苷、熊果酸等。有止咳、平喘、抗炎作用及轻度祛痰作用，煎剂在体外对金黄色葡萄球菌有抑制作用。

癌晚，手术切除机会较大。

④其他：腺鳞癌、类癌、肉瘤样癌、唾液腺型癌（腺样囊性癌、黏液表皮样癌）等。

（2）小细胞肺癌（small cell lung cancer, SCLC）包括燕麦细胞型、中间细胞型、复合燕麦细胞型。

癌细胞多为类圆形或菱形，胞浆少，类似淋巴细胞。燕麦细胞型和中间型可能起源于神经外胚层的Kulchitsky细胞或嗜银细胞。细胞浆内含有神经内分泌颗粒，具有内分泌和化学受体功能，能分泌5-羟色胺、儿茶酚胺、组胺、激肽等肽类物质，可引起类癌综合征（carcinoid syndrome）。在其发生发展的早期多已转移到肺门和纵隔淋巴结，并由于其易侵犯血管，在诊断时大多已有肺外转移。

（三）临床表现

与肿瘤大小、类型、发展阶段、所在部位、有无并发症或转移有密切关系。有5%~15%的患者无症状，仅在常规体检、胸部影像学检查时发现。其余的患者可表现或多或少与肺癌有关的症状与体征，按部位可分为原发肿瘤、肺外胸内扩展、胸外转移和胸外表现四类。

1.原发肿瘤引起的症状和体征

（1）咳嗽：为早期症状，常为无痰或少痰的刺激性干咳，当肿瘤引起支气管狭窄后可加重咳嗽，多为持续性，呈高调金属音性咳嗽或刺激性呛咳。细支气管-肺泡细胞癌可有大量黏液痰。伴有继发感染时，痰量增加，且呈黏液脓性。

（2）血痰或咯血：多见于中央型肺癌。肿瘤向管腔内生长者可有间歇或持续性痰中带血，如果表面糜烂严重侵蚀大血管，则可引起大咯血。

（3）气短或喘鸣：肿瘤向支气管内生长，或转移到肺门淋巴结致使肿大的淋巴结压迫主支气管或隆突，或引起部分气道阻塞时，可有呼吸困难、气短、喘息，偶尔表现为喘鸣，听诊时可发现局限或单侧哮鸣音。

（4）发热：肿瘤组织坏死可引起发热，多数发热的原因是由于肿瘤引起的阻塞性肺炎所致，抗生素治疗效果不佳。

（5）体重下降：消瘦为恶性肿瘤的常见症状之一。肿瘤发展到晚期，由于肿瘤毒素和消耗的原因，并有感染、疼痛所致的食欲减退，可表现为消瘦或恶病质。

2.肺外胸内扩展引起的症状和体征

（1）胸痛：近半数患者可有模糊或难以描述的胸痛或钝痛，可由于肿瘤细胞侵犯所致，也可由于阻塞性炎症波及部分胸膜或胸壁引起。若肿瘤位于胸膜附近，则产生不规则的钝痛或隐痛，疼痛于呼吸、咳嗽时加重。肋骨、脊柱受侵犯时可有压痛点，而与呼吸、咳嗽无关。肿瘤压迫肋间神经，胸痛可累及其分布区。

（2）声音嘶哑：癌肿直接压迫或转移致纵隔淋巴结压迫喉返神经（多见左侧），可发生声音嘶哑。

（3）咽下困难：癌肿侵犯或压迫食管，可引起咽下困难，尚可引起气管–食管瘘，导致肺部感染。

（4）胸水：约10%的患者有不同程度的胸水，通常提示肿瘤转移累及胸膜或肺淋巴回流受阻。

（5）上腔静脉阻塞综合征：是由于上腔静脉被附近肿大的转移性淋巴结压迫或右上肺的原发性肺癌侵犯，以及腔静脉内癌栓阻塞静脉回流引起。表现为头面部和上半身淤血水肿，颈部肿胀，颈静脉扩张，患者常主诉领口进行性变紧，可在前胸壁见到扩张的静脉侧支循环。

桑白皮

【性味归经】甘，寒。归肺经。

【功效与应用】

1.泻肺平喘，用于肺热咳喘等。本品甘寒性降，主入肺经，以泻肺热、平喘咳为专长。

2.利水消肿，用于水肿实证。本品能清降肺气，通调水道而利水。

【用法用量】煎服，5～15g。泻肺清热宜生用，肺虚咳嗽宜蜜炙用。

【现代研究】含多种黄酮衍生物，如桑皮素、桑皮色烯素，桑根皮素等。本品有利尿、降压作用，对神经系统有镇静、安定、抗惊厥、镇痛、降温作用，对兔离体肠和子宫有兴奋作用。

葶苈子

【性味归经】苦、辛，大寒。归肺、膀胱经。

【功效与应用】

1.泻肺平喘，用于痰涎壅盛，喘咳不得平卧之证。

2.利水消肿，用于水肿、悬饮、胸腹积水、小便不利等。肺为水之上源，肺气壅实，则气化失司，水道不通而水肿胀满。

【用法用量】煎服，5～10g；研末服，3～6g。

【使用注意】本品性泄利易伤正，只宜于实证。故肺虚喘促，脾虚肿满，膀胱气虚，小便不利者，忌用。

【现代研究】两种葶苈子醇提取物，均有强心作用，能使心肌收缩力增强，心率减慢。对衰弱的心脏可增加输出量，降低静脉压。大剂量可引起心律不齐等强心苷中毒症状。本品尚有利尿作用。现有用于治疗肺心病心力衰竭者。

（6）Horner 综合征：肺尖部肺癌又称肺上沟瘤（Pancoast 瘤），易压迫颈部交感神经，引起病侧眼睑下垂、瞳孔缩小、眼球内陷，同侧额部与胸壁少汗或无汗。也常有肿瘤压迫臂丛神经造成以腋下为主、向上肢内侧放射的火灼样疼痛，在夜间尤甚。

3. 胸外转移引起的症状和体征

胸腔外转移的症状、体征可见于 3%～10% 的患者。以小细胞肺癌居多，其次为未分化大细胞肺癌、腺癌、鳞癌。

（1）转移至中枢神经系统：可引起颅内压增高，如头痛，恶心，呕吐，精神状态异常。少见的症状为癫痫发作，偏瘫，小脑功能障碍，定向力和语言障碍。此外还可有脑病，小脑皮质变性，外周神经病变，肌无力及精神症状。

（2）转移至骨骼：可引起骨痛和病理性骨折。大多为溶骨性病变，少数为成骨性。肿瘤转移至脊柱后可压迫椎管引起局部压迫和受阻症状。此外，也常见股骨、肱骨和关节转移，甚至引起关节腔积液。

（3）转移至腹部：部分小细胞肺癌可转移到胰腺，表现为胰腺炎症状或阻塞性黄疸。其他细胞类型的肺癌也可转移到胃肠道、肾上腺和腹膜后淋巴结，多无临床症状，依靠 CT、MRI 或 PET 作出诊断。

（4）转移至淋巴结：锁骨上淋巴结是肺癌转移的常见部位，可毫无症状。典型者多位于前斜角肌区，固定且坚硬，逐渐增大、增多，可以融合，多无痛感。

4. 胸外表现

指肺癌非转移性胸外表现或称之为副癌综合征（Paraneoplastic syndrome），主要为以下几方面表现。

（1）肥大性肺性骨关节病（hypertrophic pulmonary osteoarthropathy）：常见于肺癌，也见于局限性胸膜间皮瘤和肺转移癌（胸腺、子宫、前列腺

转移）。多侵犯上、下肢长骨远端，发生杵状指（趾）和肥大性骨关节病。

（2）异位促性腺激素：合并异位促性腺激素的肺癌不多，大部分是大细胞肺癌，主要为男性轻度乳房发育和增生性骨关节病。

（3）分泌促肾上腺皮质激素：样物小细胞肺癌或支气管类癌是引起库欣综合征的最常见细胞类型，很多患者在瘤组织中甚至血中可测到促肾上腺皮质激素（ACTH）增高。

（4）分泌抗利尿激素：不适当的抗利尿激素分泌可引起厌食，恶心，呕吐等水中毒症状，还可伴有逐渐加重的神经并发症。其特征是低钠（血清钠<135mmol/L），低渗（血浆渗透压<280mOsm/kg）。

（5）神经肌肉综合征：包括小脑皮质变性、脊髓小脑变性、周围神经病变、重症肌无力和肌病等。发生原因不明确。这些症状与肿瘤的部位和有无转移无关。它可以发生于肿瘤出现前数年，也可与肿瘤同时发生；在手术切除后尚可发生，或原有的症状无改变。可发生于各型肺癌，但多见于小细胞未分化癌。

（6）高钙血症：可由骨转移或肿瘤分泌过多甲状旁腺素相关蛋白引起，常见于鳞癌。患者表现为嗜睡，厌食，恶心，呕吐和体重减轻及精神变化。切除肿瘤后血钙水平可恢复正常。

（7）类癌综合征：类癌综合征的典型特征是皮肤、心血管、胃肠道和呼吸功能异常。主要表现为面部、上肢躯干的潮红或水肿，胃肠蠕动增强，腹泻，心动过速，喘息，瘙痒和感觉异常。这些阵发性症状和体征与肿瘤释放不同的血管活性物质有关，除了5-羟色胺外，还包括缓激肽、血管舒缓素和儿茶酚胺。

此外，还可有黑色棘皮症及皮肌炎、掌跖皮肤过度角化症、硬皮症，以及栓塞性静脉炎、非细菌性栓

牡蛎

【性味归经】咸、涩,微寒。归肝、肾经。

【功效与应用】

1.平肝潜阳,用于肝阳上亢,头晕目眩。本品咸寒质重,有类似石决明之平肝潜阳作用。

2.软坚散结,用于痰核、瘰疬、癥瘕积聚等证。

3.收敛固涩,用于滑脱诸证。

此外,煅牡蛎有收敛制酸作用,可治胃痛泛酸,与乌贼骨、浙贝母共为细末,内服取效。

【用法用量】煎服,10～30g,宜打碎先煎。除收敛固涩煅用外,余皆生用。

【现代研究】本品主含碳酸钙、磷酸钙及硫酸钙,并含有机质等。可通过增强免疫而抑制肿瘤生长,有抗实验性胃溃疡以及局部麻醉作用,所含钙盐有抗酸及轻度镇静、消炎作用。

代赭石

【性味归经】苦,寒。归肝、心经。

【功效与应用】

1. 平肝潜阳,用于肝阳上亢,头晕目眩。

2. 重镇降逆,用于呕吐、呃逆、噫气、喘息等证。

3. 凉血止血,用于血热吐衄、崩漏。

【用法用量】煎服,10～30g,宜打碎先煎。入丸散,每次1～3g。降逆、平肝生用,止血煅用。

【使用注意】本品质重而坠,孕妇慎用。因含微量砷,故不宜长期服用。

【现代研究】本品主含三氧化二铁。所含铁质能促进红细胞及血红蛋白的新生。对肠管有兴奋作用,使肠蠕动亢进。对中枢神经有镇静作用,对离体蛙心有抑制作用。

塞性心内膜炎、血小板减少性紫癜、毛细血管病性渗血性贫血等肺外表现。

（四）肺癌临床分期

2003版美国肿瘤联合会（AJCC）非小细胞肺癌的分期法

1. 原发非小细胞肺癌（T）分期

Tx 原发肿瘤大小无法测量；或痰脱落细胞、或支气管冲洗液中找到癌细胞,但影像学检查和支气管镜检查未发现原发肿瘤。

T0 没有原发肿瘤的证据。

Tis 原位癌。

T1 原发肿瘤最大径≤3cm,局限于肺和脏层胸膜内,未累及主支气管；或局限于气管壁的肿瘤,不论大小,不论是否累及主支气管,一律分为T1。

T2 肿瘤有以下任何情况者最大直径>3cm；累及主支气管,但肿瘤距离隆突≥2cm；累及脏层胸膜；产生肺段或肺叶不张或阻塞性肺炎。

T3 任何大小肿瘤有以下情况之一者累及胸壁或横隔或纵隔胸膜,或支气管（距隆突<2cm,但未及隆突）,或心包；产生全肺不张或阻塞性肺炎。

T4 任何大小的肿瘤,侵及以下之一者心脏,大气管,食管,气管,纵隔,隆突,或椎体。胸腔积液或心包积液中发现非小细胞肺癌癌细胞；原发肿瘤同一叶内出现单个或多个卫星结节。

2. 非小细胞肺癌淋巴结转移（N）分期

Nx 淋巴结转移情况无法判断。

N0 无区域淋巴结转移。

N1 同侧支气管或肺门淋巴结转移。

N2 同侧纵隔和/或隆突下淋巴结转移。

N3 对侧纵隔和/或对侧肺门,和/或同侧或对

侧前斜角肌或锁骨上区淋巴结转移。

3.非小细胞肺癌远处转移（M）分期

Mx 无法评价有无远处转移。

M0 无远处转移。

M1 有远处转移，包括不同肺叶散播和除前斜角肌窝、锁骨上区淋巴结转移以外的其他部位的淋巴结转移。

4.非小细胞肺癌 TNM 分期

隐匿期 TxN0M0

0 期 Tis，原位癌

Ia 期 T1N0M0

Ib 期 T2N0M0

IIa 期 T1N1M0

IIb 期 T2N1M0，T3N0M0

IIIa 期 T1-2N2M0，T3N1-2M0

IIIb 期 T1-4N3M0，T4N0-3M0

IV 期 T1-4N0-3M1

2010NSCLC 新版分期更新要点：

T 分期更新要点：（1）根据肿瘤大小，将 T1 分为 2 个亚组，T1a（≤2cm）及 T1b（＞2cm，≤3cm）；T2 分为 2 个亚组，T2a（＞3cm，≤5cm）及 T2b（＞5cm，≤7cm）；肿瘤＞7cm 由原来的 T2 归为 T3；（2）原发肿瘤同一肺叶出现卫星结节由原来的 T4 归为 T3；（3）原发肿瘤同侧胸腔内不同肺叶出现癌结节由原来的 M1 归为 T4；（4）胸膜播散（恶性胸腔积液、心包积液或胸膜结节）由原来的 T4 归为 M1a。

N 分期更新要点：继续使用原 N 分期方法。

M 分期更新要点：

将 M1 分为 M1a 及 M1b：（1）胸膜播散（恶性胸腔积液、心包积液或胸膜结节）以及对侧肺叶出现癌结节

羚羊角

【性味归经】咸，寒。归肝、心经。

【功效与应用】

1.清肝息风，用于肝风内动，惊痫抽搐。羚羊角主入肝经，有较强的清肝热、息肝风作用。

2.平肝潜阳，用于肝阳上亢，头晕目眩。本品亦有显著的平肝阳作用。

3.清肝明目，用于肝火上炎，目赤头痛。

4.清热解毒，用于温热病壮热神昏，热毒发斑。

【用法用量】煎服，1～3g。单煎 2 小时以上，取汁服。磨汁或研粉服，每次 0.3～0.6g。

【现代研究】本品含磷酸钙、角蛋白及不溶性无机盐等。能抑制中枢神经系统，有解热、镇痛、抗惊厥作用，能增强动物对缺氧的耐受能力。煎剂或醇提取液，小剂量使离体蟾蜍心脏收缩加强，中等剂量可致心传导阻滞，大剂量则引起心率减慢、振幅减小，最后心跳停止。

钩藤

【性味归经】甘，微寒。归肝、心包经。

【功效与应用】

1.息风止痉，用于肝风内动，惊痫抽搐。

2.清热平肝，用于头痛、眩晕。

此外，本品与蝉蜕、薄荷同用，可治疗小儿夜啼，有凉肝止惊之效。

【用法用量】煎服，10～15g。其有效成分钩藤碱加热后易破坏，故不宜久煎，一般不超过20分钟。

【现代研究】本品含钩藤碱、异钩藤碱，有降压、抗心律失常作用。煎剂有明显的镇静作用，但无催眠作用，可降低大脑皮层的兴奋性。能抑制离体肠管，兴奋大鼠离体子宫。

归为 Mla；（2）远处转移（肺／胸膜外）归为 M1b。

TNM 分期更新要点：

（1）T2bN0M0 由 Ⅰ B 期改为 Ⅱ A 期；

（2）T2aN1M0 由 Ⅱ B 期改 为 Ⅱ A 期；（3）T4N0～1M0 由 Ⅲ B 期改为 Ⅲ A 期。

（五）相关诊断试验

【影像学及其他检查】

1.胸部影像学检查　是发现肿瘤最重要的方法之一。可通过透视或正侧位 X 线胸片和 CT 发现肺部阴影。

（1）中央型肺癌：向管腔内生长可引起支气管阻塞征象。阻塞不完全时呈现段、叶局限性气肿。完全阻塞时，表现为段、叶不张。肺不张伴有肺门淋巴结肿大时，下缘可表现为倒 S 状影像，是中央型肺癌，特别是右上叶中央型肺癌的典型征象。引流支气管被阻塞后可导致远端肺组织继发性感染，发生肺炎或肺脓肿。炎症常呈段、叶分布，近肺门部阴影较浓。抗生素治疗后吸收多不完全，易多次复发。若肿瘤向管腔外生长，可产生单侧性、不规则的肺门肿块。肿块亦可能由支气管肺癌与转移性肺门或纵隔淋巴结融合而成。CT 可明显提高分辨率，CT 支气管三维重建技术还可发现段支气管以上管腔内的肿瘤或狭窄。

（2）周围型肺癌：早期多呈局限性小斑片状阴影，边缘不清，密度较淡，易误诊为炎症或结核。随着肿瘤增大，阴影渐增大，密度增高，呈圆形或类圆形，边缘常呈分叶状，伴有脐凹或细毛刺。高分辨 CT 可清晰地显示肿瘤的分叶、边缘的毛刺、胸膜凹陷征，支气管充气征和空泡征，甚至钙质分布类型。如肿瘤向肺门淋巴结蔓延，可见其间引流淋巴管增粗形成条索状阴影伴肺门淋巴结增大。癌组织坏死与支气管相

通后，表现为厚壁，偏心，内缘凹凸不平的癌性空洞。继发感染时，洞内可出现液平。腺癌经支气管播散后，可表现为类似支气管肺炎的斑片状浸润阴影。易侵犯胸膜，引起胸腔积液。也易侵犯肋骨，引起骨质破坏。

（3）细支气管－肺泡细胞癌：有结节型与弥漫型两种表现。结节型与周围型肺癌的圆形病灶的影像学表现不易区别。弥漫型为两肺大小不等的结节状播散病灶，边界清楚，密度较高。随病情发展逐渐增多，增大，甚至融合成肺炎样片状阴影。病灶间常有增深的网状阴影，有时可见支气管充气征。CT 的优点在于能够显示一些普通 X 线检查所不能发现的病变，包括小病灶和位于心脏后、脊柱旁、肺尖、近膈面及肋骨头部位的病灶。CT 还可显示早期肺门和纵隔淋巴结肿大。CT 更易识别肿瘤有无侵犯邻近器官。

2. 磁共振显像（magnetic resonance imaging，MRI） 与 CT 相比，在明确肿瘤与大血管之间的关系上有优越性，而在发现小病灶（<5mm）方面则不如 CT 敏感。

3. 单光子发射计算机断层显像（SPECT） 方法简便、无创，利用肿瘤细胞摄取放射性核素与正常细胞之间的差异，进行肿瘤定位、定性和骨转移诊断。目前应用的方法为放射性核素肿瘤阳性显像和放射免疫肿瘤显像。前者以亲肿瘤的标记化合物作为显像剂，虽性能稳定，但特异性差。后者以放射性核素标记的肿瘤抗原或其相关抗原制备的特异抗体为显像剂进行肿瘤定位诊断，特异性高，但制备过程复杂，影响因素多，稳定性不如前者。

4. 正电子发射计算机体层显像（PET） 与正常细胞相比，肺癌细胞的代谢及增殖加快，对葡萄糖的摄取增加，注入体内的 18-氟-2-脱氧 D-葡萄糖（FDG）可相应地在肿瘤细胞内大量积聚，其相对摄

天麻

【性味归经】甘，平。归肝经。

【功效与应用】

1. 息风止痉，用于肝风内动，惊痫抽搐。

2. 平抑肝阳，用于眩晕、头痛。天麻既息肝风，又平肝阳，故为止眩晕头痛之良药。

3. 祛风通络，用于肢麻痉挛抽搐，风湿痹痛。

【用法用量】煎服，3～10g。研末冲服，每次 1～1.5g。

【现代研究】天麻含天麻素、天麻苷元、香荚兰醇、香荚兰醛等。有镇静、抗惊厥、镇痛作用。能提高学习记忆能力，延缓衰老。可降低外周血管和冠状血管阻力而具有温和的降压作用。天麻多糖有免疫活性，能增强机体免疫功能。

地龙

【性味归经】咸,寒。归肝、脾、膀胱经。

【功效与应用】

1. 清热息风,用于高热惊痫、癫狂。

2. 通经活络,用于痹证及半身不遂。

3. 清肺平喘,用于肺热哮喘。

4. 清热利尿,用于热结膀胱,小便不利或尿闭不通。

【用法用量】煎服,5～15g;鲜品10～20g。研末吞服,每次1～2g。

【使用注意】脾胃素弱,或无实热之证者忌用。

【现代研究】本品含蚯蚓解热碱、蚯蚓素、蚯蚓毒素及黄嘌呤、腺嘌呤、鸟嘌呤、胆碱等。具有解热、镇静、抗惊厥作用。有缓慢而持久的降压作用。能显著舒张支气管,而起平喘作用。有明显的抑制血栓形成作用。从广地龙中提出一种针状结晶,对离体和在体子宫及肠道平滑肌有兴奋作用。此外,还有抗突变、抗疲劳、利尿作用等。

入量可以反映肿瘤细胞的侵袭性及生长速度,故可用于肺癌及淋巴结转移的定性诊断,诊断肺癌骨转移的价值也优于 SPECT。PET 扫描对肺癌的敏感性可达 95%,特异性可达 90%,对发现转移病灶也很敏感,但对肺泡细胞癌的敏感性较差,评价时应予考虑。

5. 痰脱落细胞检查 如果痰标本收集方法得当,3 次以上的系列痰标本可使中央型肺癌的诊断率提高到 80%,周围型肺癌的诊断率达 50%。其他影响准确性的因素有:痰中混有脓性分泌物可引起恶性细胞液化;细胞病理学家识别恶性细胞的能力。

6. 纤维支气管镜检查和电子支气管镜检查 对诊断、确定病变范围、明确手术指征与方式有帮助。纤支镜可见的支气管内病变,刷检的诊断率可达 92%,活检诊断率可达 93%。经支气管镜肺活检(transbronchial lung biopsy,TBLB)可提高周围型肺癌的诊断率。对于直径大于 4cm 的病变,诊断率可达到 50%～80%。但对于直径小于 2cm 的病变,诊断率仅 20% 左右。纤支镜检查时的灌洗物、刷检物的细胞学检查也可对诊断提供重要帮助。纤支镜检查的合并症很少,但检查中可出现喉痉挛,气胸,低氧血症和出血。有肺动脉高压、低氧血症伴二氧化碳潴留和出血体质者,应列为肺活检的禁忌证。

7. 针吸细胞学检查 可经皮或经纤支镜进行针吸细胞学检查。还可在超声波、X 线或 CT 引导下进行,目前常用的主要为浅表淋巴结和经超声波引导针吸细胞学检查。

①浅表淋巴结针吸细胞学检查:可在局麻甚至不麻醉时对锁骨上或腋下肿大的浅表淋巴结做针吸细胞学检查。对于质地较硬,活动度差的淋巴结可得到很高的诊断率。

②经纤支镜针吸细胞学检查:对于周围型病变和

气管、支气管旁肿大的淋巴结或肿块，可经纤支镜针吸细胞学检查。与 TBLB 合用时，可将中央型肺癌的诊断率提高到 95%，弥补活检钳夹不到黏膜下病变时所造成的漏诊。

③经皮针吸细胞学检查：病变靠近胸壁者可在超声引导下针吸活检，病变不紧贴胸壁时，可在透视或 CT 引导下穿刺针吸或活检。由于针刺吸取的细胞数量有限，可出现假阴性结果。为提高诊断率，可重复检查。约 29% 的病变最初细胞学检查为阴性，重复检查几次后发现恶性细胞。经皮针吸细胞学检查的常见并发症是气胸，发生率约 25%～30%。

8. 纵隔镜检查 纵隔镜检查是一种对纵隔转移淋巴结进行评价和取活检的创伤性检查手段。它有利于肿瘤的诊断及 TNM 分期。

9. 胸腔镜检查 主要用于确定胸腔积液或胸膜肿块的性质。

10. 其他细胞或病理检查 如胸腔积液细胞学检查、胸膜、淋巴结、肝或骨髓活检。

11. 开胸肺活检 若经痰细胞学检查、支气管镜检查和针刺活检等项检查均未能确立细胞学诊断，则考虑开胸肺活检，但必须根据患者的年龄、肺功能等仔细权衡利弊后决定。

12. 肿瘤标志物检查 肺癌的标志物很多，其中包括蛋白质、内分泌物质、肽类和各种抗原物质如癌胚抗原（CEA）及可溶性膜抗原如 CA-50、CA-125、CA-199，某些酶如神经特异性烯醇酶（NSE）、cyfra21-1 等虽然对肺癌的诊断有一定帮助，但缺乏特异性。对某些肺癌的病情监测有一定参考价值。

三、鉴别诊断

肺癌常与某些肺部疾病共存，或其影像学形态表

全蝎

【性味归经】辛，平。有毒。归肝经。

【功效与应用】

1. 息风止痉，用于痉挛抽搐。本品主入肝经，性善走窜，既平息肝风，又搜风通络，兼具息风止痉及搜风止痛之效。

2. 攻毒散结，用于疮疡肿毒，瘰疬结核。本品味辛、有毒，辛以散结，以毒攻毒。治疮毒、结核，可内服，亦可外敷。

3. 通络止痛，用于风湿顽痹、偏正头痛。

【用法用量】煎服，2～5g，研末吞服，每次 0.6～1g。外用适量。

【使用注意】本品性善走窜，孕妇慎用。因本品有毒，用量不宜过大。一般常用量，无明显毒副作用。内服中毒量为30～60g。

【现代研究】本品含蝎毒，为一种类似蛇毒神经毒的蛋白质，主要危害是使呼吸麻痹。但含硫量较少，故作用时间短。并含三甲胺、甜菜碱、牛黄酸、软脂酸、硬脂酸、胆甾醇、卵磷脂及铵盐等。

有抗惊厥、降压、镇静及镇痛作用。能抑制血栓形成，并有抗肿瘤作用。

现与某些疾病相类似，故常易误诊或漏诊，必须及时进行鉴别，以利早期诊断。痰脱落细胞检查、纤支镜或其他组织病理学检查有助于鉴别诊断，但应与下列疾病鉴别：

1. 肺结核 肺结核球多见于年轻患者，病灶多见于结核好发部位，如肺上叶尖后段和下叶背段。一般无症状，病灶边界清楚，密度高，可有包膜。有时含钙化点，周围有纤维结节状病灶，多年不变。肺门淋巴结结核易与中央型肺癌相混淆，多见于儿童、青年，多有发热，盗汗等结核中毒症状。结核菌素试验常阳性，抗结核治疗有效。肺癌多见于中年以上成人，病灶发展快，呼吸道症状比较明显，抗结核药物治疗有效。急性粟粒性肺结核应与弥漫型细支气管肺泡癌相鉴别。通常粟粒型肺结核患者年龄较轻，有发热，盗汗等全身中毒症状，呼吸道症状不明显。X线表现为细小、分布均匀、密度较淡的粟粒样结节病灶。而细支气管 – 肺泡细胞癌两肺多有大小不等的结节状播散病灶，边界清楚、密度较高，进行性发展和增大，且有进行性呼吸困难。

2. 肺炎 若无毒性症状，抗生素治疗后肺部阴影吸收缓慢，或同一部位反复发生肺炎时，应考虑到肺癌可能。肺部慢性炎症机化，形成团块状的炎性假瘤，也易与肺癌相混淆。但炎性假瘤往往形态不整，边缘不齐，核心密度较高，易伴有胸膜增厚，病灶长期无明显变化。

3. 肺脓肿 起病急，中毒症状严重，多有寒战、高热、咳嗽、咳大量脓臭痰等症状。肺部X线表现为均匀的大片状炎性阴影，空洞内常见较深液平。血常规检查可发现白细胞和中性粒细胞增多。癌性空洞继发感染，常为刺激性咳嗽、反复血痰，随后出现感染、咳嗽加剧。胸片可见癌肿块影有偏心空洞，壁厚，内

壁凹凸不平。结合纤支镜检查和痰脱落细胞检查可以鉴别。

4. 纵隔淋巴瘤　颇似中央型肺癌，常为双侧性，可有发热等全身症状，但支气管刺激症状不明显，痰脱落细胞检查阴性。

5. 肺部良性肿瘤　许多良性肿瘤在影像学上与恶性肿瘤相似。其中尤以支气管腺瘤、错构瘤等更难鉴别。

6. 结核性渗出性胸膜炎　应与癌性胸水相鉴别，癌性胸水多发生在40岁以上，一般无发热，持续胸痛，有时伴有咯血，胸水多为中、大量，50%～90%呈血性，进展较快，胸水中反复查找可查见肿瘤细胞。结核性胸水中可能查到抗酸杆菌，可伴有发热，午后居多，食欲减退等结核中毒症状。

四、与中医对应关系

本病属于中医"肺积""息贲"等范畴，在中医文献中未见肺癌之名，但有类似肿瘤的记载。《难经》曰："肺之积名曰息贲，在右肋下，覆大如杯，久不已，令人洒淅寒热，喘咳，发肺壅。"《金匮要略·五脏风寒积聚病脉证并治》："积者，脏病也，终不移；聚者，腑病也，发作有时，展转痛移，为可治。"《诸病源候论·癥瘕者》："癥瘕者，皆由寒温不调，饮食不化，与脏气相搏结所生，其病不动者，直命为癥……"。《圣惠方》尚有治疗息贲上气咳嗽、喘促咳嗽、结聚胀痛、腹肋胀痛、呕吐痰涎、面黄体瘦等症的药方记载。

肺癌是由于正气虚损，阴阳失调，邪毒乘虚入肺，邪滞于肺，导致肺脏功能失调，肺气郁滞，宣降失司，气机不利，而致血行瘀滞，津液失于输布，津聚为痰，痰凝气滞，瘀阻络脉，瘀毒胶结，日久形成肺部积块。因此，肺癌是因虚而得病，因虚而致实，是一种全身

蜈蚣

【性味归经】辛，温。有毒。归肝经。

【功效与应用】

1. 息风止痉，用于痉挛抽搐。

2. 攻毒散结，用于疮疡肿毒、瘰疬结核。

3. 通络止痛，用于风湿顽痹、顽固性头痛。

【用法用量】煎服，1～3g；研末吞服，每次0.6～1g。外用适量，可研末用或油浸涂敷患处。

【使用注意】本品有毒，用量不宜过大，孕妇忌服。

【现代研究】本品除含毒性成分外，尚含脂肪油、胆甾醇、蚁酸及多种氨基酸。蜈蚣有抗惊厥及扩张血管，降压作用。蜈蚣水浸剂对结核杆菌及多种皮肤真菌有不同程度的抑制作用。并有促进免疫、抗肿瘤作用。

磁石

【性味归经】咸,寒。归心、肝、肾经。

【功效与应用】

1.镇惊安神,用于心神不宁、烦躁失眠、惊悸癫痫。

2.平肝潜阳,用于肝阳上亢,头痛眩晕。

3.聪耳明目,用于肝肾亏虚,耳鸣、耳聋、目暗等。

4.纳气平喘,用于肾虚作喘。磁石既能养肾,又可纳气。

另外,磁石酒渍服,可治阳痿;研末外敷,又治金疮出血。

【用法用量】煎服,15～30g,打碎先煎。入丸散,每次1～3g。本品很少生用,多煅后用。

【使用注意】因碍消化,如入丸散,不可多服。脾胃虚弱者慎用。

【现代研究】本品主含四氧化三铁(Fe_3O_4),有镇静作用,对缺铁性贫血有补血效果。

属虚,局部属实的疾病。肺癌的虚以阴虚、气阴两虚为多见,实则不外乎气滞、血瘀、痰凝、毒聚之病理变化。其病位在肺,但因肝主疏泄,脾主运化水湿,肾主水之蒸化,故与肝、脾、肾关系密切。

五、治疗原则

治疗方案主要根据肿瘤的组织学决定。通常SCLC发现时已转移,难以通过外科手术根治,主要依赖化疗或放化疗综合治疗。相反,NSCLC可为局限性,外科手术或放疗可根治,但对化疗的反应较SCLC差。

(一)非小细胞肺癌(NSCLC)

1.局限性病变

(1)手术:对于可耐受手术的Ⅰa、Ⅰb、Ⅱa和Ⅱb期NSCLC,首选手术。Ⅲa期病变若患者的年龄、心肺功能和解剖位置合适,也可考虑手术。术前化疗(新辅助化疗)可使许多原先不能手术者降级而能够手术,胸腔镜电视辅助胸部手术(VATS)可用于肺功能欠佳的周围型病变的患者。

(2)根治性放疗:Ⅲ期患者以及拒绝或不能耐受手术的Ⅰ、Ⅱ期患者均可考虑根治性放疗。已有远处转移、恶性胸腔积液或累及心脏者一般不考虑根治性放疗。放疗射线可损伤肺实质和胸内其他器官,如脊髓、心脏和食管,对有严重肺部基础疾病的患者也应注意。

(3)根治性综合治疗:对产生Horner综合征的肺上沟瘤可采用放疗和手术联合治疗。对于Ⅲa期患者,N2期病变可选择手术加术后放化疗,新辅助化疗加手术或新辅助放化疗加手术。对Ⅲb期和肿瘤体积大的Ⅲa病变,与单纯放疗相比,新辅助化疗(含顺铂

的方案 2～3 个周期)加放疗(60Gy)中位生存期可从 10 个月提高至 14 个月,5 年生存率可从 7% 提高至 17%。

2. 播散性病变

不能手术的 NSCLC 患者中 70% 预后差。可根据行动状态评分为 0(无症状)、1(有症状,完全能走动)、2(<50% 的时间卧床)、3(>50% 时间卧床)和 4(卧床不起)选择适当应用化疗和放疗,或支持治疗。

(1)化学药物治疗(简称化疗):联合化疗可增加生存率、缓解症状以及提高生活质量,可使 30%～40% 的患者部分缓解,近 5% 的患者完全缓解,中位生存期为 9～10 个月,1 年生存率为 40%。因此,若患者行为状态评分 ≤2 分,且主要器官功能可耐受,可给予化疗。化疗应使用标准方案,如紫杉醇 + 卡铂、多西紫杉醇 + 顺铂或长春瑞滨 + 顺铂,吉西他滨 + 顺铂以及丝裂霉素 C+ 长春地辛 + 顺铂等以铂类为基础的化疗方案。适当的支持治疗(止吐药、用顺铂时补充体液和盐水、监测血细胞计数和血生化、监测出血或感染的征象以及在需要时给予红细胞生成素和粒细胞集落刺激因子以刺激血细胞增生)并且根据最低粒细胞计数调整化疗剂量都是必要的。

(2)放射治疗(简称放疗):如果患者的原发瘤阻塞支气管引起阻塞性肺炎、上呼吸道或上腔静脉阻塞等症状,应考虑放疗。也可对无症状的患者给予预防性治疗,防止胸内病变进展。通常一个疗程为 2～4 周,剂量 30～40Gy。心脏填塞可予心包穿刺术和放疗,颅脑、脊髓压迫和臂丛神经受累亦可通过放疗缓解。对于颅脑转移和脊髓压迫者,可给予地塞米松(25～75mg / d,分 4 次)并迅速减至缓解症状所需的最低剂量。

(3)靶向治疗:肿瘤分子靶向治疗是以肿瘤组织或细胞中所具有的特异性(或相对特异)分子为靶

龙骨

【性味归经】甘、涩,平。归心、肝、肾经。

【功效与应用】

1. 镇惊安神,用于神志不安、心悸失眠、惊痫癫狂。

2. 平肝潜阳,用于肝阳眩晕。

3. 收敛固涩,同于滑脱诸证。

此外,煅龙骨外用,有吸湿敛疮之功,可用于湿疹痒疮及疮疡溃后经久不愈,常与枯矾同用。

【用法用量】煎服,15～30g,先煎。外用适量。收敛固涩煅用,其他生用。

【现代研究】本品主含钙盐,尚含铁、钾、钠、氯等。其所含钙盐被吸收后,有促进血液凝固、降低血管壁通透性及抑制骨骼肌兴奋等作用。

酸枣仁

【性味归经】苦、酸，平。归心、肝经。

【功效与应用】

1. 养心安神，用于失眠、心悸。

2. 敛汗生津，用于体虚多汗。

【用法用量】煎服，10～20g。研末吞服，每次1.5～3g。

【使用注意】内服剂量过大易引起中毒。孕妇慎用。

【现代研究】本品含多量脂肪油和蛋白质，另含白桦酯酸、多糖、酸枣仁皂苷及黄酮类化合物等。有镇静、催眠、抗惊厥、镇痛和降温作用，能抗心律失常、改善心肌缺血、降血压、降血脂。还能增强免疫功能和抗血小板聚集。并有兴奋子宫作用。

点，利用分子靶向药物特异性阻断该靶点的生物学功能，选择性从分子水平来逆转肿瘤细胞的恶性生物学行为，从而达到抑制肿瘤生长甚至肿瘤消退的目的。部分药物已经在晚期 NSCLC 治疗中显示出较好的临床疗效，已经被一些指南纳为二线治疗。其中包括以表皮生长因子受体为靶点的靶向治疗，代表药物为吉非替尼（gefitinib），厄洛替尼（erlotinib）和单克隆抗体（MAb）cetuximab，可考虑用于化疗失败者或者无法接受化疗的患者。此外是以肿瘤血管生成为靶点的靶向治疗，其中 bevacizumab（rhuMAb-VEGF）联合化疗能明显提高化疗治疗晚期 NSCLC 的有效率、并延长肿瘤中位进展时间。

（4）转移灶治疗：伴颅脑转移时可考虑放疗。术后或放疗后出现的气管内肿瘤复发，经纤维支气管镜给予激光治疗，可使 80%～90%的患者缓解。

（二）小细胞肺癌（SCLC）

推荐以化疗为主的综合治疗以延长患者生存期。

1. 化疗　常使用的联合方案是足叶乙苷加顺铂或卡铂，3 周一次，共 4～6 周期。其他常用的方案为足叶乙苷、顺铂和异环磷酰胺。初次联合化疗可能会导致中至重度的粒细胞减少（例如粒细胞数 0.5×10^9/L～1.0×10^9/L）和血小板减少症（血小板计数 <50×10^9/L～100×10^9/L）。初始治疗 4～6 个周期后，应重新分期以确定是否进入完全临床缓解（所有临床明显的病变和癌旁综合征完全消失）、部分缓解、无反应或进展（见于 10%～20%的患者）。治疗后进展或无反应的患者应该调换新的化疗药物。

2. 放疗　对明确有颅脑转移者应给予全脑高剂量放疗（40Gy）。也有报道对完全缓解的患者可给予预防性颅脑放射（PCI），能显著地减少脑转移（存

活≥2年，未做PCI的患者60%～80%发生脑转移），但生存受益小。也有研究表明PCI后可发生认知力缺陷。治疗前需将放疗的利弊告知患者。对有症状、胸部或其他部位病灶进展的患者，可给予全剂量（如胸部肿瘤团块给予40Gy）放疗。

3.综合治疗　大多数局限期的SCLC可考虑给予足叶乙苷加铂类药物化疗以及同步放疗的综合治疗。尽管会出现放化疗的急慢性毒性，但能降低局部治疗的失败率并提高生存期。可选择合适的患者（局限期、行动状态评分0～1且基础肺功能良好），给予全部剂量的放疗并尽可能减少对肺功能的损伤。

对于广泛期病变，通常不提倡初始胸部放疗。然而，对情况良好的患者（如行动状态评分0～1，肺功能好以及仅一个部位扩散者）可在化疗基础上增加放疗。对所有患者，如果化疗不足以缓解局部肿瘤症状，可增加一个疗程的放疗。

尽管常规不推荐SCLC手术治疗，偶尔也有患者符合切除术的要求（纵隔淋巴结阴性，且无转移者）。

（三）生物反应调节剂（biological response modifier，BRM）

BRM为小细胞肺癌提供了一种新的治疗手段，如小剂量干扰素（2×10^6 U）每周3次间歇疗法。转移因子、左旋咪唑、集落刺激因子（CSF）在肺癌的治疗中都能增加机体对化疗、放疗的耐受性，提高疗效。

六、中医治疗原则

根据恶性肿瘤的病因病机，治疗上采用辨证论治方法，分别施以理气行滞，清热解毒，活血化瘀，软坚散结，扶正固本等不同方法。一般来说，肿瘤发病早期，患者正气未虚，肿瘤尚小，治宜祛邪攻癌为主，

远志

【性味归经】苦、辛，微温。归心、肾、肺经。

【功效与应用】

1.宁心安神，用于心神不安，失眠、健忘、惊悸。远志主入心肾，为交通心肾、安定神志之佳品。

2.祛痰开窍，用于咳嗽痰多及痰阻心窍之神志恍惚、惊痫发狂。

3.消痈肿，用于痈疽肿毒。单用为末酒送服或外用调敷即效。

【用法用量】煎服，5～10g。外用适量。一般生用。以甘草水制后，能减去燥性、缓和药性。蜜炙后，能增强其化痰止咳作用并可缓和药性，减少对胃的刺激。

【使用注意】剂量过大易致呕吐。有胃炎及溃疡者慎用。

【现代研究】本品主含两种皂苷，其中一种水解后得远志皂苷元A和B，另一种为细叶远志素。尚含远志醇、远志碱等。有镇静、抗惊厥、祛痰及降压、抗菌等作用。可收缩动物已

孕和未孕子宫。远志皂苷在体外有较强的溶血作用。

若体弱者，可适当加用扶正药物；肿瘤发展中期，病人正气尚可，瘤体较大，可采用攻补兼施方法；肿瘤至晚期，病人正气虚衰，瘤体进一步增大，则宜扶正为主，兼以抗癌。

七、常用方剂、中药解读

1.血府逐瘀汤加减

常见症状：咳嗽不畅，胸闷气憋，胸痛有定处，如锥如刺，或痰血暗红，口唇紫暗，舌质暗或有瘀点、瘀斑，苔薄，脉细弦或细涩。

组成及剂量：

当归9g，生地9g，桃仁12g，红花9g，枳壳6g，赤芍6g，柴胡3g，甘草6g，桔梗4.5g，川芎4.5g，牛膝9g

加减：胸痛明显者，可配伍香附、延胡索，郁金等理气通络，活血定痛；若反复咯血，血色暗红者，可去桃仁、红花，加蒲黄、三七、藕节、仙鹤草、茜草根祛瘀止血；瘀滞化热，耗伤气津，见口干舌燥者，加沙参、天花粉、生地、玄参、知母等，清热养阴生津；食少，乏力、气短者，加黄芪、党参、白术、益气健脾。

对应中医证型：瘀阻肺络证。

治疗原则：行气活血，散瘀消结。

西医对应的类型：肺癌瘀阻肺络。

疗效评价：一般服用此方，可改善患者咳嗽不畅，胸闷气憋症状，提高生存质量，稳定病灶，延长生存期，减轻放化疗引起的不良反应。但仍需要联合西医治疗，治疗方案主要根据肿瘤的组织学决定，来选择手术或化疗、放化疗综合治疗。

疗程：1个月为一个疗程。

核心药物评价：桃仁、红花、川芎、赤芍、牛膝活血化瘀；当归、熟地养血活血；柴胡、枳壳疏肝理气；甘草调和诸药。

注意事项：禁食辛辣腌炸、海膻发物，适当参加锻炼。

剂量掌握：每日1剂，早晚温服。

2.二陈汤合瓜蒌薤白半夏汤加减

常见症状：咳嗽咯痰，气憋，痰质稠黏，痰白或黄白相兼，胸闷胸痛，纳呆便溏，神疲乏力，舌质苔白腻，脉滑。

组成及剂量：

半夏15g 橘红15g 白茯苓9g 炙甘草4.5g 全瓜蒌12g 薤白9g 紫菀9g 款冬花9g

加生姜7片，乌梅1个，水煎温服

加减：若见胸脘胀闷，喘咳较甚者，可加用葶苈大枣泻肺汤以泻肺行水；痰郁化热，痰黄稠黏难出者，加海蛤壳、鱼腥草、金荞麦根、黄芩、栀子清化痰热；胸痛甚，且瘀象明显者，加川芎、郁金、延胡索行瘀止痛；神疲、纳呆者，加党参、白术、鸡内金健运脾气。

对应中医证型：痰湿蕴肺证。

治疗原则：健脾燥湿，行气祛痰。

西医对应类型：肺癌痰湿蕴肺证。

疗效评价：一般服用此方，可改善患者咳嗽咯痰，气憋，纳呆便溏，神疲乏力等症状，提高生存质量，稳定病灶，延长生存期，减轻放化疗引起的不良反应。但仍需要联合西医治疗，治疗方案主要根据肿瘤的组织学决定，来选择手术或化疗、放化疗综合治疗。

疗程：1个月为一个疗程。

核心药物评价：陈皮、法半夏、茯苓理气燥湿化痰；瓜蒌、薤白行气祛痰，宽胸散结；紫菀、款冬花

冰片

【性味归经】苦、辛，微寒。归心、脾、肺经。

【功效与应用】

1.开窍醒神，用于窍闭神昏证。本品苏醒神志力缓，一般不单独使用，常与麝香同用。

2.清热止痛，用于胸腹疼痛及疮疡肿痛、目赤肿痛、咽痛口疮。

【用法用量】入丸散，每次0.03～0.1g。不宜入煎剂。外用适量。

【使用注意】孕妇慎用。

【现代研究】龙脑冰片含右旋龙脑，又含葎草烯、β-榄香烯、石竹烯等倍半萜，以及齐墩果酸、麦珠子酸、龙脑香醇等。艾片含左旋龙脑。机制冰片含消旋混合龙脑。本品经肠系膜吸收迅速，给药5分钟即可通过血脑屏障，且在脑蓄积时间长，量也相当高。局部应用对感觉神经有轻微刺激，有一定的止痛及温和的防腐作用。体外对链球菌、大肠杆菌、葡萄球菌、肺炎双球菌及部分致病性皮肤真菌有抑制

作用。对中、晚期妊娠小鼠有引产作用。

止咳化痰。

注意事项：禁食辛辣腌炸、海膻发物，适当参加锻炼。

剂量掌握：每日 1 剂，早晚温服。

3. 沙参麦冬汤合五味消毒饮加减

常见症状：咳嗽无痰或少痰，或痰中带血，甚则咯血不止久稽不退，胸痛，心烦寐差，低热盗汗，或热势壮，久稽不退，口渴，大便干结，舌质红，舌苔黄，脉细数或数大。

组成及剂量：

北沙参 10g，玉竹 10g，麦冬 10g，天花粉 15g，白扁豆 10g，桑叶 6g，生甘草 3g，金银花 15g，野菊花 6g，蒲公英 6g，紫花地丁 6g，紫背天葵子 6g

加减：若见咯血不止，可选加白及、仙鹤草、茜草根、三七凉血止血，收敛止血；低热盗汗，加地骨皮、白薇、五味子育阴清热敛汗；大便干结，加全瓜蒌、火麻仁润燥通便。

对应中医证型：阴虚毒热证。

治疗原则：养阴清热，解毒散结。

西医对应类型：肺癌阴虚毒热型。

疗效评价：一般服用此方，可改善患者咳嗽，或痰中带血，心烦寐差，低热盗汗，口渴，大便干结等症状，提高生存质量，稳定病灶，延长生存期，减轻放化疗引起的不良反应。但仍需要联合西医治疗，治疗方案主要根据肿瘤的组织学决定，来选择手术或化疗、放化疗综合治疗。

疗程：1 个月为一个疗程。

核心药物评价：沙参、玉竹、麦冬、甘草、桑叶、天花粉养阴清热；金银花、野菊花、蒲公英、紫花地丁、紫背天葵清热解毒散结。

注意事项：禁食辛辣腌炸、海膻发物，适当参加锻炼。

剂量掌握：每日1剂，早晚温服。

4. 生脉散合百合固金汤加减

常见症状：咳嗽痰少，或痰稀，咳声低弱，气短喘促，神疲乏力，面色㿠白，形瘦恶风，自汗或盗口干少饮，舌质红或淡，脉细弱。

组成及剂量：

人参9g，麦门冬9g，五味子6g，百合4.5g，生地6g，熟地9g，当归9g，炒白芍3g，甘草3g，贝母4.5g，桔梗3g，玄参3g

加减：气虚症状明显者，加生黄芪、太子参、白术等益气补肺健脾；咯痰不利，痰少而黏者，加贝母、百部、杏仁利肺化痰。若肺肾同病，阴损及阳，出现以阳气虚衰为突出临床表现时，可选用右归丸温补肾阳。

对应中医证型：气阴两虚证。

治疗原则：益气养阴。

西医对应类型：肺癌气阴两虚证。

疗效评价：一般服用此方，可改善患者咳嗽，神疲乏力，自汗或盗口干少饮等症状，提高生存质量，稳定病灶，延长生存期，减轻放化疗引起的不良反应。但仍需要联合西医治疗，治疗方案主要根据肿瘤的组织学决定，来选择手术或化疗、放化疗综合治疗。

疗程：1个月为一个疗程。

核心药物评价：人参大补元气；麦冬养阴生津；五味子敛补肺津；生地，熟地，玄参滋阴补肾；当归、芍药养血平肝；百合、麦冬、甘草润肺止咳；桔梗止咳祛痰。

注意事项：禁食辛辣腌炸、海膻发物，适当参加锻炼。

石菖蒲

【性味归经】辛，温。归心、胃经。

【功效与应用】

1. 开窍宁神，用于湿浊蒙蔽清窍之神志昏乱及健忘、耳鸣、耳聋。本品芳香开窍、宁心安神，兼有化湿、豁痰、辟秽之功。

2. 化湿和胃，用于湿阻中焦。

此外，本品可用治痈疽疥癣、风湿痹痛、跌打损伤，内服外用均效。

【用法用量】煎服，5～10g。鲜品加倍。外用适量。

【现代研究】本品含挥发油，油中主要成分是β-细辛醚、α-细辛醚等。尚含氨基酸、有机酸和糖类。有中枢抑制作用，有效成分主要是β-细辛醚。其水煎剂能缓解胃肠平滑肌的痉挛，促进消化液分泌，制止胃肠的异常发酵。挥发油能缓解乙酰胆碱、组织胺或5-HT所致离体豚鼠气管和回肠痉挛，抑制小鼠肝癌和肉瘤S180的生长。高浓度浸出液对常见致病性皮肤真菌

有抑制作用。有研究认为β－细辛醚有致癌作用。

剂量掌握：每日1剂，早晚温服。

八、常见中成药

1. 博尔宁胶囊

【成份】炙黄芪、女贞子（酒制）、光慈菇、马齿苋、重楼、龙葵、紫苏子（炒）、鸡内金（炒）、大黄、冰片、僵蚕（炒）。

【性状】本品为胶囊剂，内容物为棕黄色的粉末；气香，味微咸，微辛苦。

【功能主治】扶正祛邪，益气活血，软坚散结，消肿止痛。本品为癌症辅助治疗药物，可配合化疗使用，有一定的减毒、增效作用。

【用法用量】口服，一次4粒，一日3次。或遵医嘱。

【不良反应】个别病例用药后轻度恶心、腹泻。

【禁忌】孕妇、哺乳期妇女忌用。

【注意事项】建议在医生指导下使用。

【规格】每粒装0.15g

2. 复方斑蝥胶囊

【成份】斑蝥、人参、黄芪、刺五加、三棱、半枝莲、莪术、山茱萸、女贞子、熊胆粉、甘草。

【性状】本品为胶囊剂，内容物为黄绿色至棕褐色的粉末或颗粒，味微苦，回甜。

【功能主治】破血消瘀，攻癌蚀疮。用于原发性肝癌，肺癌，直肠癌，恶性淋巴瘤，妇科恶性肿瘤等。

【用法用量】口服，一次3粒，一日2次。

【不良反应】尚不明确。

【禁忌】尚不明确。

【注意事项】糖尿病患者及糖代谢紊乱者慎用。

【规格】每粒装0.25g

肺结核

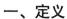

一、定义

肺结核（pulmonary tuberculosis）是由结核分枝杆菌引起的肺部慢性传染病，占各器官结核病总数的80%～90%。传染源主要为排菌的肺结核患者咳出的带菌飞沫及未经消毒的牛奶。主要通过带菌飞沫经呼吸道传播及饮用未经消毒的牛奶感染。各种年龄、性别的人群对结核菌均有易感性。病理特点是结核结节、干酪样坏死和空洞形成。临床上多呈慢性发病过程，常有低热、盗汗、消瘦、咳嗽、咯血等症状，病程长、易复发为其特点。如能及时正规治疗多可痊愈。但目前全球结核病的疫情回升，并出现多重耐药菌等，使结核病有可能再次成为难治之症，仍是当前一个重要的公共卫生问题。

二、诊断

（一）肺结核的影像学诊断

细菌学检查是肺结核诊断的确切依据，但不是所有的肺结核都可得到细菌学证实。胸部X线检查也常是重要的。但是肺结核的胸部X线表现并无特征性改变，需注意与其他肺部疾病鉴别。一般而言，肺结核胸部X线表现可有如下特点：

1.多发生在肺上叶尖后段、肺下叶背段、后基底段。

2.病变可局限也可多肺段侵犯。

3.X线影像可呈多形态表现（即同时呈现渗出、

人参

【性味归经】甘、微苦，微温。归心、肺、脾经。

【功效与应用】

1.大补元气，用于气虚欲脱。人参是补气固脱第一要药。

2.补脾益肺，用于肺、脾气虚证。

3.生津止渴，用于热病气津两伤及消渴。

4.安神益智，用于气血不足之心神不安，失眠多梦，心悸健忘。

此外，还可配伍用于血虚、出血及阳痿等证。对邪实正虚之证，可用人参配伍祛邪药，以扶正祛邪。

【用法用量】文火另煎，5～10g。急重证15～30g。研末吞服，每次1.5～2g。

【使用注意】反藜芦，畏五灵脂，恶皂荚。不宜同时吃萝卜或喝茶，以免影响药力。实证、热证而正气不虚者忌服。

【现代研究】本品主要成分为多种人参皂苷，尚含挥发油、有机酸、多糖、多肽等。对中枢神经系统有兴奋和抑制双重作用，以兴奋作用更为明

显。有益智作用，对大鼠和小鼠的学习与记忆障碍均有改善作用。能全面增强机体的免疫功能，其活性成分主要是皂苷和多糖。有强心、抗心肌缺血及扩张冠状动脉、脑血管等作用。能防止血液凝固，促进骨髓造血功能。适量人参能兴奋下丘脑—垂体—肾上腺皮质轴，使其功能加强。能增强性腺机能，有促性腺激素样作用。此外，尚能促进蛋白质、核酸代谢，降低血糖，抗休克、抗过敏、抗应激、抗肿瘤、抗疲劳及延缓衰老。其药理活性常因机体机能状态不同呈双向作用，是具有"适应原样作用"的典型代表药。

增殖、纤维和干酪性病变），也可伴有钙化。

4. 易合并空洞。

5. 可伴有支气管播散灶。

6. 可伴胸腔积液、胸膜增厚与粘连。

7. 呈球形病灶时（结核球）直径多在 3cm 以内，周围可有卫星病灶，内侧端可有引流支气管征。

8. 病变吸收慢（一个月以内变化较小）。

胸部 CT 扫描对如下情况有补充性诊断价值：

1. 发现胸内隐匿部位病变，包括气管、支气管内的病变。

2. 早期发现肺内粟粒阴影。

3. 诊断有困难的肿块阴影、空洞、孤立结节和浸润阴影的鉴别诊断。

4. 了解肺门、纵隔淋巴结肿大情况，鉴别纵隔淋巴结结核与肿瘤。

5. 少量胸腔积液、包裹积液、叶间积液和其它胸膜病变的检出。

6. 囊肿与实体肿块的鉴别。

（二）肺结核的病原学诊断

1. 标本采集和结核菌的检测　标本来源有痰液、超声雾化导痰、下呼吸道采样、支气管冲洗液、支气管肺泡灌洗液（BALF）、肺及支气管活检标本。痰标本质量好坏，是否停抗结核药直接影响结核菌检出阳性结果和培养分离率。晨痰涂片阳性率比较高，当患者痰少时，可采用高渗盐水超声雾化导痰。涂片检查采用齐－尼抗酸染色和荧光染色法。集菌法阳性率高于直接涂片法。涂片染色阳性只能说明抗酸杆菌存在，不能区分是结核菌还是非结核分支杆菌。由于我国非结核分支杆菌病发病较少，故检出抗酸杆菌对诊断结核病有极重要的意义。

直接涂片方法简单、快速，但敏感性不高，应作为常规检查方法。涂片阴性不能排除肺结核，连续检查 ≥ 3 次，可提高其检出率。

分离培养法灵敏度高于涂片镜检法，可直接获得菌落，便于与非结核分支杆菌鉴别，是结核病诊断金标准。未进行抗结核治疗或停药 48h ~ 72h 的肺结核患者可获得比较高的分离率。分离培养法采用改良罗氏和 BACTEC 法，BACTEC 法较常规改良罗氏培养法提高初代分离率 10% 左右，又可鉴别非结核分支杆菌，检测时间也明显缩短。

2. 结核菌药物敏感性检测　对肺结核痰菌阴转后复阳、化学治疗 3 ~ 6 个月痰菌仍持续阳性、经治疗痰菌减少后又持续增加及复治患者应进行药物敏感性检测。原发耐药率较高地区，有条件时初治肺结核也可行药物敏感性检测。

3. 痰、BALF、胸液结核菌聚合酶链反应（PCR）+ 探针检查　由于结核菌生长缓慢，分离培养阳性率不高，需要快速、灵敏和特异的病原学检查和鉴定技术。核酸探针和 PCR 为结核病细菌学基因诊断提供了可能。

PCR 是选用一对特定的寡核苷酸引物介导的结核菌某特定核酸序列的 DNA 体外扩增技术。它可以在短时间使特定的核酸序列拷贝数增加数百万倍，在此基础上进行探针杂交，提高了检出的灵敏度和特异性。研究结果显示痰液 PCR + 探针检测可获得比涂片镜检明显高的阳性率和略高于培养的阳性率，且省时快速，成为结核病病原学诊断重要参考，但是尚有一些技术问题需进一步解决。

4. 血清抗结核抗体检查　血清学诊断可成为结核病的快速辅助诊断手段，但由于特异性欠强，敏感性较低，尚需进一步研究。

党参

【性味归经】甘, 平。归脾、肺经。

【功效与应用】

1. 补中益气, 用于肺、脾气虚证。

2. 补气生津, 用于气津两伤之气短口渴。

3. 益气生血, 用于血虚或气血两虚之面色萎黄、头晕心悸等。

此外, 可与解表药或泻下药同用, 治体虚外感或里实正虚之证, 以扶正祛邪。

【用法用量】煎服, 10 ~ 30g。

【使用注意】热证不宜单独服用。反藜芦。

【现代研究】党参主含多糖、皂苷、植物甾醇、生物碱、挥发油、黄酮等。能增强机体免疫功能, 提高抗应激能力, 抑制溃疡形成, 保护胃黏膜, 调节胃肠运动。能强心、抗心肌缺血、调节血压, 明显增加红细胞、血红蛋白含量, 抑制血小板聚集, 对放疗和化疗引起的白细胞下降有提升作用。尚能增进和改善小鼠的学习记忆过程。

黄芪

【性味归经】甘，微温。归脾、肺经。

【功效与应用】

1.补气升阳，用于脾胃气虚、中气下陷及肺气虚证。

2.益卫固表，用于表虚卫外不固之自汗，易感冒者。

3.托毒生肌，用于气血不足之痈疽不溃或久溃不敛。

4.利水消肿，用于浮肿尿少。

此外，还可用于气虚血滞之肢体麻木，关节痹痛或半身不遂，以及气虚津亏的消渴等证。

【用法用量】煎服，10～15g；大剂量可用30～60g。补气升阳炙用，余皆生用。

【使用注意】表实邪盛，内有积滞，阴虚阳亢，疮疡阳证实证均不宜用。

【现代研究】本品主含多种黄芪多糖及皂苷。能提高免疫机能和应激能力，延缓衰老，有强心、扩张血管、改善微循环、降低血压、抑制血小板聚集、促进骨髓造血及

（三）菌阴肺结核的诊断

定义：菌阴肺结核为三次痰涂片及一次培养阴性的肺结核，其诊断标准为：

1. 典型肺结核临床症状和胸部 X 线表现。

2. 抗结核治疗有效。

3. 临床可排除其他非结核性肺部疾患。

4. PPD（5TU）强阳性；血清抗结核抗体阳性。

5. 痰结核菌 PCR＋探针检测呈阳性。

6. 肺外组织病理证实结核病变。

7. BALF 检出抗酸分支杆菌。

8. 支气管或肺部组织病理证实结核病变。

具备 1～6 中 3 项或 7～8 条中任何 1 项可确诊。

（四）特殊人群和不典型肺结核

某些特殊人群患肺结核可在症状、体征和胸部 X 线表现及临床经过等诸多方面与一般肺结核患者有许多不同特点，即所谓"不典型肺结核"，较易延误诊断。为引起临床重视，概括有如下情况。

1. 免疫损害者（指原发免疫缺陷性疾病及接受放化疗和免疫抑制药物治疗患者），由于皮质激素或其它免疫抑制药物和因素的干扰或掩盖，肺结核的症状隐匿或轻微，可缺乏呼吸道症状，也可由于免疫防御机制受损以突发高热起病，病变进展迅速呈暴发性经过。

2. 免疫损害患者的肺结核，以血行播散肺结核居多，合并胸膜炎或肺外结核多。X 线上"多形性"不明显，以均质性片絮状阴影表现多，可在结核病非好发部位、中下肺叶及上叶前段发生，需和急性肺炎鉴别。

3. 极度免疫功能低下患者可首先出现高热、侵犯

肝、脾和淋巴结等全身症状，而肺部 X 线阴影出现时间明显延长或长时间表现为无典型粟粒样病变的无反应性结核病（暴发性结核性败血症）。

4. 艾滋病合并肺结核时可表现肺门、纵隔淋巴结肿大、中下肺野浸润病变多，类似原发肺结核表现，且有合并胸膜炎与肺外结核多、PPD 试验（−）等特点。

5. 糖尿病合并肺结核时 X 线特点以渗出干酪为主，可呈大片状、巨块状，易形成空洞，好发于肺门区及中下肺野，病变进展快，应注意与急性肺炎、肺化脓症、肺癌鉴别。

6. 支气管结核所致肺结核多在中下肺野或邻近肺段，由于有支气管狭窄因素存在，常可合并细菌感染致病变表现不典型，易与肺炎混淆，肺不张也常是支气管结核的并发症。

（五）肺结核的临床表现

肺结核临床表现多种多样。轻者可无症状。仅在 X 线检查时始被发现，尤其是老年、慢性病患者常被其他疾病所掩盖，应特别关注不典型肺结核，约有 20% 活动肺结核患者也可以无症状或仅有轻微症状。

1. 全身症状　全身中毒症状表现为长期低热，多见于午后，可伴乏力、盗汗、食欲减退、体重减轻、面颊潮红、妇女月经失调等。当肺部病灶急剧进展播散时，可有高热，多呈稽留热或弛张热。

2. 呼吸系统症状　①咳嗽、咳痰：早期可有干咳或有少量黏液痰，如继发感染则痰呈脓性。②咯血：可见于半数患者。痰中带血是因病灶炎性使毛细血管扩张所致，若肺血管受损或空洞的血管瘤破裂可引起中到大量咯血。咯血易引起结核病灶播散，如伴有持续高热则为有力佐证。大咯血时可发生休克甚至窒息。③胸痛：炎症波及壁层胸膜时可引起相应部位的刺

保肝、抗炎、抗菌、抗病毒等作用。

白术

【性味归经】苦、甘，温。归脾、胃经。

【功效与应用】

1. 补气健脾，用于脾胃气虚证。

2. 燥湿利水，用于痰饮、水肿。

3. 固表止汗，用于脾虚气弱，肌表不固之自汗、盗汗之证。

4. 健脾安胎，用于脾虚气弱所致之胎动不安。

此外，生白术尚有通便之功，可用于体虚或老人便秘，单用水煎服即效。

【用法用量】煎服，10～15g。燥湿利水生用，补气健脾炒用，健脾止泻炒焦用。

【使用注意】阴液不足、火热内盛者忌用。

【现代研究】本品含挥发油、白术内酯A、B及糖类等。有抗突变作用，对多种实验性肿瘤有抑制作用及肿瘤免疫保护作用。有明显保肝作用，可减少肝细胞变性坏死，促进肝细胞再生。尚有强壮、利尿、降血糖、抗血凝等作用。挥发油少量有镇静作用。

痛，随呼吸和咳嗽加重。④呼吸困难，慢性重症肺结核时；肺功能受损或胸膜广泛粘连，胸廓活动受限，可出现渐进性呼吸困难。并发气胸或大量胸腔积液时，则呼吸困难可急骤加重。

3. 体征　早期病灶小，多无异常体征。若病变范围较大，叩诊呈浊音，听诊可闻及支气管呼吸音和细湿啰音。因肺结核好发于上叶尖后段和下叶背段，故锁骨上下、肩胛间区闻及湿啰音对诊断有极大帮助。空洞性病变位置表浅而引流支气管通畅时有支气管呼吸音或伴湿啰音；巨大空洞可出现带金属调空瓮音。当病变广泛纤维化或胸膜增厚粘连时有患侧胸廓下陷、肋间变窄、气管移位与叩浊，而对侧可有代偿性肺气肿体征。康尼峡缩小提示肺尖有病变。

当出现下列临床表现时，应考虑结核的可能：

（1）结节性红斑、泡性结膜炎和结核风湿症（Poncet病）等，考虑结核变态反应引起的过敏表现。

（2）结核菌素（PPD2C 5TU）皮肤试验呈现强阳性时表示机体处于超过敏状态，发病机率高，可作为临床诊断结核病的参考指征。

（六）结核病分类（1999年结核病分类标准）

1. 原发型肺结核　为原发结核感染所致的临床病症，包括原发综合征及胸内淋巴结结核。

2. 血行播散型肺结核　包括急性血行播散型肺结核（急性粟粒型肺结核）及亚急性、慢性血行播散型肺结核。

3. 继发型肺结核　是肺结核中的一个主要类型，包括浸润性、纤维空洞及干酪性肺炎等。

4. 结核性胸膜炎　临床上已排除其他原因引起的胸膜炎。包括结核性干性胸膜炎、结核性渗出性胸膜炎、结核性脓胸。

5. 其他肺外结核 按部位及脏器命名，如骨关节结核、结核性脑膜炎、肾结核、肠结核等。在诊断肺结核时，可按上述分类名称书写诊断，并应注明范围（左、右侧、双侧）、痰菌和初、复治情况。

三、鉴别诊断

1. 肺癌 多见于 40 岁以上患者，可有长期吸烟史，常无毒性症状，而有刺激性咳嗽，明显胸痛和进行性消瘦。X 线可有特征性改变。脱落细胞检查、纤维支气管镜检以及活组织检查有助于鉴别诊断。

2. 慢性支气管炎 发病年龄较大，常无明显的全身中毒症状，慢性咳嗽、咳痰，很少咯血；痰检无结核菌，X 线仅见肺纹理改变，抗感染治疗有效。老年肺结核患者常与之共存，应注意鉴别。

3. 肺炎球菌肺炎 急起高热、寒战、咳嗽、胸痛和咳铁锈色痰，X 线可见某一肺段或肺叶密度均匀一致阴影，白细胞数及中性粒细胞增多；痰涂片检查为肺炎球菌，青霉素治疗有效，病程较短。

4. 支气管扩张 慢性咳嗽、咳痰和反复咯血史。痰结核菌阴性，X 线胸片可无异常发现，或仅见肺纹理增粗或卷发状阴影，CT 可以确诊。

5. 肺脓肿 起病较急、发热高、脓痰多，痰中无结核菌，有多种其他细菌，白细胞总数及中性粒细胞增多，抗生素治疗有效。

四、与中医对应关系

肺结核属于中医"肺痨"范畴。"痨"义同"劳"，指劳损。因本病劳损在肺，故称肺痨。因本病具传染性，故又称"尸注、鬼注、痨疰、虫疰、毒疰、传尸、飞尸"。本病按症状特点而命名，称"骨蒸、劳嗽、伏连、肺痿疾、急痨、瘵"，自宋代始以"痨瘵"统

山药

【性味归经】甘，平。归脾、肺、肾经。

【功效与应用】

1. 补气健脾，用于脾虚气弱，食少便溏或泄泻。

2. 补肺养阴，用于肺虚喘咳。

3. 补肾固精，用于肾虚遗尿、尿频、遗精、白带过多。

4. 生津止渴，用于消渴。

【用法用量】煎服，10 ~ 30g；大量60 ~ 250g。研末吞服，每次6 ~ 10g。养阴生用，健脾止泻、收涩止带炒用。

【现代研究】本品含薯蓣皂苷、薯蓣皂苷元、胆碱、多糖、维生素及糖蛋白等。有止渴、祛痰、脱敏、降血糖等作用。

甘草

【性味归经】甘，平。归心、肺、脾、胃经。

【功效与应用】

1. 益气补中，用于脾气虚弱之食少便溏、倦怠乏力及心气不足之心动悸、脉结代。

2. 祛痰止咳，咳嗽气喘。

3. 缓急止痛，用于脘腹及四肢挛急作痛。

4. 清热解毒，用于热毒证及药物、食物中毒。

5. 调和药性，用于药性峻猛的方剂中，能缓和烈性或减轻毒副作用，又可调和脾胃。

【用法用量】煎服，3～10g。清热解毒生用，补中缓急炙用。

【使用注意】湿盛中满、浮肿者不宜用。不可长期大量使用。反大戟、芫花、甘遂、海藻。

【现代研究】本品主含甘草甜素。尚含甘草苷、甘草素、异甘草苷、异甘草素、新甘草苷、甘草利酮等。有类似肾上腺皮质激素样作用，能抗消化性溃疡、解痉、保肝，并能抗炎、抗病毒、解毒、抗心律

诸称。当肺外结核病，具肺痨临床特征时，也可参考本病论治。

五、治疗原则

（一）原则

为早期、规律、全程、适量、联合五项原则。

整个化疗方案分为强化和巩固两个阶段。多数肺结核患者采用不住院治疗，同样收到良好效果。在不住院条件下要取得化学疗法的成功，关键在于对肺结核患者实施有效治疗管理，即目前推行的在医务人员直接面视下督导化疗（directly observed treatment short 2 course，简称DOTS），确保肺结核患者在全疗程中规律、联合、足量和不间断地实施规范化疗，减少耐药性的产生，最终获得治愈。

由于临床上患者对抗结核药物耐受性不一样，肝肾功能情况不同（尤其是老年患者）和存在耐多药结核（MDR-TB）患者，这时进行治疗也要注意化疗方案制定的个体化，以确保化疗顺利完成及提高耐药结核痰菌阴转率。

临床常用抗结核药物：异烟肼（INH、H）、链霉素（SM、S）、利福平（RFP、R）、利福喷丁（RFT、L）吡嗪酰胺（PZA、Z）、乙胺丁醇（EMB、E）、丙硫异烟胺（PTH、TH）、对氨基水杨酸钠（PAS、P）、阿米卡星（AMK、丁胺卡那霉素）、卷曲霉素（CPM）、氧氟沙星（OFLX、O）、左氧氟沙星（LVFX、V）、异烟肼对氨基水杨酸盐（帕星肼、PSNZ）等。

1. 初治肺结核的治疗定义　有下列情况之一者谓初治：①尚未开始抗结核治疗的患者；②正进行标准化疗方案用药而未满疗程的患者；③不规则化疗未满1个月的患者。初治方案：强化期2个

月 / 巩固期 4 个月。药名前数字表示用药月数，药名右下方数字表示每周用药次数。常用方案：2S（E）HRZ/4HR；2S（E）HRZ/4H3R3；2S3（E3）H3R3Z3/ 4H3R3；2S（E）HRZ/4HRE；2RIFATER/4RIFINAH（RIFATER：卫非特，RIFINAH：卫非宁）。

初治强化期第 2 个月末痰涂片仍阳性，强化方案可延长 1 个月，总疗程 6 个月不变（巩固期缩短 1 个月）。若第 5 个月痰涂片仍阳性，第 6 个月阴性，巩固期延长 2 个月，总疗程为 8 个月。对粟粒型肺结核（无结核性脑膜炎者）上述方案疗程可适当延长，不采用间歇治疗方案，强化期为 3 个月，巩固期为 HR 方案 6 ~ 9 个月，总疗程为 9 ~ 12 个月。

菌阴肺结核患者可在上述方案的强化期中删除链霉素或乙胺丁醇。

2. 复治肺结核的治疗复治定义　有下列情况之一者为复治：①初治失败的患者；②规则用药满疗程后痰菌又复阳的患者；③不规律化疗超过 1 个月的患者；④慢性排菌患者。复治方案：强化期 3 个月 / 巩固期 5 个月。常用方案：2SHRZE/ 1HRZE/ 5HRE；2SHRZE/ 1HRZE/ 5H3R3E3 ；2S3H3R3Z3E3/ 1H3R3Z3E3/ 5H3R3E3。

复治患者应做药敏试验，对于上述方案化疗无效的复治排菌病例可参考耐多药肺结核化疗方案并根据药敏试验加以调整，慢性排菌者一般认为用上述方案疗效不理想，具备手术条件时可行手术治疗。对久治不愈的排菌者要警惕非结核分支杆菌感染的可能性。

3. 耐多药肺结核的治疗　对至少包括 INH 和 RFP 两种或两种以上药物产生耐药的结核病为 MDR-TB，所以耐多药肺结核必须要有痰结核菌药敏试验结果才能确诊。耐多药肺结核化疗方案：主张采用每

失常、抗变态反应及镇咳祛痰。

当归

【性味归经】甘、辛，温。归肝、心、脾经。

【功效与应用】

1. 补血，用于血虚诸证。本品补而不滞，作用良好，为补血要药。

2. 活血止痛，用于瘀血作痛、跌打损伤、痹痛麻木。

3. 调经，用于月经不调、经闭、痛经。本品既能补血活血，又善止痛，为调经要药。

4. 消肿生肌，用于痈疽疮疡。本品为外科常用。

5. 润肠通便，用于血虚肠燥便秘。

【用法用量】煎服，5～15g。酒制可增强活血化瘀作用。

【使用注意】大便溏泄者慎用。必要时可配伍健脾药或用土炒当归。

【现代研究】本品含挥发油和水溶性成分阿魏酸。能抗血栓、抑制血小板聚集、促进造血机能，能扩张血管、降压，抗心肌缺血、缺氧、缺糖，能促进免疫功能，对子宫平滑肌有兴奋和抑制的双向作用，还有保肝、

日用药，疗程要延长至 21 个月为宜，WHO 推荐一线和二线抗结核药物可以混合用于治疗 MDR-TB，一线药物中除 INH 和 RFP 已耐药外，仍可根据敏感情况选用：① SM：标准化疗方案中，只在强化期的 2 个月使用，儿童、老年人及因注射不方便常以 EMB 替代，由于 SM 应用减少，一些地区耐 SM 病例可能也减少。② PZA：多在标准短程化疗方案强化期中应用，故对该药可能耐药频率低，虽然药敏试验难以证实结核菌对 PZA 的药物敏感性（因无公认可靠的敏感性检测方法），但目前国际上治疗 MDR-TB 化疗方案中常使用它。③ EMB：抗菌作用与 SM 相近，结核菌对其耐药频率低。

二线抗结核药物是耐多药肺结核治疗的主药，包括①氨基糖苷类阿米卡星（AMK）和多肽类卷曲霉素等。②硫胺类：乙硫异烟胺（1314TH）、丙硫异烟胺。③氟喹诺酮类：氧氟沙星（OFLX）和左氟沙星（LVFX），与 PZA 联用对杀灭巨噬细胞内结核菌有协同作用，长期应用安全性和肝耐受性也较好。④环丝氨酸：对神经系统毒性大，应用范围受到限制。⑤对氨基水杨酸钠：为抑菌药，用于预防其他药物产生耐药性。⑥利福布丁（RBT）：耐 RFP 菌株中部分对他仍敏感。⑦异烟肼对氨基水杨酸盐（帕星肼，PSNZ）：是老药，但耐 INH 菌株中，部分对他敏感，国内常用于治疗 MDR-TB。

WHO 推荐的未获得（或缺乏）药敏试验结果但临床考虑 MDR-TB 时，可使用的化疗方案为强化期使用 AMK（或 CPM）+TH+PZA+OFLX 联合，巩固期使用 TH+OFLX 联合。强化期至少 3 个月，巩固期至少 18 个月，总疗程 21 个月以上。若化疗前或化疗中已获得了药敏试验结果，可在上述药物的基础上调整，保证敏感药物在 3 种以上。对病变范围

较局限，化疗 4 个月痰菌不阴转，或只对 2 ~ 3 种效果较差药物敏感，对其他抗结核药均已耐药，有手术适应证者可进行外科治疗。

（二）肺结核患者的治疗管理

保证患者在治疗过程中坚持规律用药、完成规定疗程是肺结核治疗能否成功的关键，为此必须对治疗中的患者采取有效管理措施，具体要求为：

1. 归口管理　目前结核病治疗管理已有较为完整的技术规范，结核病防治机构医务人员必须接受系统培训，并有专人管理负责到底，直至痊愈。按我国法规要求，各级医疗卫生单位发现肺结核患者或疑似肺结核患者时，应及时向当地卫生保健机构报告，并将患者转至结核病防治机构进行统一检查，督导化疗与管理。

2. 督导化疗　结核病防治机构组织对痰菌阳性肺结核患者实施督导化疗管理，每次用药应在医务人员面视下进行，监控治疗。对不能实施督导管理的菌阳患者和菌阴肺结核患者也要采用家庭访视、家庭督导等方法，加强治疗管理。

3. 住院与不住院治疗　肺结核患者一般采用不住院化疗，结核病专科医院负责急、危、重肺结核患者和有严重并发症、合并症、药物毒副反应和耐多药等肺结核患者的住院治疗，未愈出院患者转到结防机构继续督导化疗，完成规定疗程。

六、中医治疗原则

本病常因体质虚弱或精气耗损过甚，痨虫乘机侵袭引起。病变主要在肺，可累及整体，甚则传及五脏，其中以脾肾两脏最为重要，常见肺脾同病或肺肾同病。病理性质主要在于阴虚，并可导致阴虚火旺，气阴两

镇静、镇痛、抗炎、抗辐射损伤等作用。

熟地黄

【性味归经】甘，微温。归肝肾经。

【功效与应用】

1. 补血，用于血虚诸证及月经不调、崩漏等。本品为补血要药。

2. 滋阴，用于肾阴虚证。本品为滋阴要药。

3. 补精益髓，用于精血亏虚之证。

此外，取本品补肾之功，还可用于肾虚喘咳。

【用法用量】煎服，10～30g。

【使用注意】本品滋腻碍胃，气滞痰多、脘腹胀痛、食少便溏者忌服。

【现代研究】本品含梓醇、甘露醇、地黄素、糖类、氨基酸及维生素A类物质等。有强心、利尿、降血糖、增强免疫功能及升高外周白细胞等作用。

虚，甚则阴损及阳。临床辨证应区别阴虚、阴虚火旺、气虚的不同，掌握肺与脾、肾的关系。临床总以肺阴亏损为多见，如进一步演变发展，则表现为阴虚火旺，或气阴耗伤，甚至阴阳两虚。故补虚培元、抗痨杀虫为治疗肺痨的基本原则。

七、常用方剂、中药解读

1. 月华丸

常见症状：疲劳倦怠，全身无力，午后发热，干咳少痰或痰中带血，咽干口燥，两颧潮红，舌尖边红，苔薄黄少津，脉细数。

组成及剂量：

天冬9g，麦冬9g，生地9g，山药10g，百部20g，沙参10g，川贝10g，阿胶10g，茯苓10g

加减：痰中带血加三七、白及、仙鹤草；痰黄稠难以咯出加瓜蒌皮；胸痛加元胡、郁金；骨蒸潮热、五心烦热加银柴胡、胡黄连、青蒿、地骨皮、鳖甲、知母；盗汗多加龙骨、牡蛎、玉米须；咳嗽加马兜铃、杏仁、炙冬花；声音嘶哑加诃子皮、木蝴蝶、凤凰衣。

对应中医证型：肺阴亏虚型。

治疗原则：滋阴润肺，止咳化痰杀虫。

西医对应类型：肺结核见有肺阴亏虚证候者。

疗效评价：一般经此方治疗，患者疲劳倦怠，全身无力等症状减轻，干咳少痰或痰中带血，咽干口燥症状减轻或消失，午后热退，面色恢复正常。但仍需依照早期、规律、全程、适量、联合原则，联合西医抗结核药物治疗。经中西医结合治疗，可改善肺结核病人体质虚弱状态、提高机体免疫力、缩短疗程、降低复发率、促进痰菌转阴等。

疗程：一般30天为一疗程，据患者病情变化进

行加减。

核心药物评价：本证系邪热久恋于肺，肺阴耗伤，虚火损伤肺络所致。方中沙参、天冬、麦冬、生地滋阴润肺；川贝母、百部清热化痰，止咳杀虫；山药、茯苓滋脾胃而化源；阿胶、三七养阴止血止痛。

注意事项：本方应餐后温服，以免刺激肠胃。

剂量掌握：根据患者临床主要症状的不同而随症调整药物剂量。

2. 百合固金汤

常见症状：骨蒸，盗汗，午后潮热，手足心热，失眠多梦，心烦易怒，咳嗽气促，反复咯血，胸胁疼痛；男子可见遗精，女子可见月经不调；舌质红绛，脉细数。

组成及剂量：

百合 10g，生地 12g，熟地 12g，元参 10g，川贝 10g，白芍 10g，桔梗 9g，地骨皮 12g，龟板 15g，当归 10g

加减：骨蒸较著加柴胡、青蒿；盗汗加煅龙牡、瘪桃干、麻黄根、浮小麦；失眠多梦加酸枣仁、柏子仁。火旺较甚加胡黄连、黄芩、黄柏；咯血加丹皮、栀子、紫珠草、醋大黄、或/和十灰散；血色紫暗成块，伴胸胁刺痛加花蕊石、三七粉、血余碳、郁金。

对应中医证型：虚火灼肺证。

治疗原则：滋阴降火，润肺止咳。

西医对应类型：肺结核见有虚火灼肺证候者。

疗效评价：一般经此方治疗，患者骨蒸，盗汗，午后潮热，手足心热，失眠多梦，心烦易怒等症状减轻，咳嗽气促，反复咯血，胸胁疼痛减轻或消失。但仍需依照早期、规律、全程、适量、联合原则，联合西医抗结核药物治疗。经中西医结合治疗，可改善肺

阿胶

【性味归经】甘，平。归肺、肾、肝经。

【功效与应用】

1. 补血，用于血虚证。本品为补血要药。

2. 止血，用于多种出血，尤宜虚劳出血。本品为止血要药。

3. 滋阴润肺，用于阴虚心烦、失眠虚劳喘咳或阴虚燥咳。

【用法用量】入汤剂，烊化冲服，5～10g。止血常用阿胶珠。

【使用注意】本品滋腻，胃弱便溏者慎用。

【现代研究】本品主含胶原及多种氨基酸，尚含钙、硫等。能促进红细胞和血红蛋白的生成，预防和治疗进行性肌营养障碍，改善动物体内钙平衡，促进钙的吸收和在体内的停留，并可使血压升高而有抗休克作用。

白芍

【性味归经】苦、酸、甘，微寒。归肝、脾经。

【功效与应用】

1. 养血调经，用于月经不调、崩漏等。

2. 平肝止痛，用于肝阳上亢之头痛眩晕及肝气不疏之胸胁、脘腹疼痛、四肢拘挛疼痛。

3. 敛阴止汗，用于自汗、盗汗。

【用法用量】煎服，10～15g；大量15～30g。平肝敛阴多生用，养血调经多炒用或酒炒用。

【使用注意】痰湿内盛不宜。反藜芦。

【现代研究】本品含芍药苷等多种苷类。对胃肠及子宫平滑肌有解痉作用，有镇静、镇痛、抗惊厥、降压、扩张血管、抗菌、抗炎等作用。能增强单核巨噬细胞的吞噬功能。白芍总苷（TGP）有免疫调节及保肝作用。

结核病人体质虚弱状态、提高机体免疫力、缩短疗程、降低复发率、促进痰菌转阴等。

疗程：一般30天为一疗程，据患者病情变化进行加减。

核心药物评价：本证由痨虫袭肺，阴津亏耗，内热炽盛，肺络受损，迫血外溢等一派肾虚之证。方中百合、麦冬润肺生津；地骨皮、元参，二地滋阴清热凉血；桔梗、川贝清肺化痰；白芍、当归柔润养血；鳖甲、龟板滋阴治劳热骨蒸。诸药合用可使阴液充足，虚火自清，痰化热退咳嗽必轻。

注意事项：本方应餐后温服，以免刺激肠胃。

剂量掌握：常规剂量即可。

3. 保真汤合参苓白术散

常见症状：咳嗽无力，气短声低，咯痰清稀色白，量较多偶或夹血，或咯血，血色淡红，午后潮热、盗汗、颧红、舌质淡红，脉细数；或怕风、畏冷、神倦、自汗、纳少、腹胀、便溏、面色㿠白，舌边有齿痕。

组成及剂量：

党参15g，黄芪20g，白术12g，茯苓12g，甘草6g，当归12g，白芍12g，生、熟地各15g，天冬12g，麦冬12g，柴胡9g，地骨皮20g，知母12g，黄柏6g，五味子6g，莲子心9g，陈皮6g，姜、枣各3g

参苓白术散—健脾补气，培土生金，主治食少腹胀，便溏，短气，面浮，咳痰清稀等症。

加减：方中加百部、白及补脾杀虫；加苏子、紫菀、冬花以止咳化痰；夹痰湿加半夏、橘红、茯苓；咯血量多加山萸肉、仙鹤草、煅龙牡、参三七；劳热、自汗、恶风加桂枝、白芍、红枣合参、芪、草和营固表；骨蒸、盗汗加牡蛎、乌梅、鳖甲、地骨皮、银柴胡；纳少、腹胀、便溏加白扁豆、薏苡仁、莲子、橘白。

对应中医证型：气阴耗伤证。

治疗原则：益气养阴。

西医对应类型：肺结核见有气阴两虚证候者。

疗效评价：一般经此方治疗，患者午后潮热、盗汗、颧红、怕风、畏冷、神倦、自汗、纳少、腹胀、便溏等症状减轻，咳嗽、咯血减轻或消失，面色恢复正常。但仍需依照早期、规律、全程、适量、联合原则，联合西医抗结核药物治疗。经中西医结合治疗，可改善肺结核病人体质虚弱状态、提高机体免疫力、缩短疗程、降低复发率、促进痰菌转阴等。

疗程：一般 30 天为一疗程，据患者病情变化进行加减。

核心药物评价：党参、黄芪、白术、茯苓、甘草补益肺脾之气，培土以生金；当归，白芍，生、熟地黄滋阴养血；天、麦冬养阴清热；柴胡、地骨皮、知母、黄柏清热除蒸；五味子敛肺补肾；莲子心清心除烦；保真汤补气养阴，兼清虚热，主治肺脾；陈皮理气化痰，姜、枣和营卫。

参苓白术散—健脾补气，培土生金，主治食少腹胀，便溏，短气，面浮，咳痰清稀等症。

注意事项：本方应餐后温服，以免刺激肠胃。

剂量掌握：常规剂量即可。

4. 补天大造丸

常见症状：咳逆喘息，少气，咯痰色白有沫或夹血丝，血色暗淡，声嘶或失音，面浮肢肿，肢冷，五更泄泻，心悸、唇紫，口舌生糜，大肉尽脱，男子滑精、阳痿，女子经少、经闭，舌质光淡隐紫，少津，脉微细而数，或虚大无力。

组成及剂量：

人参 15g，黄芪 30g，白术 12g，茯苓 12g，山药

淫羊藿

【性味归经】辛、甘，温。归肝、肾经。

【功效与应用】

1. 温肾壮阳，用于肾阳虚的阳痿、不孕、尿频及妇女冲任虚损之宫冷不孕、性欲冷淡。

2. 祛风除湿，用于风寒湿痹或肢体麻木，尤其是肾阳虚者。可单用浸酒服。

【用法用量】煎服，10~15g。亦可浸酒、熬膏或入丸散。

【使用注意】阴虚火旺者忌服。

【现代研究】本品具雄性激素样作用，能增强性腺功能。有免疫增强作用，有效成分主要为黄酮和多糖两类化合物。能抗心肌缺血、扩张血管、降压、改善微循环，促进阳虚动物的核酸、蛋白质合成，并有延缓衰老、抗炎、抗过敏、降血糖等作用。

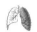

肉苁蓉

【性味归经】甘、咸，温。归肾、大肠经。

【功效与应用】

1.补肾阳、益精血，用于肾阳不足、精血亏虚之阳痿、不孕、腰膝酸软、筋骨无力等。

2.润肠通便，用于肠燥便秘。

【用法用量】煎服，10～15g，单用可至30g。

【使用注意】腹泻便溏者忌服。胃肠实热而大便干结者亦不宜用。

【现代研究】本品含微量生物碱及结晶性中性物质。有抗衰老作用及抗家兔动脉粥样硬化作用，水浸液能降低实验动物血压。能促进小鼠唾液分泌，提高小鼠小肠推进度，缩短通便时间，同时对大肠的水份吸收有明显抑制作用。

30g，五味子6g，当归10g，白芍12g，熟地15g，枸杞子9g，麦冬12g，生地15g，阿胶10g，山萸肉9g，紫河车15g，龟板20g，鹿角15g，远志6g，枣仁10g

加减：肾虚气逆，喘息加冬虫夏草、诃子、钟乳石（摄纳肾气）；心悸加紫石英、丹参、柏子仁；五更泄泻加补骨脂、煨肉蔻，去地黄、阿胶等。

对应中医证型：阴阳两虚证。

治疗原则：滋阴补阳。

西医对应类型：肺结核见有阴阳两虚症候者。

疗效评价：一般经此方治疗，患者面浮肢肿，肢冷，五更泄泻，心悸、唇紫等症状减轻，咳嗽、咯血减轻或消失，生理机能逐渐恢复。但仍需依照早期、规律、全程、适量、联合原则，联合西医抗结核药物治疗。经中西医结合治疗，可改善肺结核病人体质虚弱状态、提高机体免疫力、缩短疗程、降低复发率、促进痰菌转阴等。

疗程：一般30天为一疗程，据患者病情变化进行加减。

核心药物评价：人参、黄芪、白术、茯苓、山药补益肺脾之气；五味子、当归、白芍、熟地、枸杞子培育阴精；麦冬、生地、阿胶、山萸肉、紫河车、龟板、鹿角阴阳并补，厚味填精；远志、枣仁宁心安神。

注意事项：本方应餐后温服，以免刺激肠胃。

剂量掌握：常规剂量即可。

5.四君子汤

常见症状：咳嗽，咯血，午后发热，形体消瘦，喘息，气短，倦怠无力，语音低微，食欲不振，大便溏薄，四肢浮肿，舌尖红，脉细数无力。

组成及剂量：

太子参 12g，白术 12g，茯苓 10g，甘草 6g，黄芪 15g，陈皮 8g，麦冬 10g，银柴胡 10g，白及 10g，藕节 10g，山药 10g，当归 10g

加减：舌质稍红，脉虚少数，脾虚较突出的可用补中益气汤；脉迟加附子；寒盛加干姜；咯血加阿胶、艾叶。

对应中医证型：肺脾两虚型。

治疗原则：健脾益气，养阴润肺除蒸。

西医对应类型：肺结核见有肺脾两虚症候者。

疗效评价：一般经此方治疗，患者形体消瘦，喘息，气短，倦怠无力，语音低微，食欲不振，大便溏薄，四肢浮肿等症状减轻，咳嗽、咯血减轻或消失，午后热退，精神状态逐渐好转。但仍需依照早期、规律、全程、适量、联合原则，联合西医抗结核药物治疗。经中西医结合治疗，可改善肺结核病人体质虚弱状态、提高机体免疫力、缩短疗程、降低复发率、促进痰菌转阴等。

疗程：一般 30 天为一疗程，据患者病情变化进行加减。

核心药物评价：方中黄芪、太子参、山药、白术、甘草健脾益气；当归、麦冬养阴补血；银柴胡清热除蒸；陈皮理气和胃；白及、藕节止血补肺。诸药合用，补气健脾，滋阴除蒸，凉血止血。

注意事项：本方应餐后温服，以免刺激肠胃。

剂量掌握：常规剂量即可。

6. 拯阳理痨汤加味

常见症状：形寒怕冷，手足不温，久病阳虚，面色苍白，咳喘气短，自汗食少纳呆，大便溏稀，面浮肢肿，舌淡苔白，脉虚弱或沉迟。

组成及剂量：

补骨脂

【性味归经】苦、辛，温。归肾、脾经。

【功效与应用】

1. 补肾助阳，用于肾虚阳痿，腰膝冷痛。

2. 固精缩尿，用于肾虚遗精、滑精及遗尿、尿频。

3. 温脾止泻，用于脾肾阳虚之泄泻。

此外，本品可治虚寒喘咳。外用可治白癜风。

【用法用量】煎服，5～15g。亦可入丸散。外用适量。

【使用注意】阴虚火旺及大便秘结者忌服。胃病患者慎用。

【现代研究】本品含脂肪油、树脂、补骨脂素等。能抑菌、杀虫、强心、扩张冠脉、抗肿瘤、抗衰老，收缩子宫，有致光敏及雌激素样作用。

益智仁

【性味归经】辛,温。归脾、肾经。

【功效与应用】

1. 温脾开胃摄唾,用于脾肾受寒,腹痛吐泻及中气虚寒,食少多唾。

2. 暖肾固精缩尿,用于肾气虚寒、遗精、滑精、遗尿、尿频。

【用法用量】煎服,3～10g。

【使用注意】阴虚血燥及湿热淋证、吐泻,崩带等不宜用。

【现代研究】本品有健胃、抗利尿及减少唾液分泌等作用。

黄芪 20g,太子参 15g,白术 10g,甘草 5g,陈皮 8g,肉桂 5g,当归 10g,五味子 10g,砂仁 5g,茯苓 10g,山萸肉 10g

加减:咯血甚者加白及、仙鹤草、紫珠草。胸痛加元胡、全瓜蒌。食少、腹胀加焦山楂、鸡内金、谷芽;心悸失眠加炒枣仁、柏子仁;骨蒸潮热加秦艽、地骨皮、龟版、鳖甲;盗汗加牡蛎、浮小麦。

对应中医证型:脾肾阳虚型。

治疗原则:温补脾肾。

西医对应类型:肺结核见有脾肾阳虚证候者。

疗效评价:一般经此方治疗,患者形寒怕冷,手足不温,自汗食少纳呆,大便溏稀,面浮肢肿等症状减轻,咳嗽、气喘减轻或消失,面色恢复正常。但仍需依照早期、规律、全程、适量、联合原则,联合西医抗结核药物治疗。经中西医结合治疗,可改善肺结核病人体质虚弱状态、提高机体免疫力、缩短疗程、降低复发率、促进痰菌转阴等。

疗程:一般 30 天为一疗程,据患者病情变化进行加减。

核心药物评价:方中黄芪、太子参、白术、茯苓、甘草益气健脾;肉桂、山萸肉健脾温肾;五味子敛肺止咳;当归柔润养血;砂仁、陈皮行气调中。诸药合用温补脾肾而不滞。

注意事项:本方应餐后温服,以免刺激肠胃。

剂量掌握:常规剂量即可。

八、常用中成药平价

麦味地黄丸

【成分】麦冬、五味子、熟地黄、山茱萸(制)、山药、丹皮、茯苓、泽泻。

【性状】本品为棕黑色水蜜丸、黑褐色的小蜜丸或大蜜丸；味微甜而酸。

【功能主治】滋肾养肺。用于肺肾阴亏，潮热盗汗，颧红，口干，腰膝酸软等症。

【用法用量】口服，一次 9g，一日 3 次。

【不良反应】尚不明确。

【注意事项】1. 忌烟、酒及辛辣、生冷、油腻食物。2. 感冒病人不宜服用。3. 对本品过敏者禁用，过敏体质者慎用。4. 本品性状发生改变时禁止使用。

【规格】大蜜丸，每丸重 9g。

目前用中成药抗结核治疗较少，只是以"补虚培元、抗痨杀虫"为原则来辅助治疗，有待进一步研究。

续断

【性味归经】苦、辛，微温。归肝、肾经。

【功效与应用】

1. 补肝肾、强筋骨，用于肝肾不足、腰痛脚弱。

2. 止血安胎，用于胎动欲坠、胎漏下血或崩漏经多。

3. 续折疗伤，用于跌打损伤、金疮、痈疽肿痛等。

【用法用量】煎服，10～15g。外用适量。

【现代研究】本品含环烯醚萜糖苷、三萜皂苷等。川续断浸膏和总生物碱对冷血动物和温血动物的在体和离体心脏均有明显的正性肌力作用；能使去脑和麻醉猫心脏节律明显加快，脉搏幅度增大，并有刺激呼吸的作用。总黄酮能显著降低动脉压和平滑肌的紧张度。黄酮成分有抗氧化活性，并有抗炎作用，经小鼠和鸡试验，川续断有抗维生素 E 缺乏症的作用，对肺炎链球菌有抑制作用。

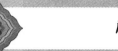

杜仲

【性味归经】甘,温。归肝、肾经。

【功效与应用】

1.补肝肾、强筋骨,用于肝肾不足的腰痛脚弱、阳痿尿频。

2.安胎,用于肝肾不足、下元虚冷之胎动不安或习惯性流产。

【用法用量】煎服,10～15g。炒用更佳。

【现代研究】本品有较好的降压作用,能减少胆固醇的吸收。能抑制子宫收缩,对实验性子宫痉挛性收缩也有拮抗作用。煎剂能明显加强家兔离体心脏心肌收缩力,并有镇静、镇痛、增强肾上腺皮质功能及免疫功能的作用。

肺脓肿

一、定义

肺脓肿(lung abscess)是肺组织坏死形成的脓腔。临床特征为高热、咳嗽和咳大量脓臭痰。胸部 X 线显示一个或多发的含气液平的空洞,如多个直径小于 2cm 的空洞则称为坏死性肺炎。本病可见于任何年龄,男多于女。自抗菌药物广泛使用以来,发病率已明显降低。

二、诊断

(一)诊断标准

1.症状 急性起病患者表现为畏寒、高热,体温达39℃～40℃,伴有咳嗽、咳黏液痰或黏液脓性痰,可有与呼吸有关的胸痛。肺脓肿破溃到胸膜腔,可出现突发性胸痛、气急,出现脓气胸。血源性肺脓肿多先有畏寒、高热等全身脓毒症的表现。经数日或数周后才出现咳嗽、咳痰,极少咯血。慢性肺脓肿患者常有咳嗽、咳脓痰、反复发热和咯血,持续数周到数月,可有贫血、消瘦等慢性中毒症状。

2.体征 初起时肺部可无阳性体征,或患侧可闻及湿啰音;病变发展可出现肺实变体征,可闻及支气管呼吸音;肺脓腔增大时,可出现空瓮音;病变累及胸膜可闻及胸膜摩擦音或呈现胸腔积液体征。血源性肺脓肿大多无阳性体征。慢性肺脓肿常有杵状指(趾)。

3.辅助检查 痰涂片革兰染色,痰、胸腔积液和血培养包括需氧和厌氧培养,以及抗菌药物敏感试验,

X线检查、肺部 CT、纤维支气管镜检查均有不同程度的改变，可辅助诊断。

（二）分类

根据感染途径，肺脓肿可分为以下类型：

（1）吸入性肺脓肿：病原体经口、鼻、咽腔吸入致病。当有意识障碍如在麻醉、醉酒、药物过量、癫痫、脑血管意外时，或由于受寒、极度疲劳等诱因，全身免疫力与气道防御清除功能降低，吸入的病原菌可致病。此外，还可由于鼻窦炎、牙槽脓肿等脓性分泌物被吸入致病。病原体多为厌氧菌。

（2）继发性肺脓肿：某些细菌性肺炎，如金黄色葡萄球菌、铜绿假单胞菌和肺炎克雷伯杆菌肺炎等，以及支气管扩张、支气管囊肿、支气管肺癌、肺结核空洞等继发感染可导致继发性肺脓肿。支气管异物阻塞，也是导致肺脓肿特别是小儿肺脓肿的重要因素。肺部邻近器官化脓性病变，如膈下脓肿、肾周围脓肿、脊柱脓肿或食管穿孔等波及到肺也可引起肺脓肿。阿米巴肝脓肿好发于右肝顶部，易穿破膈肌至右肺下叶，形成阿米巴肺脓肿。

（3）血源性肺脓肿：因皮肤外伤感染、疔、痈、中耳炎或骨髓炎等所致的菌血症，菌栓经血行播散到肺，引起小血管栓塞、炎症和坏死而形成肺脓肿。静脉吸毒者如有右心细菌性心内膜炎，三尖瓣赘生物脱落阻塞肺小血管形成肺脓肿，常为两肺外野的多发性脓肿。致病菌以金黄色葡萄球菌、表皮葡萄球菌及链球菌为常见。

（三）相关诊断试验

1.血常规检查　急性肺脓肿血白细胞总数达（20～30）×10^9/L，中性粒细胞在 90% 以上，核明

菟丝子

【性味归经】甘,温。归肝、肾、脾经。

【功效与应用】

1.补肾固精,缩尿止带,用于肾虚腰痛、阳痿遗精、尿频、带下等。

2.养肝明目,用于肝肾不足,目暗不明。

3.温阳止泻,用于脾肾两虚之便溏腹泻。

4.安胎,用于肝肾不足之胎漏下血、胎动不安。此外,本品可用消渴,单用即效。

【用法用量】煎服,10～15g。

【现代研究】本品能增强心肌收缩力抑制肠运动,兴奋离体子宫,延缓大鼠半乳糖性白内障的发展,增强非特异性抵抗力等。

蛤蚧

【性味归经】咸,平。归肺、肾经。

【功效与应用】

1.补肾阳、益精血,用于肾阳不足、精血亏虚之阳痿。

2.补肺气、定喘嗽,用于肺气虚或肺肾两虚之久咳虚喘。

【用法用量】研末服,每次1~2g,日服3次。亦可浸酒服,或入丸散剂。

【现代研究】本品有雄激素和雌激素样作用,能增强免疫功能,降低血糖,显著提高自由基代谢酶的活性及GSH的含量,并有抗炎、平喘及抗衰老作用。

显左移,常有毒性颗粒。慢性患者的血白细胞可稍升高或正常,红细胞和血红蛋白减少。

2.细菌学检查 痰涂片革兰染色,痰、胸腔积液和血培养包括需氧和厌氧培养,以及抗菌药物敏感试验,有助于确定病原体和选择有效的抗菌药物。

3.X线检查 早期的炎症在X线表现为大片浓密模糊浸润阴影,边缘不清,或为团片状浓密阴影,分布在一个或数个肺段。在肺组织坏死、肺脓肿形成后,脓腔出现圆形透亮区及气液平面,其四周被浓密炎症浸润所环绕。脓腔内壁光整或略有不规则。经脓液引流和抗菌药物治疗后,脓腔消失,最后仅残留纤维条索阴影。慢性肺脓肿脓腔壁增厚,内壁不规则,有时呈多房性,周围有纤维组织增生及邻近胸膜增厚,肺叶收缩,纵隔可向患侧移位。并发脓胸时,患侧胸部呈大片浓密阴影。若伴发气胸可见气液平面。结合侧位X线检查可明确肺脓肿的部位及范围大小。血源性肺脓肿,病灶分布在一侧或两侧,呈散在局限炎症,或边缘整齐的球形病灶,中央有小脓腔和气液平。炎症吸收后,亦可能有局灶性纤维化或小气囊后遗阴影。CT则能更准确定位及区别肺脓肿和有气液平的局限性脓胸,发现体积较小的脓肿和葡萄球菌肺炎引起的肺气囊,并有助于作体位引流和外科手术治疗。

4.纤维支气管镜检查 有助于明确病因和病原学诊断,并可用于治疗。如有气道内异物,可取出异物使气道引流通畅。疑为肿瘤阻塞,则可取病理标本。还可取痰液标本行需氧和厌氧菌培养。可经纤维支气管镜插入导管,尽量接近或进入脓腔,吸引脓液、冲洗支气管及注入抗菌药物,以提高疗效与缩短病程。

三、鉴别诊断

1.细菌性肺炎 早期肺脓肿与细菌性肺炎在症状

和 X 线胸片表现很相似，但常见的肺炎链球菌肺炎多伴有口唇疱疹、铁锈色痰而无大量脓臭痰，X 线胸片示肺叶或节段性实变或呈片状淡薄炎症病变，边缘模糊不清，没有空洞形成。当用抗菌药物治疗后仍高热不退，咳嗽、咳痰加剧并咳出大量脓痰时应考虑为肺脓肿。

2. 空洞性肺结核继发感染　空洞性肺结核是一种慢性病，起病缓慢，病程长，可有长期咳嗽、午后低热、乏力、盗汗，食欲减退或有反复咯血。X 线胸片显示空洞壁较厚，一般无气液平面，空洞周围炎性病变较少，常伴有条索、斑点及结节状病灶，或肺内其他部位的结核播散灶，痰中可找到结核分枝杆菌。当合并肺部感染时，可出现急性感染症状和咳大量脓臭痰，且由于化脓性细菌大量繁殖，痰中难以找到结核杆菌，此时要详细询问病史。如一时不能鉴别，可按急性肺脓肿治疗，控制急性感染后，胸片可显示纤维空洞及周围多形性的结核病变，痰结核分枝杆菌可阳转。

3. 支气管肺癌　支气管肺癌阻塞支气管常引起远端肺化脓性感染，但形成肺脓肿的病程相对较长，因有一个逐渐阻塞的过程，毒性症状多不明显，脓痰量亦较少。阻塞性感染由于支气管引流不畅，抗菌药物效果不佳。因此对 40 岁以上出现肺同一部位反复感染，且抗菌药物疗效差的患者，要考虑支气管肺癌引起阻塞性肺炎的可能，可送痰液找癌细胞和纤维支气管镜检查，以明确诊断。肺鳞癌也可发生坏死液化，形成空洞，但一般无毒性或急性感染症状，X 线胸片示空洞壁较厚，多呈偏心空洞，残留的肿瘤组织使内壁凹凸不平，空洞周围有少许炎症浸润，肺门淋巴结可有肿大，故不难与肺脓肿区分。

4. 肺囊肿继发感染　肺囊肿继发感染时，囊肿内

北沙参

【性味归经】甘、微苦，微寒。归肺、胃经。

【功效与应用】

1. 养阴清肺，用于阴虚燥咳、劳嗽咯血或肺热咳嗽。单用即效。

2. 养胃生津，常用于热病伤津或胃阴虚证。

【用法用量】煎服，10～15g。

【现代研究】本品乙醇提取物有降低体温和镇痛作用。水浸液低浓度时能加强离体蟾蜍心脏收缩，浓度高则出现抑制。

南沙参

【性味归经】甘，微寒。归肺、胃经。

【功效与应用】

1.清肺养阴，化痰止咳，用于阴虚燥咳，肺热或痰热咳嗽。

2.益气，用于热病气阴两伤或脾胃虚弱之证。

此外，可以本品煮猪肉食用，治产后无乳。亦可以本品研末，米汤调服，治七情内伤或下元虚冷而致赤白带下。

【用法用量】煎服，10～15g。

【使用注意】反藜芦。

【现代研究】含皂苷。有祛痰、强心和抗真菌作用。

可见气液平，周围炎症反应轻，无明显中毒症状和脓痰。如有以往的 X 线胸片作对照，更容易鉴别。

四、与中医对应关系

肺脓肿属于中医"肺痈"范畴。肺痈病名首见于《金匮要略·肺痿肺痈咳嗽上气病脉证治》，并提出成痈机理为热壅血瘀。《诸病源候论》在《金匮》基础上又提出了风寒伤肺，并强调正虚感邪的致病原因。

五、西医治疗原则

治疗原则是抗菌药物治疗和脓液引流。

（一）抗菌药物治疗

吸入性肺脓肿多为厌氧菌感染，一般均对青霉素敏感，仅脆弱拟杆菌对青霉素不敏感，但对林可霉素、克林霉素和甲硝唑敏感。可根据病情严重程度决定青霉素剂量，轻度者 120 万～240 万 U/d，病情严重者可用 1000 万 U/d 分次静脉滴注，以提高坏死组织中的药物浓度。体温一般在治疗 3～10 天内降至正常，然后可改为肌注。如青霉素疗效不佳，可用林可霉素 1.8～3.0g/d 分次静脉滴注，或克林霉素 0.6～1.8g/d，或甲硝唑 0.4g，每日 3 次口服或静脉滴注。血源性肺脓肿多为葡萄球菌和链球菌感染，可选用耐 β－内酰胺酶的青霉素或头孢菌素。如为耐甲氧西林的葡萄球菌，应选用万古霉素或替考拉宁。如为阿米巴原虫感染，则用甲硝唑治疗。如为革兰阴性杆菌，则可选用第二代或第三代头孢菌素、氟喹诺酮类，可联用氨基糖苷类抗菌药物。抗菌药物疗程 8～12 周，直至 X 线胸片脓腔和炎症消失，或仅有少量的残留纤维化。

（二）脓液引流

是提高疗效的有效措施。痰液黏稠不易咳出者可用祛痰药或雾化吸入生理盐水、祛痰药或支气管舒张剂以利痰液引流。身体状况较好者可采取体位引流排痰，引流的体位应使脓肿处于最高位，每日 2 ~ 3 次，每次 1 ~ 15 分钟。经纤维支气管镜冲洗及吸引也是引流的有效方法。

（三）手术治疗

适应证为：①肺脓肿病程超过 3 个月，经内科治疗脓腔不缩小，或脓腔过大（5cm 以上）估计不易闭合者。②大咯血经内科治疗无效或危及生命。③伴有支气管胸膜瘘或脓胸经抽吸、引流和冲洗疗效不佳者。④支气管阻塞限制了气道引流，如肺癌。对病情重不能耐受手术者，可经胸壁插入导管到脓腔进行引流。术前应评价患者一般情况和肺功能。

六、中医治疗原则

急则治标，缓则治本。急性期祛邪为原则，包括清热解毒、散结消痈、化瘀排脓。热毒为本病之因，整个病程都应重视清热解毒，要力争在未成脓之前予大剂清肺散结消痈之品以求消散，脓已酿成则为热毒盘踞之根，脓净则毒去，在溃脓期须遵循"有脓必排"的原则，着重排脓以祛邪毒。

其次遵循审病程、分阶段论治的原则，初期风热侵犯肺卫，应清肺散邪。成痈期热壅血瘀，以清热解毒、化瘀消痈为主；溃脓期血败肉腐，以排脓祛毒为主；恢复期阴伤气耗，以益气养阴、扶正祛邪为主。

七、常用方剂、中药解读

1. 银翘散

麦冬

【性味归经】甘、微苦，微寒。归心、肺、胃经。

【功效与应用】

1. 润肺养阴，用于阴虚燥咳。

2. 益胃生津，用于胃阴不足口渴、消渴，津亏便秘。

3. 清心除烦，用功于温病热扰营血及阴虚有热之心烦不眠。

此外，麦冬与生地熬膏，可治血虚诸证。

【用法用量】煎服，10 ~ 15g。宜久煎。

【现代研究】本品能增强垂体肾上腺皮质系统功能，提高机体适应性，增强网状内皮系统吞噬能力，升高外周白细胞。有抗菌、抗缺氧、降血糖、抗心律失常及扩张外周血管等作用。

石斛

【性味归经】甘，微寒。归胃、肾经。

【功效与应用】

1.养阴清热，用于热病后期，虚热烦渴。常配生地黄、麦冬等同用。亦可用治肾阴不足，虚热不退。

2.益胃生津，用于胃阴虚证。

此外，石斛还有明目及强腰膝之功，可用治肝肾亏虚，视物昏暗及腰膝软弱。

【用法用量】煎服，10～15g。鲜品15～30g。

【现代研究】石斛含多种生物碱。能促进胃液分泌，有镇痛、退热、增强代谢及抗衰老等作用。

常见症状：发热，微恶寒，咳嗽，胸痛，咳时尤甚，呼吸不利，咯白色黏痰，痰量日渐增多，口干鼻燥，苔薄黄，脉浮滑而数。

组成及剂量：

银花 30g，连翘 30g，竹叶 12g，芦根 9g，桔梗 18g，贝母 9g，牛蒡子 18g，前胡 9g，甘草 6g

加减：方中可加鱼腥草、蒲公英、黄芩、金荞麦根以收到及时消散，不致发展成肺痈的疗效，表证重加薄荷、淡豆豉以疏风清热；痰热壅肺，咳痰甚多加杏仁、浙贝母、桑白皮、冬瓜仁、枇杷叶；胸痛、呼吸不畅加瓜蒌皮、郁金、桃仁。

对应中医证型：肺痈初期。

治疗原则：疏风散热，清肺化痰。

西医对应的类型：适用于肺脓肿急性发作期早期。

疗效评价：一般经治疗，患者发热缓解，咳嗽、胸痛减轻，咯白色黏痰、痰量日渐减少，口干鼻燥好转，但出现痰量及其脓性成分增加等急性感染征象时需应用抗生素。

疗程：一般 7～10 天为一疗程，据患者病情变化进行加减。

核心药物评价：银花、连翘既能疏散风热、清热解毒，又能辟秽化浊；牛蒡子辛凉，疏散风热、清利头目，且可解毒利咽；芦根、竹叶清热生津，桔梗开宣肺气而止咳利咽；甘草既能调和药性，护胃安中，又合桔梗利咽止咳。

注意事项：本病不同于普通风热感冒，治疗时针对风热之邪，用辛凉疏散法以外，还要注意宣畅肺气及清热解毒。外感风寒及湿热病初起者禁用。

剂量掌控：方中银花、连翘用量宜大，连翘 15～30g，银花 30～50g。煎药时间不宜过长。病重者可加服 1 剂，6 小时服 1 次。

2. 千金苇茎汤合如金解毒散加减

常见症状：身热转甚，时时振寒，继则壮热不寒，汗出烦躁，咳嗽气急，胸满作痛，转侧不利；咳吐浊痰，呈黄绿色，自觉喉中有腥味，口干咽燥，苔黄腻，脉滑数。

组成及剂量：

苇茎 30g，冬瓜仁 15g，苡仁 30g，桃仁 9g，黄芩 9g，黄连 6g，黄柏 9g，栀子 9g，桔梗 9g，甘草 6g

加减：高热、心烦、口渴、汗多、尿赤，脉洪数有力者加石膏、知母；肺伤络损而胸痛加乳香、没药、赤芍、郁金、丝瓜络；咯痰黄稠量多加桑白皮、射干、瓜蒌、海蛤壳；痰浊脓血壅肺，咯痰浓浊量多，不能平卧加葶苈子、大黄。

对应中医证型：肺痈成痈期。

治疗原则：清肺解毒，化瘀消痈。

西医对应的类型：适用于肺脓肿急性发作成脓期。

疗效评价：一般经治疗，患者身热减轻，时时振寒好转，汗出烦躁缓解，咳嗽气急、胸满作痛较前好转；咳吐浊痰减少，自觉喉中腥味、口干咽燥好转。但出现痰量及其脓性成分增加等急性感染征象时需应用抗生素。若联合化痰药物，以及振动、拍背和体位引流等胸部物理治疗均有助于痰液引流。必要时需手术治疗。

疗程：一般 7～14 天为一疗程，据患者病情变化进行加减。

核心药物评价：苇茎甘寒轻浮，善清肺热；薏苡仁甘淡微寒，上清肺热而排脓，下利肠胃而渗湿；苇茎、冬瓜仁、苡仁三药合用共同清肺泄浊排脓；桃仁活血祛瘀，可助消痈；黄芩、黄连、黄柏、栀子均为

黄精

【性味归经】甘，平。归脾、肺、肾经。

【功效与应用】

1. 养阴润肺，用于阴虚肺燥、干咳少痰及肺肾阴虚的劳嗽久咳。

2. 补肾益精，用于肾虚精亏之腰酸脚软、头昏眼花。

3. 补脾益气，用于脾胃虚弱。本品既补脾气，又益脾阴。

此外，本品还可用治消渴。

【用法用量】煎服，10～30g。

【现代研究】本品能增强免疫功能，有抗衰老、耐缺氧、抗疲劳、降血糖等作用。对多种细菌和皮肤真菌有抑制作用。

枸杞子

【性味归经】甘，平。归肝、肾经。

【功效与应用】
补肾益精，养肝明目，用于肝肾亏虚，头晕目眩、视力减退、腰膝酸软、遗精消渴等证。本品滋补肝肾常用，且为明目要药。

【用法用量】煎服，10～15g。

【现代研究】本品含甜菜碱和多糖等。能增强和调节免疫功能，促进骨髓造血，有保肝、降脂、降血糖、抗突变、抗肿瘤、抗疲劳及延缓衰老等作用。

寒凉之品，均有泻火解毒之功；桔梗、甘草宣肺排脓。

注意事项：本期热盛血瘀已酝酿成痈，必须注意攻其壅塞。本期不宜补益之品，以免助邪资寇。

剂量掌控：痰热壅肺，痰瘀热毒互结而胸胁胀满、呼吸急促者，当予大剂清肺消痈之品，可加大桔梗、鱼腥草等剂量，以求痈肿消散。

3. 加味桔梗汤加减

常见症状：陡然痰量增多，咯吐大量脓血，或如米粥，腥臭异常，有时咯血；胸中烦满而痛，甚则气喘不能卧，身热面赤，烦渴喜饮，舌质红或绛，苔黄腻，脉滑数。

组成及剂量：

桔梗30g，苡仁30g，贝母12g，橘红9g，金银花15g，甘草60g，葶苈子15g，白及9g

加减：咯血量多加丹皮、栀子、藕节、白茅根、三七粉（吞）、白及粉（吞）；痰热内盛，烦渴，痰黄稠加石膏、知母、天花粉；津伤明显，口干，舌质红加沙参、麦冬；气虚无力托脓，气短、自汗、脓出不畅加生黄芪。

对应中医证型：肺痈溃脓期。

治疗原则：排脓解毒。

西医对应的类型：适用于肺脓肿急慢性发作溃脓期。

疗效评价：一般经治疗，患者痰量减少，咯吐大量脓血减少，腥臭异常好转，有时咯血；胸中烦满而痛缓解，气喘不能卧缓解，身热面赤、烦渴喜饮较前缓解。但出现痰量及其脓性成分增加等急性感染征象时需应用抗生素。若联合化痰药物，以及振动、拍背和体位引流等胸部物理治疗均有助于痰液引流。必要时需手术治疗。

疗程：一般 7 ～ 14 天为一疗程，据患者病情变化进行加减。

核心药物评价：桔梗宣肺祛痰、排脓散解；薏苡仁甘淡微寒，上清肺热而排脓，下利肠胃而渗湿；贝母润肺止咳，苡仁、贝母、橘红共同化痰散结排脓；银花能疏散风热、清热解毒，甘草既能调和药性，护胃安中，又合桔梗利咽止咳；葶苈子泻肺祛壅；白及祛腐生肌，消痈止血。

注意事项：在痈脓腐溃时，蓄结之脓毒尚盛，邪气仍实，决不能忽视脓毒的清除。脓液是否能顺利排出，是治疗成败的关键，当选桔梗为主药，桔梗为仲景治疗肺痈主药，能开提肺气，宣肺祛痰（桔梗皂苷为强力祛痰药），可用较大剂量（15 ～ 25g），以加速排痰。

剂量掌控：鱼腥草为三白草科植物，又名蕺菜，其部分有效成分具有挥发性，不宜久煎，煮沸 1 ～ 2 分钟即可，每日用量 30 ～ 60g。

4. 沙参清肺汤

常见症状：身热渐退，咳嗽减轻，咯吐脓血渐少，臭味也淡，痰液转为清稀，精神、食欲均见好转；胸胁隐痛，难以久卧，气短、自汗、面色不华、精神萎靡；低热、午后潮热、盗汗、心烦、口燥咽干、形体消瘦，舌质淡红、苔薄、脉细。

组成及剂量：

北沙参 18g，白及 12g，生黄芪 20g，太子参 18g，桔梗 9g，甘草 6g，苡仁 30g，冬瓜子 15g，合欢皮 9g

加减：阴虚发热者加十大功劳叶、青蒿、白薇、地骨皮；脾虚、食纳不佳、便溏者加白术、山药、茯苓；肺络损伤，咯吐脓血者加白及、白蔹、合欢皮、

女贞子

【性味归经】甘、苦，凉。归肝、肾经。

【功效与应用】滋补肝肾，明目乌发，用于肝肾阴虚之头昏目眩、视力减退、须发早白、腰膝酸软。

【用法用量】煎服，10 ～ 15g。

【现代研究】本品含齐墩果酸、甘露醇等。能增强免疫功能，升高外周白细胞。并有强心、利尿、保肝、止咳、抗菌、缓泻、抗癌等作用。

鳖甲

【性味归经】咸，寒。归肝、肾经。

【功效与应用】

1. 滋阴潜阳，用于阴虚阳亢、阴虚风动。治阴虚阳亢，头晕目眩，常配菊花、牡蛎等同用。

2. 退热除蒸，用于阴虚发热、劳热骨蒸。本品为退虚热要药，常配青蒿、知母等同用。

3. 软坚散结，用于癥瘕积聚、疟母。

【用法用量】先煎，15～30g。滋阴潜阳生用，软坚散结醋淬用。

【使用注意】脾胃虚寒，食少便溏及孕妇忌服。

【现代研究】本品能抑制肝、脾结缔组织增生，提高血浆蛋白水平，并有抗肿瘤作用。

阿胶。

　　对应中医证型：恢复期。

　　治疗原则：清养补肺。

　　西医对应的类型：适用于肺脓肿急慢性发作恢复期。

　　疗效评价：一般经治疗，患者身热渐退，咳嗽减轻，咯吐脓血渐少，臭味也淡，痰液转为清稀，精神、食欲均见好转；胸胁隐痛，难以久卧好转，气短、自汗、面色不华、精神萎靡较前缓解；低热、午后潮热、盗汗缓解，心烦、口燥咽干减轻。

　　疗程：一般7～14天为一疗程，据患者病情变化进行加减。

　　核心药物评价：沙参、白及滋阴润肺，黄芪、太子参益气生肌，薏苡仁甘淡微寒，上清肺热而排脓，下利肠胃而渗湿；桔梗开宣肺气而止咳利咽；甘草既能调和药性，护胃安中，又合桔梗利咽止咳；合欢皮活血消肿，散结内外痈肿，共同化痰泄浊、排脓消痈。

　　剂量掌控：气虚明显者可加大黄芪、太子参等用量。

八、常用中成药评价

1. 复方鱼腥草片

　　【成份】鱼腥草、黄芩、板蓝根、连翘、金银花。

　　【性状】该品为糖衣片，除去糖衣后显棕褐色；味微涩。

　　【功能主治】清热解毒。用于外感风热引起的咽喉疼痛；急性咽炎、扁桃腺炎有风热证候者。

　　【用法用量】口服。每日3次饭后服用，一次4～6片，或遵医嘱。

　　【不良反应】个别病例出现咽干、胃灼感、心悸、

手发抖等副作用，均较轻微，不影响继续服药。

【注意事项】1. 忌服辛辣、刺激性食物、鱼腥食物。2. 不宜在服药期间同时服用温补性中成药。3. 扁桃体化脓并全身高热等症状者应去医院诊治。4. 服药三天后症状无改善，或出现其他症状，应去医院就诊。

【规格】每片重 0.41g。

2. 橘红丸

【主要成分】橘红、陈皮、半夏（制）、茯苓、甘草、桔梗、苦杏仁、紫苏子（炒）、紫菀、款冬花、瓜蒌皮、浙贝母、地黄、麦冬、石膏。

【性状】本品为丸剂，味微苦。

【主治功能】清热，化痰，止咳。用于咳嗽痰多，痰不易出，胸闷口干等。

【用法与用量】口服，小蜜丸一次 12g，大蜜丸一次 2 丸，一日 2 次。

【不良反应】尚不清楚。

【注意事项】1. 忌烟、酒及辛辣食物。2. 有支气管扩张、肺脓肿、肺结核、肺心病的患者，应在医师指导下服用。

【规格】大蜜丸每丸重 6g。

3. 清气化痰丸

【主要成分】陈皮、瓜蒌仁、黄芩、茯苓、枳实、杏仁，胆南星、半夏、黄芩。

【性状】本品为丸剂。

【主治功能】清肺化痰，理气止咳。用于痰热阻肺所致的咳嗽痰多、痰黄稠黏、胸腹满闷等。

【用法与用量】口服。一次 6～9g，一日 2 次，或遵医嘱。

【不良反应】尚不清楚。

五味子

【性味归经】酸、甘，温。归肺、心、肾经。

【功效与应用】

1. 敛肺滋肾，用于久咳虚喘。

2. 敛汗生津，用于津伤口渴、阴虚消渴。

3. 涩精止泻，用于遗精滑精及久泻。

4. 宁心安神，用于心悸、失眠、多梦。

【用法用量】煎服，3～6g。研末服，每次 1～3g。

【使用注意】表邪未解，痧疹初发，咳嗽初起，内有实热，均不宜用。

【现代研究】含五味子素。本品有明显的镇静作用，对大脑皮层的兴奋和抑制过程有调整作用，能改善人的智力活动，提高工作效率。有扩血管作用，能提高心肌代谢酶活性，改善心肌的营养和功能。对免疫功能有双相调节作用。能促进肝糖原及肝细胞蛋白质合成，对肝细胞损伤有明显保护作用，并可抑制转氨酶的释放。尚有祛痰、镇咳、抗溃疡及延缓衰老作用。

山茱萸

【性味归经】酸、涩，微温。归肝、肾经。

【功效与应用】

1. 补益肝肾，用于肝肾亏虚。本品为平补肝肾要药。

2. 固精缩尿，用于遗精、遗尿。

3. 敛汗固脱，用于大汗虚脱。本品既能敛汗又能壮元气，常与人参同用。

4. 固崩止血，用于崩漏及月经过多。

【用法用量】煎服，5～10g；大剂量可用至30g。

【使用注意】火热、湿热、痰热等实邪未去、小便淋涩及命门火旺、强阳不萎者不宜用。

【现代研究】本品含山茱萸苷、皂苷、鞣质、糖苷、熊果酸、没食子酸、苹果酸、维生素A及挥发油等。对免疫功能有调节作用，并能抗菌、抗炎、降血糖、升高白细胞、抗失血性休克、抗实验性肝损害、抑制血小板聚集。其煎剂体外能杀灭小鼠腹水癌细胞。连续服用本品能明显增加血红蛋白含

【注意事项】1. 忌烟、酒及辛辣、生冷、油腻食物。2. 不宜在服药期间同时服用滋补性中药。3. 风寒咳嗽，痰湿阻肺者不适用。4. 支气管扩张、肺脓疡、肺心病、肺结核患者出现咳嗽时应去医院就诊。5. 儿童、孕妇、哺乳期妇女、年老体弱及脾虚便溏者应在医师指导下服用。

【规格】6g×10袋。

4. 生脉饮

【主要成分】人参、麦冬、五味子。辅料为：蔗糖、苯甲酸钠、羟苯乙酯。

【性状】该品为黄棕色至红棕色的澄清液体，久置可有微量浑浊；气香，味酸甜、微苦。

【主治功能】益气，养阴生津。主治温病热伤气阴，倦怠气短懒言，口渴多汗脉虚；或气阴不足，亡津失水，心悸气短，脉微虚汗；或肺虚久咳，干咳少痰或无痰，咽干舌燥，舌红而干，脉虚细者。

【用法与用量】口服，一次10毫升，一日3次。

【不良反应】尚不明确。

【注意事项】1. 忌不易消化食物。2. 感冒发热病人不宜服用。3. 糖尿病患者及有高血压、心脏病、肝病、肾病等慢性病严重者应在医师指导下服用。

【规格】每支装10ml。

呼吸衰竭

量，增强小鼠体力、抗疲劳、耐缺氧、增强记忆力。本品注射液能增强猫心肌收缩性，提高心脏效率，扩张外周血管。

一、定义

呼吸衰竭是各种原因引起的肺通气和（或）换气功能严重障碍，以致不能进行有效的气体交换，导致缺氧（O_2）伴和（或）不伴二氧化碳（CO_2）潴留，从而引起一系列生理功能和代谢紊乱的临床综合征。在海平面大气压下于静息条件下呼吸室内空气，并排除心内解剖分流和原发于心排血量降低等情况后，动脉血氧分压（PaO_2）低于 60mmHg 或伴有二氧化碳分压（$PaCO_2$）高于 50mmHg，即为呼吸衰竭。根据动脉血气变化将呼吸衰竭分为两型：Ⅰ型仅有缺O_2；Ⅱ型则伴有 CO_2 潴留。根据病程可分为急性呼吸衰竭和慢性呼吸衰竭。按病变部位可分为中枢性呼吸衰竭和周围性呼吸衰竭。

二、诊断

1.临床表现

（1）呼吸困难：伴呼吸频率、幅度、节律的异常改变（包括呼吸加快或减慢，潮式、间歇或抽泣样呼吸等）。

（2）紫绀：应注意伴有贫血者紫绀可不明显；末梢循环差者即使动脉氧分压正常，也可出现紫绀。

（3）肺性脑病。

（4）心血管系统：早期心率增快、血压升高，缺氧进一步加重则心率减慢、血压下降。CO_2 潴留使胸部及体表血管扩张，头痛、皮肤红润、温暖多汗、

呼吸系统常见病中西医解读

乌梅

【性味归经】酸、涩，平。归肝、脾、肺、大肠经。

【功效与应用】

1. 敛肺止咳，用于肺虚久咳少痰或无痰之证。

2. 涩肠止泻，用于久泻久痢。

3. 生津止渴，用于津伤口渴。

4. 安蛔止痛，用于蛔厥腹痛。

此外，本品炒炭，有止血之功，可用治便下脓血及妇人血崩。外用又能消疮毒、平胬肉。

【用法用量】煎服，3～10g；大剂量可用至30g。外用适量。止血止泻宜炒炭用。

【使用注意】表邪未解或有实热积滞者不宜服。

【现代研究】含柠檬酸等多种有机酸。本品能增强机体免疫功能，促进胆汁分泌，抑制离体兔肠管运动。体外能抑制蛔虫活动，对多种致病性细菌及皮肤真菌有抑制作用。

脉搏洪大、肌肉震颤等。CO_2 潴留加重，心率减慢，最终循环衰竭。

（5）其他：严重呼吸衰竭对肝、肾功能都有影响，如谷丙转氨酶与尿素氮升高，出现蛋白尿、红细胞和管型。胃肠通黏膜充血水肿、糜烂出血，或应激性溃疡引起上消化道出血，甚至发生休克、DIC 等。

2. 实验室及特殊检查

（1）动脉血气分析（arterial blood gas analysis）：呼吸衰竭的诊断标准是在海平面、标准大气压、静息状态、呼吸空气条件下，$PaO_2 < 10mmHg$ 伴或不伴 $PaCO_2 > 50mmHg$。单纯 $PaO_2 < 60mmHg$ 为 I 型呼吸衰竭；若伴有 $PaCO_2 > 50mmHg$，则为 II 型呼吸衰竭。pH 可反映机体的代偿状况，有助于对急性或慢性呼吸衰竭加以鉴别。当 $PaCO_2$ 升高、pH 正常时，称为代偿性呼吸性酸中毒；若 $PaCO_2$ 升高、pH < 7.35，则称为失代偿性呼吸性酸中毒。

（2）肺功能检测：尽管在某些重症患者，肺功能检测受到限制，但肺功能检测有助于判断原发疾病的种类和严重程度。通常的肺功能检测是肺量测定，包括肺活量（VC）、用力肺活量（FVC）、第1秒用力呼气量（FEV_1）和呼气峰流速（PEF）等，这些检测简便易行，有助于判断气道阻塞的严重程度。呼吸肌功能测试能够提示呼吸肌无力的原因和严重程度。

（3）胸部影像学检查：包括普通 X 线胸片、胸部 CT 和放射性核素肺通气/灌注扫描等，有助于分析引起呼吸衰竭的原因。

三、鉴别诊断

对呼吸衰竭的鉴别诊断，主要是对产生缺氧和高

碳酸血症的病理生理机制及病因的鉴别。可根据基础疾病、临床表现、体征及相关的辅助检查，以及呼吸功能监测和疗效进行综合判断。

（1）气道阻塞性病变：气管—支气管的炎症、痉挛、异物、肿瘤纤维化瘢痕、慢性阻塞性肺疾病、重症哮喘等引起气道阻塞和肺通气不足的通气血流比例失调，导致缺氧和二氧化碳潴留引起呼吸衰竭。

（2）肺组织病变肺泡和肺间质的各种病变：如肺炎、肺气肿、严重肺结核性肺纤维化、肺水肿、肺尘埃沉着病等均可导致肺泡减少，有效弥散面积减少导致通气血流比例失调导致缺氧和二氧化碳潴留引起呼吸衰竭。

（3）肺血管病变：肺栓塞、肺血管炎等使肺毛细血管灌注减少，通气／血流比例失调或部分动脉血未经过氧合直接流入肺静脉导致呼吸衰竭。

（4）胸廓与胸膜病变：胸部外伤造成连枷胸、严重的脊柱畸形、各种原因所致的胸膜肥厚粘连、自发性或外伤性气胸、大量胸腔积液等均可影响胸廓活动，胸腔内负压降低使肺脏扩张受限造成通气不足和吸入气体分布小均导致肺通气和换气功能障碍引起呼吸衰竭。

（5）神经肌肉疾病、脑血管疾病、颅脑外伤、脑炎及镇静催眠药中毒均可抑制呼吸中枢；脊髓病变、肋间神经炎、重症肌无力以及钾代谢紊乱等均可累及呼吸肌功能造成呼吸肌无力麻痹导致呼吸动力下降而使肺通气不足。

四、与中医对应关系

呼吸衰竭属于中医"喘证"范畴。《内经》对喘证有较多论述。如《灵枢·五阅五使》说："故肺病者，喘息鼻张。"《灵枢·本脏》曰："肺高则上气

山楂

【性味归经】酸、甘，微温。归脾、胃、肝经。

【功效与应用】

1. 消食化积，用于食滞不化。本品为消食良药，尤善消油腻肉食积滞，单用即效。

2. 行气散瘀，用于气滞血瘀之胸腹诸痛。治泻痢腹痛，常配伍木香、槟榔、枳壳等同用。

【用法用量】煎服，10～15g；大剂量30g。

【现代研究】本品含柠檬酸、山楂酸、黄酮、皂苷等。可促进脂肪和蛋白的消化，能增加胃消化酶的分泌，对胃肠平滑肌运动有调节作用。能增加冠脉流量，降低心肌耗氧量，增强心肌收缩力。尚有降压、降血脂、抗菌、抗癌、收缩子宫、抗动脉粥样硬化及促进免疫功能等作用。

麦芽

【性味归经】甘，平。归脾、胃、肝经。

【功效与应用】

1. 消食健胃，用于饮食积滞。

2. 回乳消胀，用于妇女断乳及乳汁郁积、乳房胀痛。

此外，本品有缓和的疏肝解郁作用，对肝郁气滞或肝胃不和之证，可与疏肝理气药伍用。

【用法用量】煎服，10～15g；大剂量30～120g。

【使用注意】授乳期妇女不宜使用。

【现代研究】本品所含淀粉酶、蛋白分解酶及维生素B等，有助消化作用。煎剂能促进胃酸和胃蛋白酶的分泌。浸膏口服能降低血糖。生麦芽所含麦角类化合物有抑制催乳素分泌的作用。所含淀粉酶不耐高温，煎剂消化淀粉的效力相当于粉剂的三分之一，炒黄后效价约丧失一半。

肩息咳。"等等。《金匮要略·肺痿肺痈咳嗽上气病脉证治》中，"上气"即指喘息不能平卧的症候，其中包括"喉中作水鸡声"的哮病和"咳而上气"的肺胀等病，并列方治疗。金元以后，诸多医家充实了内伤请因致喘的证治。丹溪认识到六淫、七情、饮食所伤、体质虚弱皆为喘证的病因。明代张景岳把喘证归纳成虚实两证。《景岳全书·喘促》指出了喘证的辨证纲领。清《临证指南医案·喘》说："在肺为实，在肾为虚。"《类证治裁·喘症》则明确指出"喘由外感者治肺，由内伤者治肾"的治疗原则。

五、治疗原则

对呼吸衰竭总的治疗原则是在保持呼吸道通畅的条件下，纠正缺氧、CO_2潴留和酸碱失衡所致的代谢功能紊乱，从而为基础疾病和诱发因素的治疗争取时间和创造条件。急性严重呼吸衰竭应针对呼吸衰竭本身和原发疾病同时进行治疗，并配合适当的支持治疗。具体措施应结合患者的实际情况而定。其治疗原则包括下述几个方面：

1. 保持呼吸道通畅 对任何类型的呼吸衰竭，保持呼吸道通畅是最基本、最重要的治疗措施。气道不畅使呼吸阻力增加，呼吸功消耗增多，会加重呼吸肌疲劳；气道阻塞致分泌物排出困难将加重感染，同时也可能发生肺不张，使气体交换面积减少；气道如发生急性完全阻塞，会发生窒息，在短时间内导致患者死亡。

保持气道通畅的方法主要有：①若患者昏迷应使其处于仰卧位，头后仰，托起下颌并将口打开；②清除气道内分泌物及异物；③若以上方法不能奏效，必要时应建立人工气道。人工气道的建立一般有三种方法，即简便人工气道、气管插管及气管切开，后二者

属气管内导管。简便人工气道主要有口咽通气道、鼻咽通气道和喉罩，是气管内导管的临时替代方式，在病情危重不具备插管条件时应用，待病情允许后再行气管插管或切开。气管内导管是重建呼吸通道最可靠的方法。

若患者有支气管痉挛，需积极使用支气管扩张药物，可选用 β_2 肾上腺素受体激动剂、抗胆碱药、糖皮质激素或茶碱类药物等。在急性呼吸衰竭时，主要经静脉给药。

2. 氧疗　通过增加吸入氧浓度来纠正患者缺氧状态的治疗方法即为氧疗。对于急性呼吸衰竭患者，应给予氧疗。

（1）吸氧浓度：确定吸氧浓度的原则是保证 PaO_2 迅速提高到 60mmHg 或脉搏容积血氧饱和度（SpO_2）达 90% 以上的前提下，尽量减低吸氧浓度。

Ⅰ型呼吸衰竭的主要问题为氧合功能障碍而通气功能基本正常，较高浓度（> 35%）给氧可以迅速缓解低氧血症而不会引起 CO_2 潴留。对于伴有高碳酸血症的急性呼吸衰竭，往往需要低浓度给氧。

（2）吸氧装置

①鼻导管或鼻塞：主要优点为简单、方便；不影响患者咳痰、进食。缺点为氧浓度不恒定，易受患者呼吸的影响；高流量时对局部黏膜有刺激，氧流量不能大于 7L／min。吸入氧浓度与氧流量的关系：吸入氧浓度（%）＝ 21 ＋ 4× 氧流量（L／min）。

②面罩：主要包括简单面罩、带储气囊无重复呼吸面罩和文丘里（Venturi）面罩，主要优点为吸氧浓度相对稳定，可按需调节，该药对于鼻黏膜刺激小，缺点为在一定程度上影响患者咳痰、进食。

3. 增加通气量、改善 CO_2 潴留

（1）呼吸兴奋剂：呼吸兴奋剂的使用原则为必

莱菔子

【性味归经】辛、甘，平。归脾、胃、肺经。

【功效与应用】

1. 消食除胀，用于食积气滞。本品消食化积，尤善行气消胀。

2. 降气化痰，用于痰涎壅盛之喘咳。

【用法用量】煎服，6～10g。

【使用注意】气虚及无食积、痰滞者慎用。不宜与人参同用。

【现代研究】本品含芥子碱及其盐类。能增强兔离体回肠节律性收缩，抑制小白鼠胃排空，提高豚鼠离体胃幽门部环行肌紧张性和降低胃底部纵行肌紧张性。水提物抑制大肠杆菌、痢疾杆菌、伤寒杆菌、葡萄球菌及致病性皮肤真菌，尚有止咳、化痰、平喘、抗炎及降压作用。

鸡内金

【性味归经】甘，平。归脾、胃、小肠、膀胱经。

【功效与应用】

1.消食健脾，用于饮食积滞及小儿疳积。

2.固精止遗，用于遗尿、遗精。

此外，本品尚能化结石，用治尿路或胆囊结石，常与金钱草配伍使用。

【用法用量】煎服，3～10g。研末服，每次1.5～3g。粉剂优于煎剂。

【现代研究】本品含胃激素及蛋白酶、淀粉酶。口服能使胃液分泌量、酸度和消化力均增高，使胃运动加强，胃排空加快。

须保持气道通畅，否则会促发呼吸肌疲劳，并进而加重 CO_2 潴留；脑缺氧、水肿未纠正而出现频繁抽搐者慎用；患者的呼吸肌功能基本正常；不可突然停药。主要适用于以中枢抑制为主、通气量不足引起的呼吸衰竭，对以肺炎、肺水肿、弥漫性肺纤维化等病变引起的以肺换气功能障碍为主所导致的呼吸衰竭患者，不宜使用。常用的药物有尼可刹米和洛贝林，用量过大可引起不良反应。近年来这两种药物在西方国家几乎已被淘汰，取而代之的有多沙普仑（doxapram），该药对于镇静催眠药过量引起的呼吸抑制和 COPD 并发急性呼吸衰竭有显著的呼吸兴奋效果。

（2）机械通气：当机体出现严重的通气和（或）换气功能障碍时，以人工辅助通气装置（呼吸机）来改善通气和（或）换气功能，即为机械通气。呼吸衰竭时应用机械通气能维持必要的肺泡通气量，降低 $PaCO_2$；改善肺的气体交换效能；使呼吸肌得以休息，有利于恢复呼吸肌的功能。

气管插管的指征因病而异。急性呼吸衰竭患者昏迷逐渐加深，呼吸不规则或出现暂停，呼吸道分泌物增多，咳嗽和吞咽反射明显减弱或消失时，应行气管插管使用机械通气。机械通气过程中应根据血气分析和临床资料调整呼吸机参数。机械通气的主要并发症为通气过度，造成呼吸性碱中毒；通气不足，加重原有的呼吸性酸中毒和低氧血症；出现血压下降、心输出量下降、脉搏增快等循环功能障碍；气道压力过高可致气压伤，如气胸、纵隔气肿或间质性肺气肿；有创人工气道长期存在，可并发呼吸机相关肺炎（ventilator associated pneumonia，VAP）。

近年来，无创正压通气（non-invasive positve pressure ventilation，NIPPV）用于急性呼吸衰竭的治疗已取得了良好效果。经鼻／面罩行无创正压通气，

无需建立有创人工气道,简便易行,与机械通气相关的严重并发症的发生率低。但患者应具备以下基本条件:①清醒能够合作;②血流动力学稳定;③不需要气管插管保护(即患者无误吸、严重消化道出血、气道分泌物过多且排痰不利等情况);④无影响使用鼻/面罩的面部创伤;⑤能够耐受鼻/面罩。

4.病因治疗 如前所述,引起急性呼吸衰竭的原发疾病多种多样,在解决呼吸衰竭本身造成危害的前提下,针对不同病因采取适当的治疗措施十分必要,也是治疗呼吸衰竭的根本所在。

5.一般支持疗法 电解质紊乱和酸碱平衡失调的存在,可以进一步加重呼吸系统乃至其他系统器官的功能障碍,并可干扰呼吸衰竭的治疗效果,因此应及时加以纠正。急性呼吸衰竭,较慢性呼吸衰竭更易合并代谢性酸中毒,应积极纠正。对重症患者常需转入ICU,集中人力物力积极抢救。危重患者应监测血压、心率,记录液体出入量。采取各种对症治疗,预防和治疗肺动脉高压、肺源性心脏病、肺性脑病、肾功能不全和消化道功能障碍等。特别要注意防治多器官功能障碍综合征(MODS)。

六、中医治疗原则

1.实喘治肺,治以祛邪利气。采用温宣、清肃、祛痰、降气等法。

2.虚喘治肺肾,以肾为主,治以培补摄纳。针对脏腑病机,采用补肺、纳肾、温阳、益气、养阴、固脱等法。虚实夹杂,下虚上实者,当分清主次,权衡标本,适当处理。

七、常用方剂、中药解读

呼吸科常用方剂100首

麻黄汤

【组成】麻黄、桂枝、杏仁、甘草

【功用】发汗解表,宣肺平喘。

【主治】外感风寒三表实证。恶寒发热,头痛身痛,无汗而喘,舌苔薄白,脉浮紧。

【方歌】
麻黄汤中用桂枝,杏仁甘草四般施,
发热恶寒头项痛,喘而无汗宜服之。

三拗汤

【组成】麻黄、杏仁、甘草

【功用】宣肺解表

【主治】感冒风邪，鼻塞声重，语音不出，咳嗽胸闷。

【方歌】
三拗汤用麻杏草，宣肺平喘效不低

（一）急性呼吸衰竭

1. 麻黄汤

常见症状：喘息，呼吸气促，胸部胀闷。咳嗽，痰多稀薄色白，兼有头痛鼻塞，无汗，恶寒，或伴发热，口不渴。舌苔薄白而滑，脉浮紧。

组成及剂量：

麻黄 9g，桂枝 9g，杏仁 9g，甘草 9g

加减：若表证明显，寒热无汗，头身疼痛，加桂枝配麻黄解表散寒；寒痰较重，痰白清稀，量多起沫，加细辛、生姜温肺化痰；若咳喘重，胸满气逆者，加射干、前胡、厚朴、紫菀宣肺降气化痰。如寒饮伏肺，复感客寒而引发者，可用小青龙汤发表温里。

对应中医证型：风寒闭肺证。

治疗原则：散寒宣肺。

西医对应的类型：适用于呼吸衰竭急性发作期，伴有发热、气息粗重，以受凉、感受风寒为引发急性发作的主要诱因。

疗效评价：一般经此方治疗，人部分患者呼吸急促，喘憋等症状减轻，头痛，鼻塞，无汗，恶寒，发热症状减轻或消失。但仍需联合氧疗，若患者有支气管痉挛，需积极使用支气管扩张药物，祛痰剂等。在急性呼吸衰竭时，主要经静脉给药。

疗程：一般 5 ~ 7 天为一疗程，据患者病情变化进行加减。

核心药物评价：麻黄、桂枝宣肺散寒解表，与解热镇痛药有类似功效，可降温，减轻全身中毒症状；杏仁、甘草化痰止咳，相当于西医祛痰剂。

注意事项：本方应餐后温服，以免刺激肠胃。

剂量掌握：麻黄、桂枝煎服 9 ~ 15g 杏仁，有小毒，煎服 6 ~ 10g，甘草煎服 6 ~ 10g，上述药为解表药，

不宜久煎。

2. 桑白皮汤

常见症状：喘咳气涌，胸部胀痛，痰多黏稠色黄，或夹血色，伴胸中烦热，身热，有汗，渴喜冷饮，面红，咽干，尿赤，大便秘结，苔黄或腻，脉滑数。

组成及剂量：

桑白皮 9g，黄芩 9g，黄连 9g，栀子 9g，半夏 6g，苏子 9g，杏仁 9g，贝母 9g

加减：如身热重，可加石膏辛寒清气；如喘甚痰多，黏稠色黄，可加葶苈子、海蛤壳、鱼腥草、冬瓜仁、苡仁，清热泻肺，化痰泄浊；腑气不通，痰涌便秘，加瓜蒌仁、大黄或风化硝，通腑清肺泻壅。

对应中医证型：痰热遏肺证。

治疗原则：清热宣肺，化痰定喘。

西医对应的类型：适用于急性呼吸衰竭伴有痰多难咳、发热等症，以感受风热以及肺热为引发急性发作的主要诱因。

疗效评价：一般经此方治疗，大部分患者喘咳气涌，胸部胀痛症状改善；痰色转白或痰量明显减少，易于咳出，身热有汗，渴喜冷饮，面红，咽干，尿赤，大便或秘等症状减轻或消失。但是引起急性呼吸衰竭的原发疾病多种多样，在解决呼吸衰竭本身造成危害的前提下，针对不同病因采取适当的治疗措施十分必要，如肺部感染引起的急性呼衰需联合抗生素治疗。

疗程：一般 5 ~ 7 天为一疗程，据患者病情变化进行加减。

核心药物评价：桑白皮、黄芩、黄连、栀子清泻肺热，有抗生素类似功效；杏仁、贝母、半夏、苏子化痰降逆，类似于西医祛痰剂、平喘药功效。

注意事项：本方应餐后温服，以免刺激肠胃。

剂量掌握：杏仁，有小毒，煎服 6 ~ 10g，半夏

麻黄加术汤

【组成】麻黄、桂枝、杏仁、甘草、白术

【功用】发汗解表，散汗祛湿

【主治】风寒湿痹，身体烦痛，无汗等。

麻杏苡甘汤
【组成】麻黄，杏仁，薏苡仁，甘草
【功用】解表祛湿。
【主治】风湿一身尽疼，发热，日晡所剧者。

煎服 3 ～ 6g。

3. 二陈汤合三子养亲汤

常见症状：喘而胸满闷窒，甚则胸盈仰息，咳嗽痰多黏腻色白，咯吐不利，兼有呕恶纳呆，口黏不渴，苔厚腻色白，脉滑。

组成及剂量：

苏子 9g，白芥子 9g，莱菔子 9g，陈皮 12g，半夏 6g，茯苓 9g，甘草 9g

加减：痰湿较重，舌苔厚腻，可加苍术、厚朴燥湿理气，以助化痰定喘；脾虚，纳少，神疲，便溏，加党参、白术健脾益气；痰从寒化，色白清稀，畏寒，加干姜、细辛；痰浊郁而化热，按痰热证治疗。

对应中医证型：痰浊阻肺证。

治疗原则：化痰降气平喘。

西医对应的类型：适用于急性呼吸衰竭，以痰多，分泌物阻塞气道为主要诱因引发急性呼吸衰竭。

疗效评价：一般经此方治疗，大部分患者咳嗽、痰多，咯痰黏腻难出等症状减轻，胸闷、气喘症状可改善。但仍需联合氧疗，若患者有支气管痉挛，需积极使用支气管扩张药物、祛痰剂等。合并感染者需联合抗感染治疗，若症状较重，出现意识障碍者，需联合机械通气治疗。

疗程：一般 7 ～ 10 天为一疗程，据患者病情变化进行加减。

核心药物评价：白芥子温肺利气涤痰；苏子降气化痰，止咳平喘；莱菔子行气祛痰，相当于西医祛痰剂、支气管扩张剂，有祛痰及解痉平喘功效。半夏、茯苓、陈皮、甘草化痰，相当于西医祛痰剂。

注意事项：本方餐后温服，以免刺激肠胃。

剂量掌握：半夏煎服 3 ～ 6g。

4. 麻杏石甘汤加减

常见症状：喘逆上气，胸胀或痛，息粗，鼻煽，咳而不爽，吐痰稠黏，伴形寒，身热，烦闷，身痛，有汗或无汗，口渴，苔薄白或黄，舌边红，脉浮数或滑。

组成及剂量：

麻黄 9g，黄芩 9g，桑白皮 9g，石膏 30g，苏子 9g，杏仁 9g，半夏 6g，款冬花 12g

加减：表寒重加桂枝解表散寒；痰热重，痰黄黏稠量多，加瓜蒌、贝母清热化痰；痰鸣息涌加葶苈子、射干泻肺消痰。

对应中医证型：表寒肺热证。

治疗原则：解表清里，化痰平喘。

西医对应的类型：适用于急性呼吸衰竭、用于受寒所致的呼吸困难、胸闷，咳嗽，痰多，吐痰稠黏，伴形寒，身热，烦闷，身痛，有汗或无汗，见上述症状者。

疗效评价：一般经此方治疗，大部分患者呼吸困难、胸闷症状改善明显，咳嗽，痰多，吐痰稠黏，伴形寒，身热，烦闷，身痛，有汗或无汗，等症状减轻或消失。但仍需联合氧疗，若患者有支气管痉挛，需积极使用支气管扩张药物、祛痰剂等。合并感染者需联合抗感染治疗，若症状较重，出现意识障碍者，需联合机械通气治疗。

疗程：一般 7 ~ 10 天为一疗程，据患者病情变化进行加减。

核心药物评价：麻黄宣肺解表；黄芩、桑白皮、石膏清泄里热，相当于西医的抗生素、退热药，苏子、杏仁、半夏、款冬花降气化痰，相当于西医祛痰剂、支气管扩张剂，有祛痰及解痉平喘功效。

注意事项：餐后服药，一日 2 ~ 3 次。

剂量掌握：半夏煎服 3 ~ 6g。

桂枝汤

【组成】桂枝、芍药、甘草、生姜、大枣

【功用】解肌发表，调和营卫。

【主治】外感风寒表虚证。头痛发热，汗出恶风，鼻鸣干呕，苔白不渴，脉伏缓或浮弱者。

【方歌】

桂枝汤治太阳风，芍药甘草姜枣同，

解肌发表调营卫，表虚有汗此为功。

小青龙汤

【组成】细辛、半夏、甘草、五味子、生姜、桂枝、麻黄、芍药

【功用】解表散寒，温肺化饮。

【主治】外寒内饮证。恶寒发热，无汗，胸痞喘咳，痰多而稀，或痰饮喘咳，不得平卧，或身体疼重，头面四肢浮肿，舌苔白滑，脉浮者。

【方歌】
小青龙汤最有功，风寒束表饮停胸，
辛夏甘草和五味，姜桂麻黄芍药同。

（二）慢性呼吸衰竭

1. 生脉散合补肺汤加减

常见症状：喘促短气，气怯声低，喉有鼾声，咳声低弱，痰吐稀薄，自汗畏风，或见呛咳，痰少质黏，烦热而渴，咽喉不利，面颧潮红，舌质淡红或有剥脱苔，脉软弱或细数。

组成及剂量：

党参 9g，生黄芪 30g，麦冬 9g，五味子 9g，甘草 6g

加减：若咳逆，咯痰稀薄者，合紫菀、款冬花、苏子、钟乳石等温肺止咳定喘；偏阴虚者加补肺养阴之品，如沙参、麦冬、玉竹、百合、诃子；咳痰稠黏，合川贝母、百部、桑白皮化痰肃肺。病重时常兼肾虚，喘促不已，动则尤甚，加山萸肉、胡桃肉、脐带等补肾纳气。兼中气虚弱，肺脾同病，清气下陷，食少便溏，腹中气坠者，配合补中益气汤，补脾养肺，益气升陷。

治疗原则：补肺益气养阴。

西医对应的类型：适用于慢性呼吸衰竭上述症状者。

疗效评价：一般经此方治疗，大部分患者气短、自汗，怕风，常易感冒，乏力，食少便溏等症状明显减轻。若联合氧疗，保持呼吸道通畅，积极纠正病因及并发症，可减少呼吸衰竭的急性发作次数。

疗程：一般 15～30 天为一疗程，据患者病情变化进行加减。

核心药物评价：党参、生黄芪健脾益气固表，预防感冒，相当于西医免疫调节剂；五味子敛肺气；甘草补气调中。

注意事项：空腹服药，一日 2～3 次。

剂量掌握：常规剂量即可。

2. 金匮肾气丸合参蛤散加减

常见症状：喘促日久，动则喘甚，呼多吸少，呼则难升，吸则难降，气不得续，形瘦神惫，跗肿，汗出肢冷，面青唇紫，舌淡苔白或黑而润滑，脉微细或沉弱；或见喘咳，面红烦躁，口咽干燥，足冷，汗出如油，舌红少津，脉细数。

组成及剂量：

熟地 9g，山萸肉 9g，胡桃肉 9g，人参 9g，麦冬 15g，五味子 6g，茯苓 9g，半夏 6g，陈皮 6g，甘草 6g，人参 9g，蛤蚧 9g，附子 6g，肉桂 10g

加减：若脐下筑筑跳动，气从少腹上冲胸咽，为肾失潜纳，加紫石英、磁石、沉香等镇纳之；喘剧气怯，不能稍动，加人参、五味子、蛤蚧以益气纳肾。肾阴虚者，不宜辛燥，宜用七味都气丸合生脉散加减以滋阴纳气。药用生地、天门冬、麦门冬、龟板胶、当归养阴；五味子、诃子敛肺纳气。

对应中医证型：肾虚不纳证。

治疗原则：补肾纳气。

西医对应的类型：适用于慢性呼吸衰竭上述症状者。

疗效评价：一般经此方治疗，大部分患者短气息促，动则为甚，吸气不利，咯痰质黏起沫，形瘦神惫，跗肿，汗出肢冷，面青唇紫，口咽干燥，足冷，汗出如油等症状明显减轻。若联合氧疗，保持呼吸道通畅，积极纠正病因及并发症，可减少呼吸衰竭的急性发作次数。

疗程：一般 15 ～ 30 天为一疗程，据患者病情变化进行加减。

核心药物评价：熟地滋肾填精，山茱萸养阴涩精，山药补脾固精。以上三药配合能滋肾阴、养肝血、益

银翘散

【组成】银花、连翘、竹叶、牛蒡子、荆芥、豆豉、薄荷

【功用】辛凉透表，清热解毒

【主治】瘟病初起。发热无汗，或有汗不畅，微恶风寒，头痛口渴，咳嗽咽痛，舌尖红，苔薄白或微黄，脉浮数。

【方歌】
银翘散主上焦疴，竹叶荆牛豉薄荷，
甘桔芦根凉解法，清疏风热煮无过。

桑菊饮

【组成】桑叶、菊花、桔梗、杏仁、连翘、芦根、甘草、薄荷

【功用】疏风清热，宣肺止咳

【主治】风温初起。但咳，身热不甚，口微渴，脉浮数。

【方歌】
桑菊饮中桔杏翘，芦根甘草薄荷饶，
清疏肺胃轻宣剂，风温咳嗽服之消。

脾阴而滋阴补肾，纳气平喘，人参蛤蚧配合可补肾纳气平喘。

注意事项：餐前服药，一日 2 ~ 3 次。

剂量掌握：常规剂量即可。

3.安宫牛黄丸

常见症状：神志恍惚，表情淡漠，谵妄，烦躁不安，撮空理线，嗜睡，甚则昏迷，或伴肢体瞤动，抽搐，咳逆喘促，咯痰不爽，苔白腻或黄腻，舌质暗红或淡紫，脉细滑数。

组成及剂量：牛黄、郁金、犀角、黄芩、黄连、雄黄、栀子、朱砂各 30g，冰片、麝香各 7.5g，珍珠 15g，金箔为衣。目前制剂为蜜丸制剂，大丸重 3g，小丸重 1.5g，蜡护。

加减：昏迷不能口服者，可用温开水化开，鼻饲给药。小儿酌减。本药用于高热烦躁，热闭神昏，若见面青身冷，寒痰壅塞，寒闭神昏者不得应用。治疗中如出现四肢厥逆，冷汗不止，脉微欲绝，即亡阳厥脱证时，当立即停药，改用四逆汤、参附汤，以回阳救逆，益气固脱

对应中医证型：痰蒙神窍证。

治疗原则：清热解毒、镇惊开窍之功。

西医对应的类型：急慢性呼吸衰竭导致的肺性脑病，神智不清，伴有发热、痰多等症。

疗效评价：一般经此方治疗，大部分患者具有清热解毒、镇惊开窍之功。用于热病，邪入心包，高热惊厥，神昏谵语等症。其特点是：具有清解高热神昏之效，而无寒凉泄下之弊。此时患者病情较重，出现肺性脑病，若单独服用此方效果欠佳，需联合机械通气治疗，纠正缺氧、CO_2 潴留，积极使用抗生素、支气管扩张药物，祛痰剂等，

疗程：一般 15 ~ 30 天为一疗程，据患者病情变

化进行加减。

核心药物评价：牛黄开窍而醒神，息风化痰而镇惊；黄连、黄芩、栀子苦寒清热之品；郁金理气舒肝；朱砂、珍珠，镇静安神通心窍；水牛角浓缩粉，清热凉血；雄黄解毒辟秽；麝香、冰片芳香开窍之品；蜂蜜和胃调中。

注意事项：本品为热闭神昏而设，寒闭神昏不得使用。本药含犀角，忌与含川乌、草乌的中药合用。本药含麝香，孕妇忌用。服药期间忌食辛辣厚味，以免助火生痰。

剂量掌握：大丸口服每次 1 丸，小丸每次 2 丸，病重者每日 2～3 次。

八、常用中成药评价

1. 蛤蚧定喘丸

【成分】蛤蚧定喘丸

【性状】本品为黑褐色的小蜜丸或大蜜丸；气香，味苦、甜。

【功能主治】滋阴清肺，止咳平喘。用于肺肾两虚，阴虚肺热所致的虚劳咳喘、气短烦热、胸满郁闷、自汗盗汗。

【用法用量】口服，水蜜丸一次 5～6g，小蜜丸一次 9g，大蜜丸一次 1 丸，一日 2 次。

【注意事项】外感风寒喘嗽忌服。

①《本草经疏》：咳嗽由风寒外邪引起者不宜用。

②《得配本草》：阴虚火动，风邪喘嗽，二者禁用。

【规格】小蜜丸每 60 粒重 9g，大蜜丸每丸重 9g。

2. 虫草制剂

麻杏石甘汤

【组成】麻黄、杏仁、石膏、甘草

【功用】辛凉宣肺，清热平喘。

【主治】表邪未解，肺热咳喘证。身热不解，咳腻气急鼻煽，口渴，有汗或无汗，舌苔薄白或黄，脉浮而数者。

【方歌】
伤寒麻杏甘石汤，汗出而喘法度良，
辛凉宣泄能清肺，定喘除热效力彰。

麻黄附子细辛汤

【组成】麻黄、附子、细辛

【功用】助阳解表。

【主治】少阴病，始得之，反发热，脉沉者。

【方歌】

麻黄附子细辛汤，发表温经两法彰，

若非表里相兼治，少阴反热曷能康。

【成分】发酵虫草菌粉。

【性状】本品为胶囊剂，内容物为黄棕色至浅棕褐色的粉末；气香，味微苦。

【功能主治】补益肺肾，养精益气。用于肺肾两虚，精气不足，久咳虚喘，神疲乏力，不寐健忘，腰膝酸软，月经不调，阳痿早泄等症；慢性支气管炎、慢性肾功能不全、高脂血症、肝硬化见上述证候者。

【用法用量】开水冲服，一次 3 粒，一日 3 次

【不良反应】尚不明确。

【注意事项】1. 忌不易消化食物。2. 感冒发热病人不宜服用。3. 有高血压、心脏病、肝病、糖尿病、肾病等慢性病严重者应在医师指导下服用。4. 儿童、孕妇、哺乳期妇女应在医师指导下服用。5. 服药 4 周症状无缓解，应去医院就诊。6. 对本品过敏者禁用，过敏体质者慎用。7. 品性状发生改变时禁止使用。8. 儿童必须在成人监护下使用。9. 请将本品放在儿童不能接触的地方。10. 如正在使用其他药品，使用本品前请咨询医师或药师。

【规格】0.33g×63 片

抗生素相关腹泻

一、定义

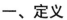

抗生素相关性腹泻(antibiotic associated diarrhea, AAD)是指应用抗生素后继发腹泻,是常见的药物不良反应,其发生率因不同抗生素而异,约为5%～39%。凡能对抗细菌的药物,几乎均可引起AAD,但以林可霉素(lincomycin)、阿奇霉素(azithromycin)、氨苄西林(ampicallin)多见。此外,头孢菌素类、青霉素类等也常见到,氨基糖苷类抗生素较少发生。但抗结核杆菌、真菌和抗寄生虫的抗菌药尚未见报道。

二、诊断

(一)诊断标准

1. 抗生素用药史。

2. 临床表现:抗生素使肠道生理性细菌明显减少,使多糖发酵成短链脂肪酸减少,未经发酵的多糖不易被吸收,滞留于肠道而引起渗透性腹泻;抗生素的直接作用可引起肠黏膜损害、肠上皮纤毛萎缩及细胞内酶的活性降低,或者与肠道内胆汁结合使脂肪吸收减少,从而导致吸收障碍性腹泻。由于以上因素可同时存在或以一种为主,故其临床表现不尽相同,以肠道菌群失调为主者可表现为单纯性腹泻,大便镜检无异常;以严重难辨梭状芽孢杆菌感染为主者,表现为结肠炎或伪膜性肠炎而引起黏液脓血便及全身症状。抗生素相关性腹泻的诊断,主要依靠应用相关抗生素史、典型症状及粪便中细菌数量和种类的检测。

六君子汤

【组成】茯苓、人参、白术、甘草、陈皮、半夏

【功用】益气健脾，燥湿化痰。

【主治】脾胃气虚兼痰湿证。食少便溏，胸脘痞闷，呕逆。

【方歌】
四君子汤中和义，参朮茯苓甘草比，
益以夏陈名六君，健脾化痰又理气

（二）抗生素相关性腹泻的种类

按 AAD 的病情程度不同，包括单纯腹泻、抗生素相关出血性结肠炎或伪膜性结肠炎。

1. 单纯腹泻病人，症状轻微，结肠无伪膜形成，停用有关抗生素后，腹泻自行好转。

2. 抗生素相关性出血性结肠炎（antibiotic associated hemorrha gic colitis，AAHC），约85%的病人由口服氨苄西林及其衍生物引起。以肉眼血性大便为主要临床表现，病变局限于右半结肠，每日大便十余次，病程短，可在 1～3 天后自愈。本病病人大便内未找到 CD，故原因还不清，可能为药物的变态反应所致。AAHC 的诊断，目前主要靠结肠镜检查，在升结肠和横结肠黏膜有弥漫性出血和水肿。病人在应用抗生素过程中，如出现腹泻，应警惕本病的可能。

3. 伪膜性结肠炎（pseudomembranous colitis，PMC）指病情严重，在结肠黏膜有伪膜形成的特殊类型，如不及时认识，给予合理治疗，可导致并发症，死亡率高达 15%～24%。本病的发生，目前较为一致的看法，是抗生素破坏了肠内菌群的自然生态平衡，即生理性细菌明显减少，而需氧性菌及兼性厌氧菌数量增加，其中与 PMC 发病有关的主要是难辨产气荚膜芽胞杆菌（Clostridium difficile，CD），它产生的 2 种毒素，毒素 A 为肠毒素，毒素 B 为细胞毒素，2 种毒素均可引起肠道黏膜损伤和炎症。伪膜性肠炎病人症状较重，每日有 5 次或更多次的不成形便，可无肉眼血便或黏液便，这些病人大多有 CD 感染，腹泻同时伴有腹胀、腹痛，并有发热，有时被误认为原有感染性疾病的恶化。在病变的发展中，可出现难以忍受的腹痛，类似急腹症。如持续用有关抗生素，则症状加重，可伴脱水、电解质紊乱，大量清蛋白丢失，

甚则死亡。

（三）相关诊断试验

组织培养并且行毒素分析为诊断的金标准，也是最为敏感的实验，可以检测出大约 10pg 毒素 B。但是，大多数实验室不提供组织培养分析，且其要待 24 ～ 48h 后才可得到结果。可以用酶免疫分析和毒素培养分析相替代。酶免疫分析可以在大多数实验室进行，且敏感性较高。但是毒素 A 或 B 均需 100 ～ 1000pg 才可显示阳性，故而有 10% ～ 20% 的假阴性率。商业性试剂可以检测毒素 A 或毒素 A 和 B。后者是值得推荐的，因为有 1% ～ 2% 的艰难梭菌菌株只产生毒素 B。这些结果均可在数小时至一天内获得。亦可用敏感介质的粪培养诊断。包括毒素培养分析，用肉汤培养，分离并鉴定出毒株。如果正确操作，其敏感性极高。限制性在于缺乏特异性，且需 3 ～ 4 天才能得到结果，只有小部分实验室能进行。多次粪标本送检可提高敏感性。对 2 ～ 3 份标本进行酶免疫分析虽然可以提高 5% ～ 10% 的诊断率，但也提高了费用。乙状结肠镜检查以及粪便作多种培养和病原株作细胞毒性试验。非特异性但可提示艰难梭菌感染的实验结果有白细胞增多，低蛋白血症（表示肠道疾病中的蛋白丢失）和大便见白细胞。结肠的组织学变化囊括了从正常到伪膜性肠炎病理表现之间的各种情况。伪膜性肠炎并非常见，但较特殊，因为几乎所有病理情况都可以出现艰难梭菌感染中。尽管腹部平片、CT、内镜可协助诊断，但往往是非特异性的，且相对不敏感，价格昂贵。故而被艰难梭菌毒素分析所取代。

三、鉴别诊断

补中益气汤

【组成】黄芪、白术、陈皮、人参、升麻、柴胡、当归、甘草

【功用】补中益气，升阳举陷。

【主治】

1.脾胃气虚证。饮食减少，体倦肢软，少气懒言，面色㿠白，大便稀溏，脉大而虚软。

2.气虚下陷证。脱肛，子宫脱垂，久泻，久痢，崩漏等，气短乏力，舌淡，脉虚者。

3.气虚发热证。身热，自汗，渴喜热饮，气短乏力，舌淡，脉虚大无力。

【方歌】

补中益气芪参术，炙草升柴归陈助，

清阳下陷能升举，气虚发热甘温除。

玉屏风散

【组成】黄芪、白术、防风

【功能】益气固表止汗

【主治】表虚自汗。汗出恶风，面色㿠白，舌淡苔薄白，脉浮虚。亦治虚人腠理不固，易于自汗。

【方歌】

玉屏风散最有灵，芪术防风鼎足形，

表虚汗多易感冒，药虽相畏效相成。

1. 渗透性腹泻　由于肠腔内存在大量高渗食物或药物，体液水分大量进入高渗状态的肠腔而致。摄入难吸收物、食物消化不良及黏膜转运机制障碍均可致高渗性腹泻。它有两大特点：①禁食48h后腹泻停止或显著减轻；②粪便渗透压差（stool osmotic gap）扩大。所谓粪便渗透压差是指粪便渗透压与粪便电解质摩尔浓度之差。由于粪便在排出体外时，渗透压一般与血浆渗透压相等，因此，可用血浆渗透压代替粪便渗透压。计算公式为：粪便渗透差＝血浆渗透压－2×（粪[Na^+]＋粪[K^+]），血浆渗透压取恒数即290mOsm/L。正常人的粪便渗透压差在50～125mOsm/L之间，渗透性腹泻患者粪便渗透压主要由不被吸收的溶质构成，Na^+浓度往往少于60mmol/L，因此粪便渗透压差＞125mOsm/L。

2. 分泌性腹泻　是由于肠黏膜受到刺激而致水、电解质分泌过多或吸收受抑所引起的腹泻。肠吸收细胞的刷状缘含有许多微绒毛，使吸收面积大大增加。小肠黏膜的隐窝细胞顶膜有 Cl^- 传导通道，调节 Cl^- 的外流和分泌，其关键作用是分泌水和电解质至肠腔。当肠细胞分泌功能增强、吸收减弱或二者并存时，均可引起水和电解质的净分泌增加而引起分泌性腹泻。它具有如下特点：①每日大便量超过1L（多达10L以上）；②大便为水样，无脓血；③血浆－粪质渗透差＜50mmol/L H_2O，这是由于粪便主要来自肠道过度分泌，其电解质组成和渗透压与血浆十分接近；④粪便的pH多为中性或碱性；⑤禁食48h后腹泻仍持续存在，大便量仍大于500ml/24h。

3. 胃肠动力失常　部分药物、疾病和胃肠道手术可改变肠道正常的运动功能，促进肠蠕动，使肠内容物过快地通过肠腔，与黏膜接触时间过短，从而影响消化与吸收，发生腹泻。单纯胃肠运动功能异常性腹

泻的特点是粪便不带渗出物，往往伴有肠鸣音亢进，腹痛可有可无。

四、与中医对应关系

本病首载于《内经》，称为泄，有"濡泄""洞泄""飧泻""注泄"等。《素问·举痛论》："寒气客于小肠，小肠不得成聚，故后泄腹痛矣。"《素问·至真要大论》："暴注下泻，皆属于热。"《素问·阴阳应象大论》："湿盛则濡泄""春伤于风，夏生飧泄"。《素问·气交变大论》中有"鹜溏""飧泻""注下"等病名，并对其病因病机等有较全面的论述。《难经》有五泄之分，汉唐时代称为"下利"，宋代以后统称为"泄泻"。亦有根据病因病机而称为"暑泄""大肠泄"者，名字虽多，但都不离"泄泻"二字。

五、治疗原则

老年、病重、免疫功能低下的住院患者，临床应用抗菌药后出现较顽固性的腹泻时应警惕 CDAD。一经确诊应立即停用相关抗菌药，用药时避免使用复方苯乙哌啶、阿托品、咯哌丁胺及麻醉止痛剂等抑制肠蠕动的药物，以免引起肠内毒素的蓄积及掩盖症状。为防止肠麻痹、肠穿孔、脱水、电解质紊乱等严重并发症的发生，必要时可给予免疫增强剂人免疫球蛋白，既提高免疫力，又可拮抗毒素，还能形成免疫复合物激活补体，清除病原体。当腹泻次数＞10 次/d 时，应酌情给予肠外营养支持，在保证营养供给的同时，又减少胃肠道分泌，有利于控制病变。对有高危因素的患者，应更合理的选用抗菌药，注意医务人员手的卫生，医疗器械消毒、环境消毒等，必要时可在应用抗菌药的同时辅助给予微生态制剂，或对高危人群进

生脉散

【组成】人参、五味子、麦冬

【功用】益气生津，敛阴止汗

【主治】1 温热、暑热，耗气伤阴证。2 久咳肺虚，气阴两虚证。

【方歌】
生脉散治气阴虚，人参麦冬五味齐，
补气生津又敛阴，气短自汗诸证去。

四物汤

【组成】熟地、当归、川芎、芍药

【功用】补血和血。

【主治】营血虚滞证。心悸失眠，头晕目眩，面色无华，妇人月经不调，量少或经闭不行，舌淡脉细玄或细涩。

【方歌】
四物补血基本方，营血虚滞急煎尝，
熟地当归白芍芎，补血调经功效强。

行疫苗接种，以减少或避免 CDAD 的发生。

六、中医治疗原则

泄泻的治疗原则为运脾化湿，急性泄泻多以湿盛为主，重在化湿，佐以分利，再根据寒湿和湿热的不同，分别采用温化寒湿和清化湿热之法，夹有表邪者，佐以疏解；夹有暑邪者，佐以清暑；兼有伤食者，佐以消导。久泻以脾虚为主，当以健脾。因肝气乘脾者，当抑肝扶脾；因肾阳虚衰者，当温肾健脾；中气下陷者，易升提；久泻不止者，易固涩；暴泻不可骤用补涩，以免关门留寇；久泻不能分利太过，以防劫其阴液，若病情虚实夹杂或相互转化，当随证而施治。在治疗上，《医宗必读》提出治泻九法：即淡渗、升提、清凉、疏利、甘缓、酸收、燥脾、温肾、固涩，对泄泻的治疗有较大的提升。

七、常用方剂、中药解读

1. 藿香正气散、胃苓汤加减

常见症状：泄泻清稀，甚如水样，腹痛肠鸣，脘闷食少，苔白腻，脉濡缓。若兼外感风寒，则泄泻暴起，恶寒发热，头痛，肢体酸痛，苔薄白，脉浮。

组成及剂量：

藿香 9g，紫苏 6g，白芷 6g，大腹皮 12g，茯苓 12g，白术 9g，陈皮 6g，厚朴 9g，半夏 9g，桔梗 6g，甘草 6g，生姜 6g，大枣 2 枚

加减：临床上如表邪偏重，寒热无汗，可加重苏叶以祛风解表；如兼食滞，胸闷腹胀，可加神曲、莱菔子、鸡内金以消积导滞；如湿偏重可以苍术易白术以增强化湿作用；腹泻较甚者，可加炒扁豆、炒薏苡仁以祛湿健脾止泻；小便短少，加木通、泽泻，以祛湿利水。

对水土不服所致的呕吐泻，有一定的治疗效果。

对应中医证型：寒湿困脾。

治疗原则：芳香化湿，解表散寒。

西医对应的类型：适应泄泻，伤冷伤湿，疟疾中暑，霍乱吐泻。

疗效评价：一般经过此方单独口服治疗，患者泄泻症状缓解，大便成形，可减少西医抗生素的使用。

疗程：如果对症服用，一般 2 ~ 3 天后，症状就会缓解，即可停药。

核心药物评价：方中主以藿香芳香化湿、理气和中兼能解表，藿香中的挥发油有刺激胃黏膜、促进胃液分泌、帮助消化的作用；辅以苏叶、白芷解表散寒而兼化湿滞，三药合用，其解表化湿之功，相得益彰；佐以厚朴、大腹皮去湿消滞，半夏、陈皮理气和胃、降逆止呕。

注意事项：忌食生冷黏滑、油腻之物，以避免复发。

剂量掌握：5 ~ 10g，鲜品加倍。

2. 葛根芩连汤加味

常见症状：腹痛泄泻交作，泻下急迫，或泻而不爽，大便质或稀或溏，大便色黄褐而臭，肛门灼热，烦热口渴，小便短赤，舌苔黄腻，脉濡数或滑数。

组成及剂量：

葛根 30g，黄连 5g，黄芩 20g，炙甘草 5g

加减：可加金银花助其清热之力；茯苓、木通、车前子增强利湿之效，使其湿热分消，则泄泻可止。若病情较轻者，可用六一散煎汤送服红灵丹。若湿重于热，证见胸腹满闷，口不渴，或渴不欲饮，舌苔微黄厚腻，脉濡缓者，可合平胃散燥湿宽中。若挟食滞者宜加神曲、麦芽、山楂以消食化滞。

当归补血汤

【组成】当归、黄芪

【功用】补气生血。

【主治】血虚发热证。肌热面红，烦渴欲饮，脉洪大而虚，重按无力。亦治妇人经期，产后血虚发热头痛，或疮疡溃后，久不愈合者。

【方歌】

当归补血君黄芪，芪归用量五比一，

补气生血功独显，血虚发热用之宜。

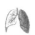

归脾汤

【组成】党参、黄芪、白术、茯神、酸枣仁、龙眼、木香、炙甘草、当归、远志、生姜、大枣

【功用】益气补血，健脾养心。

【主治】

1、心脾气血两虚证。心悸怔忡，健忘失眠，盗汗虚热，体倦食少，面色萎黄，舌淡，苔薄白，脉细弱。

2、脾不统血证。便血，皮下紫癜，妇女崩漏，月经超前，量多色淡，或淋漓不止，舌淡，脉细者。

【方歌】

归脾参芪术草姜，当归龙眼枣木香，

茯神远志酸枣仁，益气补血心脾强。

对应中医证型：湿热内壅。

治疗原则：清热利湿，升清降浊。

西医对应的类型：急性腹泻，湿热型。

疗效评价：经过此方单独口服治疗，患者泄泻症状缓解，大便成形，病人肛门湿热症状缓解，腹部无其他不适，可减少西医抗生素的使用。

疗程：一般 3～5 天为一疗程，根据患者病情变化进行加减。

核心药物评价：葛根轻清升散，药性升发，升举阳气，鼓舞机体正气上升，津液布行。黄芩主要含黄芩苷、黄芩素、汉黄芩素，汉黄芩苷、黄芩新素、β-谷甾醇等成分。它的抗菌谱较广，对多种细菌、皮肤真菌、钩端螺旋体等都有抑制作用。即使对青霉素等抗生素产生抗药性的金黄色葡萄球菌，对黄芩仍然很敏感。

注意事项：忌食生冷黏滑、油腻之物，以避免复发。

剂量掌握：5～10g，鲜品加倍。

3. 痛泻要方合四逆散

常见症状：腹痛而泻，伴有腹中雷鸣，攻窜作痛，矢气频作，每于抑郁恼怒或情志紧张之时诱发，平素亦多胸胁胀闷、嗳气食少，或并脏躁之证。苔薄，舌淡红，脉弦。

组成及剂量：

炒白术 30g，炒白芍 15g，炒陈皮 10g，防风 5g

加减：若夹有湿热，大便夹有黏液，可加黄连、黄芩等清肠化湿。反复发作不已者，可适当加入酸涩收敛之品，如乌梅、木瓜、诃子等。若脾气虚弱者，可加服参苓白术丸。病情平稳时，可服逍遥丸以善后。

对应中医证型：肝气乘脾。

治疗原则：抑肝宁神，健脾扶土。

西医对应的类型：肠易激综合症。

疗效评价：经过此方单独口服治疗，患者腹痛腹泄次数明显减少，胃纳转佳；腹痛腹泻止，可减少西医抗生素的使用。

疗程：大多数病人服药1～2周，腹泻次数减少，继续服2周，大便1～2次/日，基本成形，腹泻止。

核心药物评价：方中白术苦甘而温，补脾燥湿以治土虚，为君药。白芍酸寒，柔肝缓急止痛，与白术相配，于土中泻木，为臣药。陈皮辛苦而温，理气燥湿，醒脾和胃，为佐药。配伍少量防风，具升散之性，与术、芍相伍，辛能散肝郁，香能舒脾气，且有燥湿以助止泻之功，又为脾经引经之药，故兼具佐使之用。四药相合，可以补脾胜湿而止泻，柔肝理气而止痛，使脾健肝柔，痛泻自止。

注意事项：忌食生冷黏滑、油腻之物，以避免复发。

剂量掌握：每天3次，每次15g，连服两周。

4. 参苓白术散加减

常见症状：大便时溏时泻，迁延反复，完谷不化，饮食减少，食后脘闷不舒，稍进油腻食物则大便次数明显增加，面色萎黄，神疲倦怠。舌淡苔白，脉细弱。

组成及剂量：

人参15g，茯苓15g，白术（炒）15g，山药15g，白扁豆（炒）12g，莲子9g，薏苡仁（炒）9g，砂仁6g，桔梗6g，甘草9g

加减：若脾阳虚衰，阴寒内盛，伴见腹中冷痛，手足不温者，宜用附子理中丸加吴萸、肉桂以温中散寒止泻。若久泻不止，中气下陷，伴见滑脱不禁甚或脱肛者，可用补中益气汤，益气升清，健脾止泻。若泄泻日久，脾虚夹湿，肠鸣漉漉，大便溏粘者，舌苔

六味地黄丸

【组成】熟地、山萸肉、山药、丹皮、茯苓、泽泻

【功用】滋阴补肾。

【主治】肾阴虚证。腰膝酸软，头晕目眩，耳鸣耳聋，盗汗，遗精，消渴，骨蒸潮热，手足心热，舌燥咽痛，牙齿动摇，足跟作痛，小便淋漓，以及小儿囟门不合，舌红少苔，脉沉细。

【方歌】

六味地黄益肝肾，茱萸丹泽地苓专，

更加知柏成八味，阴虚火旺自可煎。

养阴明目加杞菊，滋阴都气五味先，

肺肾两调金生水，麦冬加入长寿丸。

知柏地黄丸

【组成】六味地黄丸加知母、黄柏

【功用】滋阴降火。

【主治】阴虚火旺证。骨蒸潮热，虚烦盗汗、腰脊酸痛，遗精等证。

厚腻难化，或食已即泻者，应于健脾止泻药中加入升阳化湿的药物，原方去白术，酌加防风、羌活、苍术、厚朴，或改用升阳益胃汤加减，以升清阳，化湿浊。若大便泻下呈黄褐色，为内夹湿热，可于原方中加黄连、厚朴、地锦草等清热除湿。

对应中医证型：脾胃虚弱。

治疗原则：健脾渗湿，益气止泻。

西医对应的类型：消化不良、慢性胃肠炎。

疗效评价：经过此方单独口服治疗，患者大便溏改善，便次减少，胃纳转佳；纳少、乏力好转，可减少西医抗生素的使用。

疗程：30 日为 1 疗程。

核心药物评价：方中人参、白术、茯苓益气健脾渗湿为君。配伍山药、莲子肉助君药以健脾益气，兼能止泻；并用白扁豆、薏苡仁助白术、茯苓以健脾渗湿，均为臣药。更用砂仁醒脾和胃，行气化滞，是为佐药。桔梗宣肺利气，通调水道，又能载药上行，培土生金；炒甘草健脾和中，调和诸药，共为佐使。综观全方，补中气，渗湿浊，行气滞，使脾气健运，湿邪得去，则诸症自除。

注意事项：忌食生冷黏滑、油腻之物；本方稍偏温燥，阴虚火旺者慎用；泄泻兼有大便不通畅，肛门有下坠感者忌服。

剂量掌握：用本方每日 2 次，每次 9g，早晚饭后温开水送服。

八、常用中成药评价

1.肠炎宁片

【成分】灵芝孢子油、冬虫夏草、雪莲、海豹油、肉苁蓉、炒苍术、吴萸、防风、葛根、泽泻、旱莲草、

炙黄芪、白槿花、阿胶、海龟壳、广木香、螺旋藻蛋白酶等三十六种海洋生物和草本植物。

【性状】本品为胶囊剂，棕褐色粉末、味微腥苦。

【功能主治】排毒杀菌，清热解毒，化湿润肠，收涩止泻，愈肠生肌，修复黏膜。适用于溃疡性结肠炎，慢性结肠炎，十二指肠溃疡，急慢性胃炎，浅表性糜烂性胃炎，胃溃疡，胃出血，直肠炎，慢性菌痢，肠易激综合症，五更泻，阿米巴结肠炎，结肠癌引起的慢性，顽固性腹泻，腹痛，黏液便或脓血便等。

【用法用量】每天3次，每次3～4粒，饭后15分钟温开水送服（具体用量遵医嘱）。

【不良反应】本品未见不良反应。

【注意事项】1.本品应在医生指导下使用。2.服药期间忌酒，忌辛辣，刺激性食品。3.孕妇慎用或遵医嘱。

2.儿泻停颗粒

【主要成分】茜草藤、乌梅、甘草等。

【性状】本品为黄棕色的颗粒，味甜，微苦。

【功能主治】清热燥湿，固肠止泻。主治湿热内蕴型小儿腹泻。证见：大便呈水样或蛋花汤样，伴有恶心、呕吐、腹痛、发热等。

【用法与用量】开水冲服，3天为一疗程，病情重者加量服用或遵医嘱。一日3次。

【不良反应】经临床验证未见明显不良反应。

【注意事项】重度营养不良，痢疾，及便脓血者慎用。伴脱水者需要配合其他治疗。

【规格】每袋0.5g，每盒12袋。铝箔袋包装。

肾气丸

【组成】六味地黄丸加桂枝、附子

【功用】补肾助阳。

【主治】肾阳不足证。腰痛脚软，身半以下常有冷感，少腹拘急，小便不利，或小便反多，入夜尤甚，阳痿早泄，舌淡而胖，脉虚弱，尺部沉细，以及痰饮，水肿，消渴，脚气，转胞等。

【方歌】
肾气丸主肾阳虚，干地山药与山萸，
少量桂附泽苓丹，水中生火在温煦，
济生加入车牛膝，温肾利水消肿需，
十补丸有鹿茸味，主治肾阳精血虚。

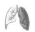

小柴胡汤

【组成】柴胡、半夏、人参、甘草、黄芩、姜、枣

【功用】和解少阳。

【主治】

1. 伤寒少阳证。往来寒热，胸胁苦满，默默不欲饮食，心烦喜呕，口苦，咽干，目眩，舌苔博白，脉弦者。

2. 妇人热入血室证。经水适断，寒热发作有时；以及疟疾、黄疸等病而见少阳证者。

【方歌】

小柴胡汤和解功，半夏人参甘草从，

更加黄芩知母入，少阳百病此为宗。

社区获得性肺炎

一、定义

社区获得性肺炎（community-acquired pneumonia，CAP）是指在医院外罹患的感染性肺实质（含肺泡壁，即广义上的肺间质）炎症，包括具有明确潜伏期的病原体感染而在入院后潜伏期内发病的肺炎。

二、诊断

（一）诊断标准

1. 临床诊断

①新近出现的咳嗽、咳痰或原有呼吸道疾病症状加重，并出现脓性痰，伴或不伴胸痛；②发热 ≥ 38℃；③肺实变体征和（或）闻及湿性啰音；④ WBC>10×10^9/L 或 <4×10^9/L，伴或不伴细胞核左移；⑤胸部 X 线检查显示片状、斑片状浸润性阴影或间质性改变，伴或不伴胸腔积液。

以上 1～4 项中任何 1 项加第 5 项，并除外肺结核、肺部肿瘤、非感染性肺间质性疾病、肺水肿、肺不张、肺栓塞、肺嗜酸性粒细胞浸润症及肺血管炎等后，可建立临床诊断。

2. 病原学诊断

门诊治疗患者可以不列为常规，但对怀疑有通常抗菌治疗方案不能覆盖的病原体感染（如结核）或初始经验性抗菌治疗无反应者需要进一步作病原学检查。住院患者应做血培养（2 次）、痰涂片与培养。

经验性抗菌治疗无效者、免疫低下者、怀疑特殊感染而咳痰标本无法获得或缺少特异性者、需要鉴别诊断者可选择性通过纤支镜下呼吸道防污染样本毛刷采样或 BAL 采样做细菌或其他病原体检测。重症 CAP 应作军团菌有关检测。

（二）住院治疗标准及病情严重程度的评价

1. 住院治疗标准　满足下列标准之一，尤其是两种或两种以上条件并存时，建议住院治疗：（1）年龄 ≥ 65 岁。（2）存在以下基础疾病或相关因素之一：①慢性阻塞性肺疾病；②糖尿病；③慢性心、肾功能不全；④恶性实体肿瘤或血液病；⑤获得性免疫缺陷综合征（AIDS）；⑥吸入性肺炎或存在容易发生吸入的因素；⑦近 1 年内曾因 CAP 住院；⑧精神状态异常；⑨脾切除术后；⑩器官移植术后；⑾慢性酗酒或营养不良；⑿长期应用免疫抑制剂。（3）存在以下异常体征之一：①呼吸频率 ≥ 30 次 / 分；②脉搏 ≥ 120 次 / 分；③动脉收缩压 <90mmHg；④体温 ≥ 40℃或 <35℃；⑤意识障碍；⑥存在肺外感染病灶如败血症、脑膜炎。（4）存在以下实验室和影像学异常之一：① WBC>20×10⁹/L，或 <4×10⁹/L，或中性粒细胞计数 <1×10⁹/L；②呼吸空气时 PaO_2<60mmHg，PaO_2/FiO_2<300，或 $PaCO_2$>50mmHg；③血肌酐（Scr）>106umol/L 或血尿素氮（BUN）>7.1mmol/L；④血红蛋白 <90g/L 或红细胞压积（HCT）<30%；⑤血浆白蛋白 <25g/L；⑥有败血症弥漫性血管内凝血（DIC）的证据，如血培养阳性、代谢性酸中毒、凝血酶原时间（PT）和部分凝血活酶时间（APTT）延长、血小板减少；⑦X 线胸片显示病变累及 1 个肺叶以上。出现空洞、病灶迅速扩散或出现胸腔积液。

四逆散

【组成】柴胡、枳实、芍药、甘草）

【功用】透邪解郁，疏肝理气

【主治】1、阳郁厥逆证。手足不温，或身微热，或咳，或悸，或小便不利，或腹痛，或泄利，脉弦。2、肝脾不和证。胁肋胀闷，脘腹疼痛，脉弦等。

【方歌】
阳郁厥逆四逆散，等分柴芍枳实甘，
透邪解郁理肝脾，肝郁脾滞力能堪。

逍遥散

【组成】当归、白芍、柴胡、黄芩、白术、甘草、生姜、薄荷

【功用】疏肝解郁，养血健脾。

【主治】肝郁血虚脾弱证。两胁作痛，头痛目眩，口燥咽干，神疲食少，或往来寒热，或月经不调，乳房胀痛，脉弦而虚者。

【方歌】

逍遥散用当归芍，柴苓术草加姜薄，

肝疏血虚脾气弱，调和肝脾功效卓。

2. 重症肺炎诊断标准　出现下列征象中 1 项或以上者可诊断为重症肺炎，需密切观察，积极救治，有条件时，建议收住 ICU 治疗：（1）意识障碍。（2）呼吸频率 ≥ 30 次 / 分。（3）$PaO_2 < 60mmHg$，$PaO_2/FiO_2 < 300$，需行机械通气治疗。（4）动脉收缩压 < 90mmHg。（5）并发脓毒性休克。（6）X 线胸片显示双侧或多肺叶受累，或入院 48h 内病变扩大 ≥ 50%。（7）少尿：尿量 < 20ml/h，或 < 80ml/4h，或并发急性肾功能衰竭需要透析治疗。

（三）实验室及辅助检查

1. 一般化验检查　细菌性肺炎外周血白细胞计数常升高，中性粒细胞多在 80% 以上，并伴有核左移，细胞内可见中毒颗粒。老年体弱、酗酒、免疫功能低下者白细胞计数可不增高，但中性粒细胞的百分比仍高。肺炎支原体或肺炎衣原体肺炎白细胞正常或稍高，血沉加快，可有冷凝集试验阳性。军团菌肺炎可有肝酶升高、血钠降低。

2. 胸部影像学检查　典型的细菌性肺炎 X 线表现为大片炎症浸润阴影或实变影，在实变阴影中可见到支气管充气征。金黄色葡萄球菌感染表现为肺段或小叶状的浸润，其中有单个或多个液气囊腔，而且具有易变性。非典型肺炎 X 线表现多样化，以间质或小叶浸润为主，特点是往往与体征不成比例，即临床表现轻而 X 线检查发现较多浸润病灶。胸片或胸部 CT 显示片状、斑片状浸润阴影或间质性改变，伴或不伴有胸腔积液。

3. 病原学检查

（1）病原学判断方法的选择：①门诊治疗的轻、中度患者不必普遍进行病原学检查，只有当初始经验性治疗无效时才需考虑。②住院病人需同时进行常规

血培养和呼吸道病原学检查。凡合并胸腔积液并能够进行穿刺抽液时，应行诊断性胸腔穿刺，抽取胸水做常规、生化、病原学检查。③侵袭性诊断技术仅选择性用于以下 CAP 患者：经验性治疗无效病情仍进展，特别是已经更换抗生素治疗 1 次仍无效时；怀疑特殊病原体感染，而采用常规呼吸道标本无法明确病原时；免疫抑制宿主罹患 CAP 经验性治疗无效时；需要与非感染肺部浸润性病变鉴别诊断者。

（2）痰细菌学检查：尽量在抗生素应用前采集标本，尽快送检，不得超过 2 小时。挑取脓性部分做革兰染色，镜检筛选合格标本（鳞状上皮细胞低倍镜视野，多核白细胞 >25 个 / 低倍镜视野，或两者比例 <1：2.5）。

（3）血清学标本的采集：采集间隔 2 ~ 4 周的急性期和恢复期双份血清标本，主要用于非典型病原体或呼吸道病毒特异性抗体滴度的检测。

三、鉴别诊断

1. 急性肺脓肿　大多数肺脓肿主要由于吸入上呼吸道或口腔内含有细菌的分泌物引起，常发生于受凉、醉酒、昏迷、和中毒等基础上，表现为寒战、高热、咯大量脓性痰等，血白细胞升高，胸片上早期有单个或多个界限模糊的片状影，而后出现脓腔样改变。但痰呈霉臭味，培养常为混合细菌感染。血源性肺脓肿常并发于脓毒血症者，血培养常有致病菌生长。

2. 肺结核　有咳嗽、咳痰、咯血，并发其他细菌感染时，可有浓痰，胸片可有片状侵润影和空洞，并发胸膜炎时可有胸水，但病人往往有低热、盗汗和消瘦等症，外周血白细胞轻度升高，痰涂片可见到大量抗酸杆菌，抗炎治疗无效，抗结核治疗有效，可资鉴别。

3. 伤寒　临床表现为持续高热、腹部不适、肝脾

痛泻要方

【组成】陈皮、白术、白芍、防风）

【功用】补脾柔肝，祛湿止泻。

【主治】痛泻。肠鸣腹痛，大便泄泻，泻必腹痛，舌苔薄白，脉两关不调，弦而缓者。

【方歌】
痛泻要方用陈皮，术芍防风共成剂，
肠鸣泄泻腹又痛，治在泻肝与实脾。

葛根芩连汤

【组成】葛根、黄芩、黄连

【功用】解表清里。

【主治】协热下利。身热下利，胸脘烦热，口中作渴，喘而汗出，舌红苔黄，脉数或促。

【方歌】

葛根黄芩黄连汤，再加甘草共煎尝；

邪陷阳明成热痢，清里解表保安康

肿大和白细胞低下，嗜酸粒细胞减少或消失，部分病人有玫瑰疹和相对缓脉，从血尿、粪、骨髓或玫瑰疹刮取物中分离到伤寒杆菌可确诊，血清特异性抗体阳性也可确诊。

四、与中医对应关系

本病与中医的"肺热病"相类似，可属于"咳嗽""喘证""肺炎喘嗽"等病证范畴，常以咳嗽、发热等为主症。中医认为，肺炎常因劳倦过度、醉后当风等人体正气不足之时，感受外邪，邪伤肺卫，风热之邪或风寒之邪入里化热，逆传心包，变生诸证。若治疗得当，邪退正复，可见热病恢复期阴虚津伤之低热，手足心热或口干舌燥之证候。

五、治疗原则

（1）抗感染治疗

为了规范用药和减少耐药，各国都制订了 CAP 诊治指南，其中经验性抗菌治疗的基本原则为：①明确诊断和确定抗菌治疗指征，抗菌药物仅适用于细菌性和非典型病原体性肺炎；②根据病情严重度评估进行分级治疗；③尽早开始初始的经验性抗菌治疗；④重视和提高住院 CAP 患者的病原学诊断水平，以改善后续治疗；⑤参考指南并结合当地病原菌耐药性资料优化治疗策略，以求最佳疗效和最少耐药；⑥运用抗菌药物的药动学／药效学原理指导临床用药；⑦参考药物经济学评价选择药物。其中，按病情分级规范抗菌治疗方案是各国 CAP 诊治指南的核心。表 1 为我国中华医学会呼吸病学分会制定的 CAP 诊断和治疗指南中初始经验性抗感染治疗的建议。

表 1　不同人群 CAP 患者初始经验性抗感染治疗的建议

不同人群	常见病原体	初始经验性治疗的抗菌药物选择
青壮年、无基础疾病患者	肺炎链球菌、肺炎支原体、流感嗜血杆菌、肺炎衣原体等	(1) 青霉素类（青霉素、阿莫西林等）；(2) 多西环素（强力霉素）；(3) 大环内酯类；(4) 第一代或第二代头孢菌素；(5) 呼吸喹诺酮类（如左旋氧氟沙星、莫西沙星等）
老年人或有基础疾病患者	肺炎链球菌、流感嗜血杆菌、需氧革兰阴性杆菌、金黄色葡萄球菌、卡他莫拉菌等	(1) 第二代头孢菌素（头孢呋辛、头孢丙烯、头孢克洛等）单用或联合大环内酯类；(2) β 内酰胺类/β 内酰胺酶抑制剂（如阿莫西林/克拉维酸、氨苄西林/舒巴坦）单用或联合大环内酯类；(3) 呼吸喹诺酮类
需入院治疗但不必收住 ICU 的患者	肺炎链球菌、流感嗜血杆菌、混合感染（包括厌氧菌）、需氧革兰阴性杆菌、金黄色葡萄球菌、肺炎支原体、肺炎衣原体、呼吸道病毒等	(1) 静脉注射第二代头孢菌素单用或联合静脉注射大环内酯类；(2) 静脉注射呼吸喹诺酮类；(3) 静脉注射 β 内酰胺类/β 内酰胺酶抑制剂单用或联合静脉注射大环内酯类；(4) 头孢噻肟、头孢曲松单用或联合静脉注射大环内酯类
需入住 ICU 的重症患者		
A 组：无铜绿假单胞菌感染的危险因素	肺炎链球菌、需氧革兰阴性杆菌、嗜肺军团菌、肺炎支原体、流感嗜血杆菌、金黄色葡萄球菌等	(1) 头孢噻肟或头孢曲松联合静脉注射大环内酯类；(2) 静脉注射呼吸喹诺酮类联合氨基糖苷类；(3) 静脉注射 β 内酰胺类/β 内酰胺酶抑制剂联合静脉注射大环内酯类；(4) 厄他培南联合静脉注射大环内酯类
B 组：有铜绿假单胞菌感染的危险因素	A 组常见病原体 + 铜绿假单胞菌	(1) 具有抗假单胞菌活性的 β 内酰胺类抗生素（如头孢他啶、头孢匹肟、哌拉西林/他唑巴坦、亚胺培南、美罗培南等）联合静脉注射大环内酯类，必要时还可同时联合氨基糖苷类；(2) 具有抗假单胞菌活性的 β 内酰胺类抗生素联合静脉注射喹诺酮类；(3) 静脉注射环丙沙星或左旋氧氟沙星联合氨基糖苷类

半夏泻心汤

【组成】半夏、黄芩、黄连、干姜、人参、甘草、大枣

【功用】寒热平调，散结除痞。

【主治】寒热互结之痞证。心下痞，但满而不痛，或呕吐，肠鸣下利，舌苔腻而微黄。

【方歌】
半夏泻心配芩连，干姜枣草人参引，
辛开苦降除痞满，寒热错杂痞证蠲。

白虎汤

【组成】石膏、知母、甘草、粳米

【功用】清热生津。

【主治】阳明气分热盛证。壮热面赤，烦渴引饮，汗出恶热，脉洪大有力。

【组成】

白虎汤中石膏知，甘草粳米四般施，

气分热盛四大证，益气生津加人参。

（2）支持治疗

重症 CAP 需要积极的支持治疗，如纠正低蛋白血症、维持水电解质和酸碱平衡、循环及心肺功能支持包括机械通气等。

六、中医治疗原则

中医认为本病为邪气乘虚而入，侵袭肺卫，变生诸证。风热与痰热是本病的中心环节，故疏风清热化痰是本病的基本治疗大法。中医药在治疗肺炎方面有独特的疗效，尤其在治疗病毒性肺炎、非典型菌肺炎方面效果显著。对于轻症肺炎病原学诊断不清时，可给予中医药治疗。一旦病原菌确定，应针对病原菌选用抗生素加强治疗。重症肺炎应以西医药为主，早期、足量、联合、静脉使用抗生素，积极对症处理各种并发症等综合治疗，配合中药清热解毒、宣肺化痰，可促进痰液排出，保持呼吸道通畅。肺炎后期可使用中药调理，促进病灶吸收，增强机体免疫力，预防复发，使患者早日康复。对有多种抗生素过敏、多种药物过敏患者，中医药治疗具有一定优势。

七、常用方剂、中药解读

1. 三拗汤合止嗽散

常见症状：咳声重浊，气急，喉痒，咯痰稀薄色白，常伴鼻塞，流清涕，头痛，肢体酸楚，恶寒发热，无汗等表证，舌苔薄白，脉浮或浮紧。

组成及剂量：

麻黄 9g，杏仁 6g，甘草 3g，桔梗 9g，荆芥 9g，紫菀 9g，百部 9g，白前 9g，陈皮 6g

加减：咳嗽较甚者加矮地茶、金沸草祛痰止咳；

痒甚者加牛蒡子、蝉蜕祛风止痒；鼻塞声重加辛夷花、苍耳子宣通鼻窍；若挟痰湿，咳而痰黏，胸闷，苔腻者，加半夏、茯苓、厚朴燥湿化痰；若表证较甚，加防风、苏叶疏风解表；表寒未解，里有郁热，热为寒遏，咳嗽音嘎，气急似喘，痰黏稠，口渴心烦，或有身热者加生石膏、桑白皮、黄芩解表清里。

对应中医证型：风寒袭肺证。

治疗原则：疏风散寒，宣肺止咳。

西医对应的类型：适用于社区获得性肺炎急性发作期，以受凉，感受风寒为引发急性发作的主要诱因。

疗效评价：咳声重浊、气急、喉痒等症状减轻，咳嗽、咳痰减少，鼻塞、流清涕、头痛、肢体酸楚、恶寒发热、无汗症状减轻或消失。一般单独服用此方，大部分患者症状可缓解。

疗程：一般 5 ～ 7 天为一疗程，据患者病情变化进行加减。

核心药物评价：麻黄、杏仁一宣一降，以复肺气之宣降，增强宣肺平喘之功。紫菀、百部两药味苦，都入肺经，其性温而不热，润而不寒，皆可止咳化痰，对于新久咳嗽都能使用。

注意事项：本方应餐后温服，姜汤调服效果更佳。

剂量掌握：麻黄煎服 6 ～ 9g；杏仁有小毒，煎服 3 ～ 10g。

2. 桑菊饮

常见症状：咳嗽、咳痰不爽，痰黄或稠黏，喉燥咽痛，常伴恶风身热，头痛肢楚，鼻流黄涕，口渴等表热证，舌苔薄黄，脉浮数或浮滑。

组成及剂量：

桑叶 9g，杏仁 6g，甘草 3g，桔梗 6g，菊花 9g，连翘 6g，薄荷 3g（后下），芦根 6g

白虎加人参汤

【组成】白虎汤加人参

【功用】清热、益气、生津。

【主治】汗、吐、下后里热炽盛，而见四大症者。

黄连解毒汤

【组成】黄连、黄芩、黄柏、栀子）

【功用】泻火解毒。

【主治】三焦火毒热盛证。大热烦躁，口燥咽干，错语不眠；或热病吐血、衄血；或热甚发斑，身热不利，湿热黄疸；外科痈疡疗毒，小便黄赤，舌红苔黄，脉数有力。

【方歌】

黄连解毒汤四味，黄芩黄柏栀子备，

躁狂大热呕不眠，吐衄斑黄均可为。

加减：咳嗽甚者，加前胡、瓜壳、枇杷叶、浙贝母清宣肺气，化痰止咳；表热甚者，加银花、荆芥、防风疏风清热；咽喉疼痛，声音嘎哑，加射干、牛蒡子、山豆根、板蓝根清热利咽；痰黄稠，肺热甚者，加黄芩、知母、石膏清肺泄热；若风热伤络，见鼻衄或痰中带血丝者，加白茅根、生地凉血止血；热伤肺津，咽燥口干，加沙参、麦冬清热生津；夏令暑湿加六一散、鲜荷叶清解暑热。

对应中医证型：风热犯肺。

治疗原则：疏风清热，宣肺止咳。

西医对应的类型：适用于社区获得性肺炎急性发作期，以风温初起为引发急性发作的主要诱因。

疗效评价：咳嗽咳痰不爽、痰黄或稠黏、喉燥咽痛等症状减轻，恶风身热、头痛肢楚、鼻流黄涕、口渴症状减轻或消失。一般单独服用此方，大部分患者症状可缓解。

疗程：一般 5～7 天为一疗程，据患者病情变化进行加减。

核心药物评价：桑叶味甘苦性凉，疏散上焦风热，且善走肺络，能清宣肺热而止咳嗽；菊花散风热，清利头目而肃肺。桑叶、菊花、薄荷、连翘疏风清热；桔梗、杏仁、甘草宣肺止咳化痰；芦根清热生津。

注意事项：本方属轻清宣透之品，故不宜久煎，薄荷后下。

剂量掌握：常规剂量。

3. 桑杏汤

常见症状：喉痒干咳，无痰或痰少而黏连成丝，咳痰不爽，或痰中带有血丝，咽喉干痛，唇鼻干燥，口干，常伴鼻塞，头痛，微寒，身热等表证，舌质红干而少津，苔薄白或薄黄，脉浮。

组成及剂量：

桑叶 6g，杏仁 5g，沙参 6g，象贝母 6g，香豉 6g，栀皮 6g，梨皮 6g

加减：表证较重者，加薄荷、荆芥疏风解表；津伤较甚者，加麦冬、玉竹滋养肺阴；肺热重者，酌加生石膏、知母清肺泄热；痰中带血丝者，加生地、白茅根清热凉血止血。

对应中医证型：风燥伤肺。

治疗原则：疏风清肺，润燥止咳。

西医对应的类型：适用于社区获得性肺炎急性发作期，以外感温燥为引发急性发作的主要诱因。

疗效评价：喉痒干咳、咳痰不爽，咽喉干痛，唇鼻干燥、口干等症状减轻，鼻塞、头痛、微寒、身热等表证减轻或消失。一般单独服用此方，大部分患者症状可缓解。

疗程：一般 5～7 天为一疗程，据患者病情变化进行加减。

核心药物评价：桑叶味甘苦性凉，清宣燥热；杏仁宣利肺气润燥止咳。

注意事项：本方诸药用量宜轻。

剂量掌握：常规剂量。

4. 清金化痰汤

常见症状：咳嗽气息急促，或喉中有痰声，痰多稠黏或为黄痰，咳吐不爽，或痰有热腥味，或咳吐血痰，胸胁胀满，或咳引胸痛，面赤，或有身热，口干欲饮，舌苔薄黄腻，舌质红，脉滑数。

组成及剂量：

黄芩 12g，山栀 12g，知母 15g，桑白皮 15g，瓜蒌仁 15g，贝母 9g，橘红 9g，半夏 9g，茯苓 9g，甘草 9g

---

香连丸

【组成】黄连、木香

【功用】清热燥湿，行气化滞。

【主治】湿热痢疾，脓血相兼，腹痛，里急后重等症。

【方歌】
香连相合治热痢，症现腹痛又里急。

左金丸

【组成】黄连、吴茱萸

【功用】清肝泻火，降逆止呕。

【主治】肝火犯胃证。症见胁肋疼痛，嘈杂吞酸，呕吐口苦，舌红苔黄，脉弦数。

【方歌】

左金连萸六一丸，肝火犯胃吐吞酸，

再加芍药名戊己，热泻热痢服之安。

加减：若痰热郁蒸，痰黄如脓或有热腥味，加鱼腥草、金荞麦根、象贝母、冬瓜仁等清化痰热；胸满咳逆，痰涌，便秘者，加葶苈子、风化硝泻肺通腑化痰；痰热伤津，咳痰不爽，加北沙参、麦冬、天花粉养阴生津。

对应中医证型：痰热郁肺。

治疗原则：清热肃肺，化痰止咳。

西医对应的类型：适用于社区获得性肺炎急性发作期，以痰热郁肺为主要的病因。

疗效评价：一般单独服用此方，患者咳嗽气急减轻，喉中痰声减轻或消失，咳痰减少，或痰稀色白易咳，胸胁胀满、咳引胸痛、面赤、身热、口干欲饮等症状减轻或消失。一旦病原菌确定，应针对病原菌选用抗生素加强治疗。重症肺炎应以西医药为主，早期、足量、联合、静脉使用抗生素，积极对症处理各种并发症等综合治疗。

疗程：一般 5 ~ 7 天为一疗程，据患者病情变化进行加减。

核心药物评价：方中橘红理气化痰，使气顺则痰降；茯苓健脾利湿，湿去则痰自消；更以瓜蒌仁、贝母、桔梗清热涤痰，宽胸开结；麦冬、知母养阴清热，润肺止咳；黄芩、栀子、桑白皮清泻肺火，甘草补土而和中。

注意事项：本方宜温服。

剂量掌握：热盛明显清热之品用量可稍大。

5. 二陈汤合三子养亲汤

常见症状：咳嗽反复发作，尤以晨起咳甚，咳声重浊，痰多，痰黏腻或稠厚成块，色白或带灰色，胸闷气憋，痰出则咳缓、憋闷减轻。常伴体倦，脘痞，腹胀，大便时溏，舌苔白腻，脉濡滑。

组成及剂量：

陈皮 9g，半夏 9g，茯苓 9g，甘草 9g，白芥子 9g，紫苏子 9g，莱菔子 9g

加减：可加桔梗、杏仁、枳壳以宣降肺气；胸闷脘痞者，可加苍术、厚朴健脾燥湿化痰；若寒痰较重，痰黏白如泡沫，怯寒背冷，加干姜、细辛以温肺化痰；脾虚证候明显者，加党参、白术以健脾益气；兼有表寒者，加紫苏、荆芥、防风解表散寒。病情平稳后可服六君子汤加减以资调理。

对应中医证型：痰湿蕴肺。

治疗原则：燥湿化痰，理气止咳。

西医对应的类型：适用于社区获得性肺炎慢性缓解期，以痰湿蕴肺为主要的病因。

疗效评价：一般单独服用此方，患者咳嗽、痰多、胸闷、气憋等症状减轻，体倦、脘痞、腹胀、便溏等症状减轻或消失。肺炎慢性缓解使用中药调理，可促进病灶吸收，增强机体免疫力，预防复发，使患者早日康复。

疗程：一般 5 ~ 7 天为一疗程，据患者病情变化进行加减。

核心药物评价：陈皮燥湿健脾化痰；紫苏子降气平喘，化痰止咳。

注意事项：本方不易久煎。

剂量掌握：陈皮煎服 9g；紫苏子煎服 9g。

6. 青黛散合黄芩泻白散

常见症状：上气咳逆阵作，咳时面赤，常感痰滞咽喉，咯之难出，量少质黏，或痰如絮状，咳引胸胁胀痛，咽干口苦。症状可随情绪波动而增减。舌红或舌边尖红，舌苔薄黄少津，脉弦数。

组成及剂量：

泻白散

【组成】桑白皮、地骨皮、甘草、粳米

【功用】清泻肺热，平喘止咳。

【主治】肺热喘咳证。气喘咳嗽，皮肤蒸热，晡尤甚，舌红苔黄，脉细弱。

【方歌】

泻白桑皮地骨皮，甘草粳米四般宜，

参茯知芩皆可入，肺热咳喘此方先

玉女煎

【组成】熟地、石膏、知母、牛膝、麦冬

【功用】清胃热，滋肾阴。

【主治】胃热阴虚证。头痛，牙痛，齿松牙衄，烦热干渴，舌红苔黄而干。亦治消渴，消谷善饥等。

【方歌】

玉女石膏熟地黄，知母麦冬牛膝襄，

肾虚胃火相为病，压痛齿衄宜煎尝。

青黛 6g，海蛤壳 15g，黄芩 9g，青皮 9g，甘草 6g，陈皮 9g，桑白皮 9g，地骨皮 9g

加减：火旺者加山栀、丹皮清肝泻火；胸闷气逆者加葶苈子、瓜蒌、枳壳利气降逆；咳引胁痛者，加郁金、丝瓜络理气和络；痰黏难咯，加海浮石、贝母、冬瓜仁清热豁痰；火热伤津，咽燥口干，咳嗽日久不减，酌加北沙参、百合、麦冬、天花粉、诃子养阴生津敛肺。

对应中医证型：肝火犯肺。

治疗原则：清肝泻火，化痰止咳。

西医对应的类型：适用于社区获得性肺炎慢性缓解期，以肝火犯肺为主要的病因。

疗效评价：一般单独服用此方，患者上气咳逆、痰滞咽喉感、咳引胸胁胀痛、咽干口苦等症状缓解或消失。肺炎慢性缓解期使用中药调理，可促进病灶吸收，增强机体免疫力，预防复发，使患者早日康复。

疗程：一般 5 ~ 7 天为一疗程，据患者病情变化进行加减。

核心药物评价：青黛清热解毒，凉血；海蛤壳清肺化痰软坚散结；青皮、陈皮疏肝理气和胃；黄芩、桑白皮、地骨皮清泻肺热；知母、粳米、甘草补中养胃生津。

注意事项：青黛研末冲服。

剂量掌握：青黛难溶于水，内服 1.5 ~ 3g，胃寒者慎用。

7. 沙参麦冬汤

常见症状：干咳，咳声短促，痰少黏白，或痰中带血丝，或声音逐渐嘶哑，口干咽燥，常伴有午后潮热，手足心热，夜寐盗汗，口干，舌质红少苔，或舌上少津，脉细数。

组成及剂量：

北沙参 9g，山麦冬 9g，玉竹 6g，桑叶 6g，生扁豆 6g，花粉 12g，甘草 3g

加减：若久热久咳，可用桑白皮易桑叶，加地骨皮以泻肺清热；咳剧者加川贝母、杏仁、百部润肺止咳；若肺气不敛，咳而气促，加五味子、诃子以敛肺气；咳吐黄痰，加海蛤粉、知母、瓜蒌、竹茹、黄芩清热化痰；若痰中带血，加山栀、丹皮、白茅根、白及、藕节清热凉血止血；低热，潮热骨蒸，酌加功劳叶、银柴胡、青蒿、白薇等以清虚热；盗汗，加糯稻根须、浮小麦等以敛汗。

对应中医证型：肺阴亏耗。

治疗原则：滋阴润肺，化痰止咳。

西医对应的类型：适用于社区获得性肺炎慢性缓解期，以肺阴亏耗为主要的病因。

疗效评价：一般单独服用此方，患者干咳，咳声短促，痰少黏白，或痰中带血丝，或声音逐渐嘶哑，口干咽燥等症状缓解或消失。肺炎慢性缓解期使用中药调理，可促进病灶吸收，增强机体免疫力，预防复发，使患者早日康复。

疗程：一般 5 ～ 7 天为一疗程，据患者病情变化进行加减。

核心药物评价：沙参清养肺胃；麦冬生津润燥。

注意事项：1. 舌质淡、舌体胖大、舌苔厚腻者忌用。2. 凉燥所致之干咳症忌用。

剂量掌握：常规剂量。

八、常用中成药评价

1. 桑杏止咳散

【成分】桑叶、苦杏仁、浙贝母、桑白皮、北沙

六一散

【组成】滑石、甘草

【功用】清暑利湿。

【主治】暑湿证。身热烦痛，小便不利，或泄泻。

【方歌】

六一散用滑石草，清暑利湿功效好，

益元碧玉与鸡苏，砂黛薄荷加之好。

犀角地黄汤

【组成】犀角、生地、芍药、丹皮

【功用】清热解毒，凉血散瘀。

【主治】

1.热入血分证。身热谵语，斑色紫黑，舌绛起刺，脉细数，或喜妄如狂，漱水不欲咽，大便色黑易解等。

2.热伤血络证。吐血，衄血，便血，尿血等，舌红绛，脉数。

【方歌】

犀角地黄芍药当，清热凉血散瘀专，

热入血分服之安，蓄血伤络吐衄斑。

参、栀子、白前、百部、桔梗、连翘、款冬花、紫苏子、僵蚕、木蝴蝶。

【性状】本品为棕黄色粉末；味苦。

【功能主治】清宣燥热，润肺止咳，化痰平喘。用于燥邪伤肺所致的咳嗽，发热，胸闷，头痛，口渴，咽干鼻燥；急性支气管炎、上呼吸道感染见上述症状者。

【用法用量】口服。一次 6～9g，一日 2～3 次。

【不良反应】尚不明确。

【注意事项】1.本品性味寒凉，脾胃虚弱者慎服。2.饮食宜清淡，忌食辛辣厚味。

【规格】每袋装 9g

2.竹沥胶囊

【成分】鲜竹沥、鱼腥草、枇杷叶、桔梗、生半夏、生姜、薄荷油。

【性状】本品为胶囊剂，内容物为浅黄至浅棕色的颗粒及粉末；气微，味微甘。

【功能主治】清热化痰。用于肺热咳嗽痰多，气喘胸闷等症。

【用法用量】口服，一次 4 粒，一日 3 次。

【不良反应】尚不明确。

【注意事项】忌烟、酒及辛辣、生冷、油腻、煎炸刺激性食物。

【规格】每粒装 0.3g。

3.银黄颗粒

【成分】银花、黄芩两味中药提取物。

【性状】本品为棕黄色颗粒；味甜，微苦。

【功能主治】消炎、清热、解毒。用于肺炎、急性上呼吸道感染等，症见发热恶寒、咳黄色黏痰、咽

痛等。

【用法用量】开水冲服。一次 1 ~ 2g，一日 2 次。

【不良反应】尚不明确。

【注意事项】（1）忌辛辣、鱼腥食物。（2）不宜在服药期间同时服用温补性中成药。（3）脾气虚寒症见有大便溏者慎用。

【规格】每袋装 4g（无蔗糖）。

4. 橘红痰咳液

【成分】化橘红、百部（蜜炙）、半夏（制）、白前、苦杏仁、五味子、茯苓、甘草。

【性状】本品为棕色的液体；气芳香，味甜、微苦。

【功能主治】理气化痰，润肺止咳。用于痰浊壅肺所致的咳嗽、气喘、痰多。

【用法用量】口服，一次 10 ~ 20ml，一日 3 次。

【不良反应】不良反应轻微，少数病人可发生轻度恶心、呕吐、血压升高、便秘等症状。

【注意事项】（1）忌烟、酒及辛辣、生冷、油腻食物。（2）风热者忌用；不宜在服药期间同时服用滋补性中药。（3）对本品过敏者禁用，过敏体质者慎用。（4）本品性状发生改变时禁止使用。

【规格】每支装 10ml。

当归六黄汤

【组成】当归、生地、熟地、黄芩、黄连、黄芪、黄柏

【功用】滋阴泻火，固表止汗。

【主治】阴虚火旺盗汗。发热盗汗，面赤心烦，口唇干燥，大便干结，小便黄赤，舌红苔黄，脉数

【方歌】

火炎汗出六黄汤，归柏芩连二地黄，

倍用黄芪为固表，滋阴清热敛汗强。

理中丸

【组成】干姜、人参、白术、甘草

【功用】温中散寒，补气健脾。

【主治】脾胃虚寒证。脘腹疼痛，喜温欲按，自利不渴，畏寒肢冷，呕吐，不欲饮食，舌淡苔白，脉沉细；或阳虚失血；或小儿慢惊；或病后喜唾涎沫，或霍乱吐泻，以及胸痹等中焦虚寒所致者。

【方歌】

理中丸主温中阳，人参甘草术干姜，

原为脾胃虚寒设，后人演化许多方。

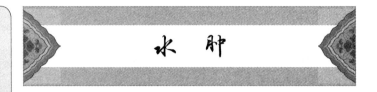

水　肿

一、定义

水肿（edema）是指人体组织间隙有过多的液体积聚使组织肿胀。水肿分为全身性与局部性。当液体在体内组织间隙呈弥漫性分布时呈全身性水肿（常为凹陷性）；液体积聚在局部组织间隙时呈局部水肿；发生于体腔内称积液，如胸腔积液、腹腔积液、心包积液。一般情况下，水肿这一术语，不包括内脏器官局部的水肿，如脑水肿、肺水肿等。中医认为水肿多因感受外邪、饮食失调或劳倦过度，使肺失通调、脾失转输、肾失开合，膀胱气化不利而造成。常见于西医的心源性水肿，肾小球肾炎、肾病综合征引起的肾源性水肿，低蛋白血症、维生素 B1 缺乏症、严重贫血引起的营养不良性水肿，甲状腺机能减退、原发性醛固酮增多症引起的内分泌性水肿，以及特发性水肿等病症。

二、诊断

1.诊断要点

（1）头面部浮肿，目下为卧蚕状，甚至头皮下均肿，手按之凹陷。

（2）四肢浮肿，以双下肢浮肿多见。常表现为膝以下肿甚，而足浮肿尤为常见和明显。

（3）腹背水肿，常与下肢浮肿或头面肿同时并见。

（4）全身水肿。

具备以上任何一项者，均可确诊为水肿。

三、鉴别诊断

1.鼓胀　鼓胀为单腹胀大，腹部青筋暴露，皮色苍黄，或兼下肢肿胀，而上肢和头面部一般不肿。水肿则头面、四肢皆肿，可有腹部胀大，但无青筋暴露。

2.痰饮　痰饮与水肿同属津液病变，但痰饮之饮邪停积于局部，而水肿之水液常常泛滋周身。

3.气肿　水肿皮肤肿胀而有水色，按之陷下不起；气肿皮色不变，按之即起。

四、与中医对应关系

本病在《内经》中称为"水"，并根据不同症状分为"风水""石水""涌水"。《灵枢·水胀》对其症状作了详细的描述，如"水始起也，目窠上微肿，如新卧起之状，其颈脉动，时咳，阴股间寒，足胫肿，腹乃大，其水已成矣。以手按其腹，随手而起，如裹水之状，此其候也。"至于其病因病机，《素问·水热穴论》指出："勇而劳甚，则肾汗出，逢于风，内不得入于脏腑，外不得越于皮肤，客于穴府，行于皮里，传为跗肿""故其本在肾，其末在肺"。《素问·至真要大论》又指出："诸湿肿满，皆属于脾"。在《内经》时代，对水肿病的发病已认识到与肺，脾，肾有关。

五、治疗原则

主要是限制水钠摄入和增加水钠排出。有明显水肿和浆膜腔积液时，需同时采取措施增加组织间液的回流。循环血容量不足时必须首先予以纠正。治疗过程中应密切观察，以免过度利尿限制水钠和利尿引起有效血容量不足，同时应进行原发病的治疗，如纠正心力衰竭、解除静脉堵塞或淋巴管堵塞等。

小建中汤

【组成】芍药、桂枝、生姜、甘草、大枣、饴糖

【功用】温中补虚，和里缓急。

【主治】虚劳里急证。腹中时痛，喜温欲按，舌淡苔白，脉细弦；或虚劳而心中悸动，虚烦不宁，面色无华，或手足烦热，咽干口燥等。

【方歌】
小建中汤芍药多，桂姜甘草大枣和，
更加饴糖补中脏，虚劳腹冷服之瘥。

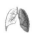

大建中汤

【组成】蜀椒、干姜、人参

【功用】温中补虚，降逆止痛。

【主治】虚寒腹痛。心胸中大寒痛，呕不能食，腹中寒上冲皮起，见有头足、上下痛而不可触近，舌苔白滑，脉细紧，甚则肢厥脉伏，或腹中漉漉有声。

【方歌】

大建中汤建中阳，蜀椒干姜参饴糖，

寒疝冲起有头足，降逆止痛用此方。

六、中医治疗原则

发汗、利尿、泻下逐水为治疗水肿的三条基本原则，具体应用视阴阳虚实不同而异。阳水以祛邪为主，应予发汗，利水或攻逐，同时配合清热解毒、理气化湿等法；阴水当以扶正。肾系病征为主时，当健脾温肾，同时配以利水、养阴，活血，祛瘀等法。对于虚实夹杂者，则当兼顾，先攻后补，或攻补兼施。引起水肿症状的病因复杂，在选用中医药治疗时应根据病因，选择适当方药，对某些病因导致的水肿，中医药治疗的疗效不显著，应该积极联合利尿剂、激素或抗生素治疗，以免延误病情。

七、常用方剂、中药解读

1. 越婢加术汤加减

常见症状：眼睑浮肿，继则四肢及全身皆肿，来势迅速，多有恶寒，发热，肢节酸楚，小便不利等偏丁风热者，伴咽喉红肿疼痛，舌质红，脉浮滑数。偏于风寒者，兼恶寒，咳喘，舌苔淡红，脉浮紧。

组成及剂量：

麻黄 6g，杏仁 9g，防风 9g，浮萍 9g，白术 9g，茯苓 12g，泽泻 12g，车前子 9g，石膏 30g，桑白皮 12g，黄芩 9g

加减：风寒偏盛，去石膏，加苏叶、桂枝，防风祛风散寒；若风热偏盛，可加连翘、桔梗、板蓝根、鲜芦根，以清热利咽，解毒散结；若咳喘较甚，可加杏仁、前胡，以降气定喘；如见汗出恶风，卫阳已虚，则用防己黄芪汤加减，以益气行水；若表证渐解，身重而水肿不退者，可按水湿浸渍证论治。

治疗原则：疏风清热，宣肺行水。

证型：风水相搏证。

西医对应的类型：上呼吸道感染引起的肾源性水肿，导致的水肿症状的初期。

疗效评价：一般经过此方单独口服治疗以后，大部分患者眼睑浮肿，继则四肢及全身皆肿减轻，恶寒、发热缓解，肢节酸楚、小便不利好转，咽喉红肿疼痛减轻，如针对病因积极联合抗病毒或抗感染效果更加。

疗程：一般 7 ~ 14 天为一疗程，据患者病情变化进行加减。

核心药物评价：麻黄、杏仁、防风、浮萍疏风宣肺；白术、茯苓、泽泻、车前子淡渗利水；石膏、桑白皮，黄芩清热宣肺。

注意事项：不宜久煎。

剂量掌握：麻黄 3 ~ 6g。

2. 麻黄连翘赤小豆汤合五味消毒饮加减

常见症状：眼睑浮肿，延及全身，皮肤光亮，尿少色赤，身发疮痍，甚则溃烂，恶风发热，舌质红，苔薄黄，脉浮数或滑数。

组成及剂量：

麻黄 9g，杏仁 9g，连翘 12g，赤小豆（打碎）30g，野菊花 12g，蒲公英 15g，紫花地丁 15g，金银花 12g，薏苡仁 15g，泽泻 12g

加减：湿盛而肌肤糜烂者，加苦参、土茯苓以利湿止痒；风盛而瘙痒者，加白鲜皮、赤芍以祛风止痒；脓毒重者，改蒲公英 30g、紫花地丁 30g 以解毒化湿；大便秘结者，加大黄后下，玄明粉冲服以通腑泻热。水肿加重者，可合五皮饮加减。

治疗原则：宣肺解毒，利湿消肿。

证型：湿毒侵淫证。

西医对应的类型：肾源性、肝源性、营养不良等

四逆汤

【组成】附子、甘草、干姜

【功用】回阳救逆。

【主治】少阴病。四肢厥逆，恶寒倦卧，呕吐不渴，腹痛下利，神衰欲寐，舌苔白滑，脉微；或太阳病误汗亡阳。

【方歌】
四逆汤中附草姜，四肢厥冷急煎尝，
腹痛吐泻脉微细，急投此方可回阳。

小半夏汤

【组成】半夏、生姜

【功用】和胃止呕，散饮降逆。

【主治】呕反不渴，心下有支饮者，以及诸呕，吐谷不得下者。

引起水肿症状，并发感染。

疗效评价：一般经过此方单独口服治疗以后，大部分患者眼睑浮肿减轻，尿量增加，身发疮痍减少，恶风发热缓解。但要积极控制原发病，并要限制水钠摄入和增加水钠排出。

疗程：一般7～14天为一疗程，据患者病情变化进行加减。

核心药物评价：麻黄、杏仁、桑白皮、赤小豆宣肺利水；银花、野菊花、蒲公英、紫花地丁、紫背天葵清热解毒。

注意事项：赤小豆打碎，汤剂不宜久煎。

剂量掌握：麻黄3～6g

3. 五皮饮合胃苓汤加减

常见症状：全身水肿，下肢明显，按之没指，小便短少，身体困重，胸闷，纳呆，泛恶，苔白腻脉沉缓，起病缓慢，病程较长。

组成及剂量：

桑白皮15g，陈皮9g，大腹皮12g，茯苓皮12g，生姜皮9g，白术9g，茯苓9g，苍术9g，厚朴9g，猪苓12g，泽泻12g，肉桂6g

加减：若肿甚而喘，可加麻黄、杏仁、葶苈子宣肺泻水而平喘。软弱，与上述水肿不同。此由脾气虚弱，气失舒展，不能运化水湿所致。治宜益气健脾，行气化湿，不宜分利伤气，可用参苓白术散加减。浮肿甚，大便溏薄，可加黄芪、桂枝益气通阳，或加补骨脂、附子温肾助阳。并适当注意营养，可用黄豆、花生佐餐，作为辅助治疗，多可调治而愈。

治疗原则：健脾化湿，通阳利水。

证型：水湿浸渍证。

西医对应的类型：各类慢性疾病引起的水肿症后

期体虚者。

疗效评价：一般经过此方单独口服治疗以后，大部分患者全身水肿减轻，按之没指缓解，小便量多，身体困重、胸闷好转，饮食量增加。在服用此方的同时，应进行原发病的治疗，如纠正心力衰竭等。

疗程：一般 7～14 天为一疗程，据患者病情变化进行加减。

核心药物评价：桑白皮、陈皮、大腹皮、茯苓皮、生姜皮化湿行水，白术、茯苓健脾化湿，苍术、厚朴燥湿健脾，猪苓、泽泻利尿消肿，肉桂温阳化气行水。

注意事项：饭后温服，注意固护脾胃。

剂量掌握：麻黄 3～6g

4. 济生肾气丸合真武汤加减

常见症状：水肿反复消长不已，面浮身肿，腰以下甚，按之凹陷不起，尿量减少或反多，腰酸冷四肢厥冷，怯寒神疲，面色㿠白，甚者心悸胸闷，喘促难卧，腹大胀满，舌质淡胖，苔水滑，脉沉细或沉迟无力。

组成及剂量：

附子（先煎）12g，巴戟天 12g，仙灵脾 24g，熟地黄 12g，山茱萸 12g，山药 15g，桂枝 9g，炒白术 12g，带皮茯苓 15g，泽泻 12g，车前子（包煎）30g，生姜 6g，大枣 9g

加减：小便清长量多者，去泽泻、车前子，加菟丝子、补骨脂以温阳补肾；心悸、唇绀、脉虚数或结代者，加炙甘草、丹参以温阳化气止悸；喘促汗出者，加党参、五味子，煅牡蛎先煎、煅龙齿先煎以补气敛汗止喘；神疲嗜睡、泛恶，甚则口有尿味者，加制大黄、黄连、姜半夏、姜竹茹、六月雪以清热燥湿化痰。

治疗原则：温肾助阳，化气行水。

证型：肾阳衰微证。

瓜蒌薤白白酒汤

【组成】瓜蒌、薤白、白酒

【功用】通阳散结，行气祛痰。

【主治】胸痹。胸中闷痛，甚至胸痛彻背。喘息咳唾，短气。舌苔白腻，脉沉弦或紧。

【方歌】

瓜蒌薤白白酒汤，胸痹胸闷痛难当，

喘息短气时咳喘，难卧仍加半夏良。

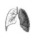

瓜蒌薤白半夏汤

【组成】瓜蒌、薤白、半夏、白酒

【功用】通阳散结，祛痰宽胸。

【主治】胸痹。气结在胸，胸满而痛，心中痞气，气从胁下上逆抢心，舌苔白腻，脉沉弦或紧。

西医对应的类型：各类疾病引起水肿病变晚期

疗效评价：一般经过此方单独口服治疗以后，大部分患者水肿反复消长缓解，面浮身肿减轻，尿量反多，腰酸冷四肢厥冷较前好转，心悸胸闷、喘促难卧缓解。但仍需进行原发病的治疗，如纠正心力衰竭等。积极联合利尿剂、激素或抗生素治疗，以免延误病情。

疗程：一般 7～14 天为一疗程，据患者病情变化进行加减。

核心药物评价：白术、茯苓健脾化湿，苍术、厚朴燥湿健脾，泽泻利尿消肿，附子先煎、巴戟天、仙灵脾、熟地黄温补肾阳。

注意事项：附子先煎。

剂量掌握：附子 6～12g

5.桃红四物汤合五苓散

常见症状：水肿延久不退，肿势轻重不一，四肢或全身浮肿或伴血尿，以下肢为主，皮肤瘀斑，腰部刺痛，舌紫暗，苔白，脉沉细涩。

组成及剂量：

当归 12g，赤芍 9g，川芎 3g，红花 6g，桃仁 9g，丹参 12g，黄芪 15g，益母草 15g，牛膝 9g，马鞭草 15g，泽兰叶 12g，车前子（包煎）30g，茯苓 9g，泽泻 9g

加减：气滞胸胁不适者，加郁金、延胡索行气止痛；阳气不足者，加仙灵脾、紫河车研末吞服，温补肾阳；水肿明显者，加带皮茯苓、薏苡仁利水渗湿。

治疗原则：活血祛瘀，化气行水。

证型：瘀水互结证。

西医对应的类型：各类疾病引起水肿伴血瘀证者。

疗效评价：一般经过此方单独口服治疗以后，大

部分患者水肿延久不退，肿势减轻，四肢或全身浮肿或伴血尿缓解，皮肤瘀斑减少。但仍需进行原发病的治疗，解除静脉堵塞或淋巴管堵塞等，以免延误病情。

疗程：一般 7～14 天为一疗程，据患者病情变化进行加减。

核心药物评价：当归、赤芍、川芎、丹参养血活血；益母草、红花、桃仁活血通络；桂枝、附子通阳化气；茯苓，泽泻、车前子利水消肿。

注意事项：出血症状明显时慎用活血药，适当佐止血药。

剂量掌握：附子 6～12g 先煎。

金铃子散

【组成】川楝子、元胡

【功用】疏肝泄热，活血止痛。

【主治】肝郁化火证。心胸胁肋诸痛，时发时止，口苦，舌红苔黄，脉弦数。

【组成】
金铃延胡等分研，黄酒调服或水煎，
疏肝泻热行气血，肝郁化火诸痛蠲。

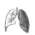

葶苈大枣泻肺汤

【组成】葶苈子、大枣

【功用】泻肺行水，下气平喘。

【主治】痰涎壅盛，咳喘胸满。

【方歌】葶苈大枣亦泻肺，行水祛痰喘自息。

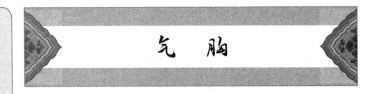

气 胸

一、定义

　　胸膜腔是不含气体的密闭的潜在性腔隙，当气体进入胸膜腔造成积气状态时，称为气胸（pneumothorax）。气胸可分成自发性、外伤性和医源性三类。本节主要叙述自发性气胸。发生气胸后，胸膜腔内负压可变成正压，致使静脉回心血流受阻，产生程度不同的心、肺功能障碍。患者通常表现为胸痛，胸闷和呼吸困难，可伴有刺激性咳嗽。自发性气胸又可分成原发性和继发性，前者发生在无基础肺疾病的健康人，后者常发生在有基础肺疾病的患者，如慢性阻塞性肺疾病（COPD）。

二、诊断

　　主要根据患者临床症状、体征及影像学表现得出诊断。X线或CT显示气胸线是确诊依据。

（一）症状

　　大多数起病急骤，患者突感一侧胸痛，针刺样或刀割样，持续时间短暂，继之胸闷和呼吸困难，可伴有刺激性咳嗽，系气体刺激胸膜所致。少数患者可发生双侧气胸，以呼吸困难为突出表现。积气量大或原已有较严重的慢性肺疾病者，呼吸困难明显，患者不能平卧。健侧侧卧可减轻呼吸困难。严重者可迅速出现呼吸循环障碍。

（二）体征

少量气胸体征不明显，尤其在肺气肿患者更难确定，听诊呼吸音减弱具有重要意义。大量气胸时，气管向健侧移位，患侧胸部隆起，呼吸运动与触觉语颤减弱，叩诊呈过清音或鼓音，心或肝浊音界缩小或消失，听诊呼吸音减弱或消失。左侧少量气胸或纵隔气肿时，有时可在左心缘处听到与心跳一致的气泡破裂音，称 Hamman 征。液气胸时，胸内有振水声。血气胸如失血量过多，可使血压下降，甚至发生失血性休克。

（三）影像学检查

X 线胸片检查是诊断气胸的重要方法，可显示肺受压程度、肺内病变情况以及有无胸膜粘连、胸腔积液及纵隔移位等。气胸的典型 X 线表现为外凸弧形的细线条形阴影，称为气胸线，线外透亮度增高，无肺纹理，线内为压缩的肺组织。大量气胸时，肺脏向肺门回缩，呈圆球形阴影。大量气胸或张力性气胸常显示纵隔及心脏移向健侧。合并纵隔气肿在纵隔旁和心缘旁可见透光带。合并胸腔积液时，显示气液平面，透视下变动体位可见液面亦随之移动。局限性气胸在后前位胸片易遗漏，侧位胸片可协助诊断，或在 X 线透视下转动体位可发现气胸。CT 表现为胸膜腔内出现极低密度的气体影，伴有肺组织不同程度的萎缩改变。CT 对于小量气胸、局限性气胸以及肺大疱与气胸的鉴别比 X 线胸片更敏感和准确。气胸容量的大小可依据 X 线胸片判断。从侧胸壁与肺边缘的距离 ≥ 2cm 为大量气胸，<2cm 为小量气胸。如从肺尖气胸线至胸腔顶部估计气胸大小，距离 ≥ 3cm 为大量气胸，<3cm 为小量气胸。

（四）分型

定喘汤

【组成】麻黄、白果、苏子、杏仁、半夏、冬花、桑皮、黄芩、甘草

【功用】宣肺降气，清热化痰。

【主治】哮喘。咳嗽痰多气急，痰稠色黄，微恶风寒，舌苔黄腻，脉滑数。

【方歌】
定喘白果与麻黄，款冬半夏白皮桑，

苏杏黄芩兼甘草，外寒痰热哮喘尝。

根据脏层胸膜破裂情况不同及其发生后对胸腔内压力的影响，自发性气胸通常分为以下三种类型：

（1）闭合性（单纯性）气胸

胸膜破裂口较小，随肺萎缩而闭合，空气不再继续进入胸膜腔。胸膜腔内压接近或略超过大气压，测定时可为正压亦可为负压，视气体量多少而定。抽气后压力下降而不复升，表明其破裂口不再漏气。

（2）交通性（开放性）气胸

破裂口较大或因两层胸膜间有粘连或牵拉，使破口持续开放，吸气与呼气时空气自由进出胸膜腔。胸膜腔内压在 $0cmH_2O$ 上下波动；抽气后可呈负压，但观察数分钟，压力又复升至抽气前水平。

（3）张力性（高压性）气胸

破裂口呈单向活瓣或活塞作用，吸气时胸廓扩大，胸膜腔内压变小，空气进入胸膜腔；呼气时胸膜腔内压升高，压迫活瓣使之关闭，致使胸膜腔内空气越积越多，内压持续升高，使肺脏受压，纵隔向健侧移位，影响心脏血液回流。此型气胸对机体呼吸循环功能的影响最大，必须紧急抢救处理。

三、鉴别诊断

（一）支气管哮喘与慢性阻塞性肺疾病

两者均有不同程度的气促及呼吸困难，体征亦与自发性气胸相似，但支气管哮喘患者常有反复哮喘阵发性发作史，COPD 患者的呼吸困难多呈长期缓慢进行性加重。X 线检查有助鉴别。

（二）急性心肌梗死

患者亦有突然胸痛、胸闷，甚至呼吸困难、休克等临床表现，但常有高血压、冠状动脉粥样硬化性心

脏病史。体征、心电图、X线检查、血清酶学检查有助于诊断。

（三）肺血栓栓塞症

大面积肺栓塞也可突发起病，呼吸困难，胸痛，烦躁不安，惊恐甚或濒死感，临床上酷似自发性气胸。但患者可有咯血、低热和晕厥，并常有下肢或盆腔血栓性静脉炎、骨折、手术后、脑卒中、心房颤动等病史，或发生于长期卧床的老年患者。体检、胸部X线检查可鉴别。

（四）肺大疱

位于肺周边的肺大疱，尤其是巨型肺大疱易被误认为气胸。肺大疱通常起病缓慢，呼吸困难并不严重，而气胸症状多突然发生。影像学上，肺大疱气腔呈圆形或卵圆形，疱内有细小的条纹理，为肺小叶或血管的残遗物。肺大疱向周围膨胀，将肺压向肺尖区、肋膈角及心膈角。而气胸则呈胸外侧的透光带，其中无肺纹理可见。

（五）其他

消化性溃疡穿孔、胸膜炎、肺癌、膈疝等，偶可有急起的胸痛、上腹痛及气促等，亦应注意与自发性气胸鉴别

五、治疗原则

自发性气胸的治疗目的是促进患侧肺复张、消除病因及减少复发。应根据气胸的类型与病因、发生频次、肺压缩程度、病情状态及有无并发症等适当选择。部分轻症者可经保守治疗治愈，但多数需作胸腔减压以助患肺复张，少数患者(约10%～20%)需手术治疗。

大承气汤

【组成】大黄、枳实、厚朴、芒硝

【功用】峻下热结。

【主治】

1.阳明腑实证。大便不通，频转矢气，脘腹痞满，腹痛拒按，按之则鞕，日晡潮热，神昏谵语，手足戢然汗出，苔黄燥起刺或焦黑燥裂，脉沉实。

2.热结旁流。下利清水，色纯清，其气臭秽，脐腹疼痛，按之坚硬有块，口舌干燥，脉滑数。

3.里热实证之热厥、痉病或发狂。

【方歌】

大承气汤用硝黄，配以枳朴泄力强，

阳明腑实真阴灼，急下存阴第一方。

去硝名为小承气，轻下热结用之良，

调胃承气硝黄草，缓下热结此方饶。

影响肺复张的因素包括患者年龄、基础肺疾病、气胸类型、肺萎陷时间长短以及治疗措施等。

（一）保守治疗

主要适用于稳定型小量气胸，首次发生的症状较轻的闭合性气胸。应严格卧床休息，酌情予镇静、镇痛等药物。由于胸腔内气体分压和肺毛细血管内气体分压存在压力差，每日可自行吸收胸腔内气体容积（胸片的气胸面积）的 1.25% ~ 1.8%。高浓度吸氧可加快胸腔内气体的吸收，经鼻导管或面罩吸入 10L/min 的氧，可达到比较满意的疗效。保守治疗需密切监测病情改变，尤其在气胸发生后 24h ~ 48h 内。如患者年龄偏大，并有肺基础疾病如 COPD，其胸膜破裂口愈合慢，呼吸困难等症状严重，即使气胸量较小，原则上不主张采取保守治疗。

此外，不可忽视肺基础疾病的治疗。如明确因肺结核并发气胸，应予抗结核药物；由肺部肿瘤所致气胸者，可先作胸腔闭式引流，待明确肿瘤的病理学类型及有无转移等情况后，再进一步作针对性治疗。COPD 合并气胸者应注意积极控制肺部感染，解除气道痉挛等。

（二）排气疗法

1. 胸腔穿刺抽气适用于小量气胸，心肺功能尚好，呼吸困难较轻的闭合性气胸患者。抽气可加速肺复张，迅速缓解症状。通常选择患侧胸部锁骨中线第 2 肋间为穿刺点，局限性气胸则要选择相应的穿刺部位。皮肤消毒后用气胸针或细导管直接穿刺入胸腔，随后连接于 50ml 或 100ml 注射器或气胸机抽气并测压，直到患者呼吸困难缓解为止。一次抽气量不宜超过 1000ml，每日或隔日抽气 1 次。张力性气胸病情

危急,应迅速解除胸腔内正压以避免发生严重并发症,紧急时亦需立即胸腔穿刺排气,无其他抽气设备时,为了抢救患者生命,可用粗针头迅速刺入胸膜腔以达到暂时减压的目的。

2. 胸腔闭式引流适用于不稳定型气胸,呼吸困难明显,交通性或张力性气胸肺压缩程度较重,反复发生气胸的患者。无论其气胸容量多少,均应尽早行胸腔闭式引流。插管部位一般多取锁骨中线外侧第 2 肋间,或腋前线第 4 ~ 5 肋间。插管成功则导管持续逸出气泡,呼吸困难迅速缓解,压缩的肺可在几小时至数天内复张。对肺压缩严重,时间较长的患者,插管后应夹住引流管分次引流,避免胸腔内压力骤降产生肺复张后肺水肿。如未见气泡溢出 1 ~ 2 天,患者气急症状消失,经透视或摄片见肺已全部复张时,可以拔除导管。有时虽未见气泡冒出水面,但患者症状缓解不明显,应考虑为导管不通畅,或部分滑出胸膜腔,需及时更换导管或作其他处理。两侧同时发生气胸者,可在双侧胸腔作插管引流。

(三)化学性胸膜固定术

由于气胸复发率高,为了预防复发,可胸腔内注入硬化剂,产生无菌性胸膜炎症,使脏层和壁层胸膜粘连从而消灭胸膜腔间隙。主要适应于不宜手术或拒绝手术的下列患者:①持续性或复发性气胸;②双侧气胸;③合并肺大疱;④肺功能不全,不能耐受手术者。常用硬化剂有多西环素、滑石粉等,用生理盐水 60 ~ 100ml 稀释后经胸腔导管注入,夹管 1 ~ 2h 后引流;或经胸腔镜直视下喷洒粉剂。胸腔注入硬化剂前,尽可能使肺完全复张。为避免药物引起的局部剧痛,先注入适量利多卡因,让患者转动体位,充分麻醉胸膜,15 ~ 20min 后注入硬化剂。若一次无效,

十枣汤

【组成】大戟、甘遂、芫花、大枣

【功用】攻逐水饮。

【主治】1.悬饮。咳唾胸胁引痛,心下痞鞕,干呕短气,头痛目眩,或胸背掣痛不得息,舌苔滑,脉沉弦。

2.水肿。一身悉肿,尤以身半以下为重,腹胀喘满,二便不利。

【方歌】
十枣逐水效堪夸,大戟甘遂与芫花;
悬饮内停胸胁痛,水肿腹胀用无差。

可重复注药。观察 1～3 天，经 X 线透视或摄片证实气胸已吸收，可拔除引流管。

（四）手术治疗

经内科治疗无效的气胸可为手术的适应证，主要适应于长期气胸、血气胸、双侧气胸、复发性气胸、张力性气胸引流失败者、胸膜增厚致肺膨胀不全或影像学有多发性肺大疱者。手术治疗成功率高，复发率低。

1. 胸腔镜直视下粘连带烙断术　促使破口关闭；对肺大疱或破裂口喷涂纤维蛋白胶或医用 ZT 胶；或用 Nd-YAG 激光或二氧化碳激光烧灼＜20mm 的肺大疱。电视辅助胸腔镜手术（VATS）可行肺大疱结扎、肺段或肺叶切除，具有微创、安全等优点。

2. 开胸手术　如无禁忌，亦可考虑开胸修补破口，肺大疱结扎，手术过程中用纱布擦拭胸腔上部壁层胸膜，有助于促进术后胸膜粘连。若肺内原有明显病变，可考虑将肺叶或肺段切除。

（五）并发症及其处理

1. 脓气胸　由金黄色葡萄球菌、肺炎克雷伯杆菌、铜绿假单胞菌、结核分枝杆菌以及多种厌氧菌引起的坏死性肺炎、肺脓肿以及干酪样肺炎可并发脓气胸，也可因胸穿或肋间插管引流所致。病情多危重，常有支气管胸膜瘘形成。脓液中可查到病原菌。除积极使用抗生素外，应插管引流，胸腔内生理盐水冲洗，必要时尚应根据具体情况考虑手术。

2. 血气胸　自发性气胸伴有胸膜腔内出血常与胸膜粘连带内血管断裂有关，肺完全复张后，出血多能自行停止，若继续出血不止，除抽气排液及适当输血外，应考虑开胸结扎出血的血管。

二陈汤

【组成】陈皮、半夏、茯苓、甘草

【功用】燥湿化痰，理气和中

【主治】湿痰咳嗽。痰多色白易咯，胸膈痞闷，恶心呕吐，肢体倦怠，或头眩心悸，舌苔白润，脉滑。

【方歌】
二陈汤用半夏陈，益以茯苓甘草臣，
利气和中燥湿痰，煎加生姜与乌梅。

3. 纵隔气肿与皮下气肿　由于肺泡破裂逸出的气体入肺间质，形成间质性肺气肿。肺间质内的气体沿血管鞘可进入纵隔，甚至进入胸部或腹部皮下组织，导致皮下气肿。张力性气胸抽气或闭式引流后，亦可沿针孔或切口出现胸壁皮下气肿，或全身皮下气肿及纵隔气肿。大多数患者并无症状，但颈部可因皮下积气而变粗。气体积聚在纵隔间隙可压迫纵隔大血管，出现干咳、呼吸困难、呕吐及胸骨后疼痛，并向双肩或双臂放射。皮下气肿及纵隔气肿随胸腔内气体排出减压而自行吸收。吸入浓度较高的氧可增加纵隔内氧浓度，有利于气肿消散。若纵隔气肿张力过高影响呼吸及循环，可作胸骨上窝切开排气。

温胆汤

【组成】半夏、陈皮、茯苓、甘草、竹茹、枳实、姜枣

【功用】理气化痰，清胆和胃。

【主治】胆胃不和，痰热内扰证。胆怯易惊，虚烦不宁，失眠多梦，呕吐呃逆，癫痫等症。

【方歌】
温胆汤中苓夏草，枳竹陈皮加姜枣，
虚烦不眠舌苔腻，此系胆虚痰热扰。

小陷胸汤

【组成】黄连、半夏、瓜蒌

【功用】清热化痰，宽胸散结。

【主治】痰热互结证。胸脘痞闷，按之则痛，或咳痰黄稠，舌苔黄腻，脉滑数。

【方歌】

小陷胸汤连夏蒌，宽胸散结涤痰优，

痰热内结痞满痛，苔黄脉滑此方求。

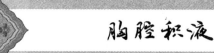

胸腔积液

一、定义

胸膜腔是位于肺和胸壁间的潜在间隙。正常情况下脏层胸膜和壁层胸膜上表面上有一层很薄的液体，在呼吸运动时起润滑作用。随着每一次呼吸周期中胸膜腔的形成和压力变化，胸膜腔内液体持续滤出和吸收，处于动态平衡状态。当胸腔内液体形成过快或吸收过缓时则产生胸腔积液（pleural effusions，简称胸水）。

胸水形成的常见发病机制有：胸膜毛细血管内静水压增高，胸膜通透性增加，胸膜毛细血管内胶体渗透压降低，壁层胸膜淋巴引流障碍，损伤等。常见的三种胸水类型有：结核性胸膜炎，类肺炎性胸腔积液和脓胸，恶性胸腔积液。

二、诊断

（一）症状

呼吸困难是最常见的症状，可伴有胸痛和咳嗽。病因不同，其症状有所差别。结核性胸膜炎多见于青年人，常有发热、干咳、胸痛，随着胸水量增加胸痛可以缓解，但可能出现胸闷气促。恶性胸腔积液多见于中年以上患者，一般无发热，胸部隐痛，伴有消瘦和呼吸道或原发部位肿瘤的症状。炎性积液多为渗出性，常伴有咳嗽、咳痰、胸痛及发热。心力衰竭所致胸腔积液多为漏出液，有心功能不全的其他表现。肝脓肿所伴右侧胸腔积液可为反应性胸膜炎或脓胸，多

由发热和肝区疼痛。症状还和积液量有关，积液量少于 0.3 ~ 0.5L 时症状多不明显，大量积液时心悸和呼吸困难更加明显。

（二）体征

与积液量有关。少量胸腔积液时可无明显体征，或有胸膜摩擦感，或可闻及胸膜摩擦音。中至大量胸腔积液时患侧胸廓饱满，触觉语颤减弱，局部叩诊浊音，呼吸音减低或消失。可伴有气管纵隔向健侧移位。肺外疾病引起的胸腔积液多有原发病体征。

（三）实验室检查

首先应完善一般实验室检查，了解患者一般情况，是否存在心、肝、肾等重要脏器功能衰竭，以初步明确胸水病因。胸腔穿刺术和胸水检查有助于明确积液性质，胸腔穿刺术既可用于诊断，又可作为一种治疗手段，抽出胸腔液体可缓解胸腔积液引起的呼吸困难等症状，也可加快胸液的吸收。

胸腔穿刺抽出液应做以下检查：

1. 常规检查 （1）外观：漏出液常呈透明清亮，多为淡黄色，静置不凝固，比重 <1.016 ~ 1.018。渗出液可因病因不同颜色有所不同，混浊、比重 >1.018。结核性胸腔积液多呈草黄色或深黄色，少数为淡红色；血性胸腔积液可因出血程度不同呈淡红血性、洗肉水样、肉眼全血（静脉血）样；脓性积液呈黄脓性，厌氧菌感染有恶臭味；阿米巴肝脓肿破溃入胸腔引起的胸腔积液呈巧克力色；乳白色胸液为乳糜胸液；曲霉菌感染的胸腔积液可为黑色胸液。

（2）细胞计数与分类：正常胸液中有少量间皮细胞或淋巴细胞，胸膜炎症时，胸液中可见各种细胞及增生与退化的间皮细胞。漏出液有核细胞数较少，常少

半夏白术天麻汤

【组成】半夏、白术、天麻、茯苓、甘草、橘红、大枣、生姜

【功用】燥湿化痰，平肝息风。

【主治】风痰上扰证。眩晕头痛，胸闷呕恶，舌苔白腻，脉弦滑。

【方歌】
半夏白术天麻汤，苓草橘红大枣姜，

眩晕头痛风痰证，热盛阴亏切莫尝。

三仁汤

【组成】杏仁、蔻仁、薏苡仁、厚朴、半夏、通草、滑石、竹叶

【功用】宣畅气机，清利湿热。

【主治】湿温初起及暑温夹湿。头痛恶寒，身重疼痛，面色淡黄，胸闷不饥，午后身热，苔白不渴，脉弦细而濡。

【方歌】
三仁杏蔻薏苡仁，朴夏
白通滑竹伦，
水用甘澜扬百遍，湿温
初起法堪遵。

于 100×10^6 / L，以淋巴细胞和间皮细胞为主。渗出液的细胞数较多，有核细胞常多于 500×10^6/L，以白细胞为主。肺炎并胸腔积液、脓胸时细胞数可达 10×10^9/L 以上。血性胸腔积液主要见于外伤、肿瘤、肺栓塞，但尚需与胸膜穿刺损伤所致的血性胸腔积液相鉴别。胸腔积液中以中性粒细胞为主，提示细菌性肺炎、胰腺炎等急性胸膜炎症；结核性胸膜炎或肿瘤所致胸腔积液则以淋巴细胞为主；嗜酸性粒细胞增多，主要见于寄生虫感染、真菌感染和结缔组织疾病。恶性胸膜间皮瘤或恶性肿瘤累及胸膜时，胸腔积液中间皮细胞增多，常可超过 5%；非肿瘤性胸腔积液间皮细胞 <1%；系统性红斑狼疮伴胸腔积液时胸腔积液中可找到狼疮细胞。

2. 生化检查 （1）pH：结核性胸腔积液、肺炎并发胸腔积液、类风湿性胸腔积液、血胸、脓胸时胸腔积液 pH<7.30。SLE 及恶性胸腔积液时 pH 常 > 7.35。（2）蛋白质：漏出液蛋白含量低（<30g / L），以白蛋白为主，胸腔积液 / 血液中蛋白质含量比值 <0.5，黏蛋白试验（Rivalta 试验）阴性。渗出液中蛋白含量高， > 30g/L，胸腔积液 / 血液中蛋白质含量比值 > 0.5，Rivalta 试验阳性。（3）葡萄糖：正常胸腔积液中葡萄糖含量与血糖相近。漏出液内葡萄糖含量常正常（ >3.35mmol/L）。恶性肿瘤所致的胸腔积液葡萄糖含量也多正常。葡萄糖含量下降主要见于类风湿关节炎并发胸腔积液、结核性胸腔积液、化脓性胸腔积液、少数恶性胸腔积液，而其中脓性胸腔积液和类风湿关节炎并发胸腔积液的葡萄糖可低于 1.10mmol/L。（4）类脂：乳糜性胸腔积液中含较多甘油三酯（含量 >1.21mmol/L），且其成分改变与饮食内容相关，主要见于肿瘤、寄生虫或外伤等原因导致胸导管压迫或破裂，胸液苏丹Ⅲ染色呈红色，而胆

固醇含量正常。在假性乳糜性胸腔积液中胆固醇含量高（>26mmol/L），主要由于胆固醇积聚所致，见于陈旧性结核性胸腔积液、类风湿关节炎性胸腔积液、癌性胸腔积液、肝硬化等，通常胸液甘油三酯正常，苏丹Ⅲ染色阴性。

3.酶学测定 （1）腺苷脱氨酶（ADA）：ADA广泛存在于机体的组织细胞中，其中淋巴细胞及单核细胞内含量高。以 >45U/L 为升高。结核性胸腔积液 ADA 常明显升高，可高达 100U/L。感染性积液 ADA 如肺炎并发胸腔积液、化脓性胸腔积液等 ADA 也升高，>45U/L 肿瘤性胸腔积液 ADA 通常下降（<45U/L，甚至 <20U/L）。ADA<45U/L 也可见于类风湿关节炎性胸腔积液、SLE 并发胸腔积液。（2）乳酸脱氢酶（LDH）：胸液中 LDH 含量 >200U/L，胸液 LDH/ 血清 LDH 的比值 >0.6，则可诊断为渗出液，反之考虑为漏出液。在化脓性胸腔积液或恶性胸腔积液时 LDH 可明显增高，可达正常血清的 10 ~ 30 倍，其中恶性胸腔积液 LDH 与患者自身血清中 LDH 比值达 35 倍以上。（3）其他：肺癌（主要为小细胞肺癌）胸膜转移并胸腔积液时胸液中神经烯醇化酶（NSE）升高。结核性胸腔积液中血管紧张素转化酶（ACE）明显升高（≥25U/L）。前列腺癌胸膜转移伴胸腔积液酸性磷酸酶升高。急性胰腺炎、食管破裂、恶性肿瘤并发胸腔积液时，胸液淀粉酶可升高。胰腺炎患者约 10% 可并发胸腔积液，胰腺酶特别是淀粉酶溢出进入胸腔积液中，甚至高于血清淀粉酶水平。

4.癌胚抗原（CEA） CEA 为多种肿瘤相关的标志物，恶性胸腔积液中 CEA 含量也增高，可作为恶性胸腔积液的鉴别诊断的标志之一。CEA > 10 ~ 15μg/L 或胸液 / 血清 CEA 比值 > 1，常提示

碧玉散

【组成】六一散加青黛。

【功用】清解暑热。

【主治】暑湿证兼有肝胆郁热者。

【方歌】

六一散用滑石草，清暑利湿有功效，

益元碧玉与鸡苏，砂黛薄荷加之好。

五苓散

【组成】泽泻、白术、猪苓、茯苓、桂枝

【功用】利水渗湿，温阳化气。

【主治】1.蓄水证。小便不利，头痛微热，烦渴欲饮，甚则水入即吐，舌苔白，脉浮。

2.水湿内停。水肿，泄泻，小便不利，以及霍乱等。

3.痰饮。脐下动悸，吐涎沫而头眩，或短气而咳者。

【方歌】

五苓散治太阳府，泽泻白术与二苓，

温阳化气添桂枝，利便解表治水停。

恶性胸腔积液，而 CEA > 20μg/L，诊断恶性胸腔积液的敏感性和特异性均超过 90%。胸液 CEA 对于腺癌尤其是血清中分泌 CEA 的胃肠道肿瘤、肺腺癌、乳腺癌所致胸腔积液的诊断价值更高。

5.细胞学检查　恶性胸腔积液约 40% ~ 80% 患者可检出恶性细胞，反复多次检查有助于提高检测阳性率。

6.病原学检测　胸液涂片查找细菌及培养，对于病原诊断与鉴别诊断有一定帮助。

（1）影像学检查

①胸部 X 线检查：较少量胸腔积液时胸部 X 线检查不易发现。当胸腔积液量达 0.3 ~ 0.5L 时，胸部 X 线检查显示肋膈角变钝，有时难以与胸膜增厚鉴别，常需要在 X 线透视下缓慢侧倾斜变换体位加以区别。随着胸腔积液增多，肋膈角消失，显示一凹面向上，外侧高内侧低的弧形积液影，平卧位时，积液散开，使整个肺野透亮度降低。大量胸腔积液时，整个患侧胸部呈致密影，纵隔和气管被推向健侧。局限包裹性积液可发生于胸腔任何部位，常见有叶间积液，呈梭形，不随体位改变而变动，边缘光滑饱满；肺底积液时显示一侧膈肌明显升高或胃底气泡影与肺下缘影之间明显加宽。液气胸时积液有液平面。

②胸部 CT 检查：对胸腔积液诊断有其特殊优点，适用于①胸部 X 线片难以显示的少量胸腔积液；②通过病灶密度观察可将局限包裹性积液与肺实质病变加以鉴别；③显示胸腔积液同时可了解肺组织受压和肺实质是否存在病变；④可显示纵隔、气管与淋巴结情况。

③超声检查：积液在 B 超图像中呈暗区或无回声区，较易区分，但在积液甚少时，B 超图像不能很好显示，使识别较难，不及胸部 CT 敏感。B 超检查对

确定有无胸腔积液以及积液量、部位、胸腔穿刺的定位均有重要价值。B超引导下胸腔穿刺可用于局限性胸腔积液或粘连分隔胸腔积液。

（2）其他特殊检查

①胸膜活检：经皮闭式胸膜活检对胸腔积液的并应诊断有重要意义，可发现肿瘤、结核和其他胸膜病变。拟诊结核病时，活检标本除做病理检查外，还应做抗酸杆菌涂片及培养。胸膜针刺活检具有简单、易行、损伤性小的优点。CT或B超引导下活检可提高成功率。脓胸或有出血倾向者不宜性胸膜活检。如活检证实为恶性胸膜间皮瘤，在1个月内应对活检部位行放射治疗，以防针道种植。

②胸腔镜或开胸活检：对上述检查不能确诊者，必要时可行胸腔镜或剖胸直视下活检。胸腔镜检查对恶性胸腔积液的病因诊断率最高，可达70%～100%，为拟定治疗方案提供了依据。通过胸腔镜能全面检查胸膜腔，观察病变的形态特征、分布范围及邻近器官受累情况，且可在直视下多处活检，故诊断率较高，肿瘤的临床分期准确。临床上少数胸腔积液的病因虽经上述诸种检查仍难以确诊，如无特殊禁忌可剖胸探查。

③支气管镜检查：对有咯血或疑有气道阻塞者可行此项检查。

三、鉴别诊断

（一）确定有无胸腔积液

中量以上的胸腔积液由于症状体征明显，容易诊断。少量积液（0.3L）仅见于肋膈角变钝，有时易与胸膜粘连相混淆，可行患侧卧位胸片，液体散开于肺外带。体征上需与胸膜增厚相鉴别，胸膜增厚叩诊浊

失笑散

【组成】五灵脂、蒲黄

【功用】活血祛瘀，散结止痛。

【主治】瘀血停滞。心胸刺痛，脘腹疼痛，或产后恶露不行，或月经不调，少腹急痛等。

【方歌】
失笑灵脂蒲黄同，等量为散酽醋冲，
瘀滞心腹时作痛，祛瘀止痛有奇功。

苓桂术甘汤

【组成】茯苓、桂枝、白术、甘草

【功用】温阳化饮，健脾利湿。

【主治】痰饮。胸胁支满，目眩心悸，或短气而咳，舌苔白滑，脉弦滑。

【方歌】
苓桂术甘化饮剂，温阳化饮又健脾，
饮邪上逆胸胁满，水饮下行悸眩去。

音，听诊呼吸音减弱，但往往伴有胸廓扁平或塌陷、肋间隙变窄、气管向患侧移位、语音传导减弱等体征。B超或CT等检查可确定有无胸腔积液。

（二）区别漏出液和渗出液

诊断性胸穿可明确积液的性质。漏出液外观清澈透明，无色或浅黄色，不凝固，渗出液外观颜色深，呈透明或浑浊的草黄或棕黄色，或血性，可自行凝固。两者的划分标准根据比重（以1.018为界）、蛋白质含量（以30g/L为界），细胞数（以500×10⁶为界），小于以上界限为漏出液，反之为渗出液，但其诊断的特异性和敏感性较差。目前多根据Light标准，尤其对蛋白质浓度在25～35g/L者，符合以下任何一条可诊断为渗出液：①胸腔积液/血清蛋白比例＞0.5；②胸腔积液/血清LDH比例＞0.6；③胸腔积液LDH水平大于血清正常高限的2/3。有些积液难以确切地界定漏出液和渗出液，可见于恶性胸腔积液，系由于多种机制参与积液的形成。

（三）寻找胸腔积液的原因

漏出液常见病因是充血性心力衰竭、肝硬化、肾病综合征和低白蛋白血症等，充血性心力衰竭多为双侧胸腔积液，右侧多于左侧，强烈利尿可引起假性渗出液。肝硬化的胸腔积液多伴有腹水。肾病综合征的胸腔积液多为双侧，可表现为肺底积液。低白蛋白血症的胸腔积液多伴有全身水肿。在我国渗出液最常见的病因为结核性胸膜炎，多见于青壮年，临床表现为胸痛（积液增多后胸痛减轻或消失），并常伴有干咳盗汗消瘦等结核中毒症状，胸水检查以淋巴细胞为主，间皮细胞＜5%，蛋白质多＞40g/L，ADA及γ干扰素增高，沉渣找结核杆菌或培养可阳性，但阳性率低，

阳性率约 20%，胸膜活检的阳性率达 60% ～ 80%，PPD 皮试强阳性。老年患者可无发热，结核菌素实验亦常阴性，应注意。类肺炎性胸腔积液系指肺炎、肺脓肿和支气管扩张等感染引起的胸腔积液，如积液呈脓性，则称脓胸。患者多由发热、咳嗽、咳痰、胸痛等症状，血白细胞增高，中性粒细胞增多伴核左移。胸部 X 线片或胸部 CT 可见肺内病变灶。胸水实验室检查可明确胸水为渗出液。恶性肿瘤侵犯胸膜引起恶性胸腔积液，常由肺癌、乳腺癌和淋巴瘤直接侵犯或转移至胸膜所致，也可由其他部位如胃肠道和泌尿生殖系统肿瘤引起。以 45 岁以上中老年人多见，有胸部钝痛、咳血丝痰和消瘦等症状，胸水多呈血性，量大、增长迅速，CEA > 20μg/L，LDH > 500U/L，胸水脱落细胞检查、胸膜活检、胸部影像学、纤支镜及胸腔镜等检查有助于进一步的诊断和鉴别。

四、与中医对应关系

胸腔积液相当于中医病名"悬饮"，是四饮之一。是指饮邪停留胁肋部而见咳唾引痛的病证。《金匮要略·痰饮咳嗽病脉证并治》："饮后水流在胁下，咳唾引痛，谓之悬饮。"证见胁下胀满，咳嗽或唾涎时两胁引痛，甚则转身及呼吸均牵引作痛，心下痞硬胀满，或兼干呕、短气，头痛目眩，或胸背掣痛不得息，舌苔滑，脉沉弦。

五、治疗原则

（一）结核性胸膜炎

①一般治疗：休息、营养支持和对症治疗；②抽液治疗：尽快抽尽胸腔内积液，必要时胸腔内注入链激酶，避免胸膜粘连。首次抽液不要超过 700ml，以

桂枝加厚朴杏子汤

【组成】桂枝汤加厚朴、杏仁

【功用】解肌发表，下气平喘

【主治】外感风寒表实证。发热恶寒，头身痛，自汗，鼻塞，咳嗽，气喘，苔薄白，脉浮缓。

【方歌】
桂加厚朴杏子仁，喘家中风妙如神，
如今肺炎求治法，媲美麻杏说与君。

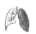

桂枝加葛根汤

【组成】桂枝汤加葛根

【功用】解肌舒筋，生津和营。

【主治】发热恶寒，头身痛，汗出，腹痛，便稀。

【方歌】

桂加葛根走经输，项背几几反汗濡，

解肌驱风滋经脉，用治柔痉理不殊。

后每次抽液量不应超过 1000ml，避免过快过多抽液导致的腹胀后肺水肿和循环衰竭。表现为剧咳、气促、咳大量泡沫样痰、双肺满布湿啰音，PaO_2 下降，X 现显示肺水肿征。应立即吸氧，酌情使用糖皮质激素和利尿药，控制液体入量，严密监测病情及酸碱平衡，必要时需气管插管机械通气。若抽液时发生头晕、冷汗、心悸、面色苍白、脉细等表现应考虑"胸膜反应"，应立即停止抽液，使患者平卧，必要时皮下注射 0.1% 肾上腺素 0.5ml，注意血压变化，防止休克。③抗结核治疗，用药方法同肺结核。④糖皮质激素疗效不肯定，重度症状重，大量胸水，抗结核治疗同时可加用 30mg/d，分 3 次口服。待体温正常、全身中毒症状减轻、胸水量明显减少时，可酌情减量以至停药。停药不应过快，避免反跳现象，疗程约 4～6 周，注意不良反应或结核播散，应慎重掌握禁忌症。

（二）类肺炎型胸腔积液和脓胸

①给予高蛋白、高热量及富含维生素的食物，纠正电解质紊乱及维持酸碱平衡，必要时可给予少量多次输血。②类肺炎胸腔积液一般积液量少，经有效抗生素治疗后可吸收，积液多者应胸腔穿刺抽液，PH ＜ 7.20 时应肋间插管闭式引流。③脓胸的治疗原则是控制感染、引流胸腔积液及促使肺复张，恢复肺功能，抗菌药物药物应足量，体温恢复正常后再持续用药 2 周以上，防止脓胸复发，急性期联合抗厌氧菌的药物全身及胸腔内给药。引流是脓胸最基本的治理方法，应反复抽脓或闭式引流。可用 2% 碳酸氢钠或生理盐水反复冲洗胸腔，然后注入适量抗生素和链激酶促使脓液变稀便于引流。对支气管胸膜瘘的患者不宜冲洗胸腔，以免引起细菌播散。慢性脓胸应改进原有的脓胸引流，也可考虑外科胸膜剥脱术等治疗。

（三）恶性胸腔积液

包括原发病和胸腔积液的治疗。胸腔积液多为晚期恶性肿瘤的常见并发症，故常需反复胸腔穿刺抽液，但反复抽液可使蛋白丢失太多，效果不理想，可选择化学性胸膜固定术，在抽吸胸水或胸腔插管引流后，胸腔内注入博来霉素、顺铂、丝裂霉素等抗肿瘤药物，也可注入胸膜黏连剂，如滑石粉等，可减缓胸水的产生。也可胸腔内注入生物免疫调节剂，如短小棒状杆菌疫苗、白介素-2、干扰素、淋巴因子激活的杀伤细胞等，可抑制恶性肿瘤细胞。还可胸腔内细管插管持续引流及外科胸腹腔分流术或胸膜切除术。恶性胸腔积液的预后不良。

六、中医治则

悬饮是痰饮病的一种，痰饮总的治疗原则是温化。因饮为阴邪，遇寒则聚，得温则行，通过温阳化气，可杜绝水饮之生成。《金匮要略·痰饮咳嗽病脉证并治》篇提出："病痰饮者，当以温药和之。"水饮壅盛者，当祛饮以治标；阳微气衰者，宜温阳以治本；在表者，当温散发汗；在里者，应温化利水；正虚者补之；邪实者攻之；如属邪实正虚，则当消补兼施；饮热相杂者，又当温清并用。胸腔积液应首先明确诊断，在明确诊断的基础上进行病因学治疗。对胸腔积液，中药治疗常常为辅助治疗，对心衰、感染性疾病、风湿性疾病造成的胸腔积液有一定疗效，因此，胸腔积液的治疗，在选择中医药治疗时，应根据不同病因区别对待。

七、常用方剂、中药解读

1. 柴枳半夏汤加减

大青龙汤

【组成】麻黄汤加石膏、生姜、大枣

【功用】发汗解表，清热除烦。

【主治】外感风寒，内有里热，表里具实之证。发热恶寒，寒热具重，无汗烦躁，口不渴，身疼痛，苔白或黄，脉浮紧或浮数。

【方歌】
大青龙用桂麻黄，杏草石膏姜枣藏，
太阳无汗兼烦躁，解表清热此为良。

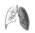

川芎茶调散

【组成】川芎，荆芥，白芷，羌活，细辛，防风，薄荷，甘草

【功用】温散风邪，止痛。

【主治】外感风寒，经络不和所致的头痛、头风等。头痛发热，恶寒，目眩，鼻塞，苔薄白，脉浮等。

【方歌】
川芎茶调散荆防，辛芷薄荷甘草羌，
目昏鼻塞风攻上，正偏头痛悉能康。

常见症状：寒热往来，身热起伏，汗少，或发热不恶寒，有汗而热不解，咳嗽，痰少，气急，胸胁刺痛，呼吸、转侧疼痛加重，心下痞硬，干呕、口苦、咽干，舌苔薄白或黄，脉弦数。

组成及剂量：

柴胡 9g，黄芩 9g，全瓜蒌 12g，法半夏 9g，枳壳 9g，青皮 9g，赤芍 9g，桔梗 12g，杏仁 9g

加减变化：咳逆气急，加白芥子、桑白皮；胁痛甚者，加郁金、桃仁、延胡索以通络止痛；身热汗出者，咳嗽气粗，去柴胡，加麻黄、石膏以清热宣肺化痰。

对应证型：邪犯胸肺证。

治疗原则：和解宣利。

西医对应的类型：适用于肺炎、肺结核、肺癌引起的渗出性胸腔积液、脓胸、血胸等邪犯胸肺而出现的胸腔积液，伴有发热。

疗效评价：一般经过此方治疗以后，大部分患者胸胁刺痛，呼吸、转侧疼痛，心下痞硬，干呕、口苦、咽干，等症状减轻，咳嗽，咳痰减少，发热恶寒恢复正常。但仍需积极控制原发病，如西医抗感染或抗结核等治疗，胸腔积液过多时需胸腔穿刺引流。

疗程：一般 10 ～ 15 天为一疗程，据患者病情变化进行加减。

核心药物评价：柴胡、枳壳、青皮、赤芍等疏肝解郁止痛；半夏、杏仁温肺化饮降逆，燥湿化痰相当于西医祛痰剂。

注意事项：本方应餐后温服，以免刺激肠胃。

剂量掌握：常规剂量即可。

2. 香附旋覆花汤加减

常见症状：胸胁疼痛，如灼如刺，胸闷不舒，呼

吸不畅，或有闷咳，甚则迁延，经久不愈，阴雨更甚，可见病侧胸廓变形，舌苔薄，质黯，脉弦。

组成及剂量：

旋覆花12g，苏子12g，柴胡9g，香附9g，枳壳9g，郁金12g，延胡索12g，当归12g，赤芍9，沉香6g

加减变化：胸闷苔腻加全瓜蒌；久病，痛势如刺，加桃仁、红花、乳香、没药以行气活血和络；胁痛日久迁延者加通草、路路通、冬瓜皮等以祛饮通络。

对应证型：络气不和证。

治疗原则：理气和络。

西医对应的类型：适用于肺炎、肺结核、肺癌引起的渗出性胸腔积液、风湿性疾病等络气不和而出现的胸腔积液，伴有胸部刺痛或隐痛。

疗效评价：一般经过此方治疗以后，大部分患者胸胁疼痛减轻，胸闷缓解，呼吸通畅。但仍需积极控制原发病，如西医抗感染、抗结核或化疗等治疗，胸腔积液过多时需胸腔穿刺引流。

疗程：一般10～15天为一疗程，据患者病情变化进行加减。

核心药物评价：旋覆花降气化痰，相当于西医的化饮药；柴胡、香附、枳壳、郁金等疏肝解郁，延胡索止痛，相当于西医止痛药；当归、赤芍活血化瘀。

注意事项：本方应餐后温服，以免刺激肠胃。

剂量掌握：常规剂量即可。

3. 沙参麦冬汤合泻白散加减

常见症状：咳呛时做，咯吐少量黏痰，口干咽燥或午后潮热，颧红，心烦，手足心热，盗汗，或伴胸胁闷痛，病久不复，形体消瘦，舌质偏红，少苔，脉小数。

葱豉汤

【组成】葱白，豆豉

【功用】通阳发汗。

【主治】风寒外感初起。恶寒发热，头痛无汗，鼻塞流涕，口不渴，苔薄白，脉浮。

【方歌】

葱豉汤是肘后方，解表发汗又通畅；

恶寒发热头闷痛，服后邪散津不伤。

香苏散

【组成】香附，苏叶，陈皮，甘草

【功用】解表散寒，理气和中。

【主治】外感风寒，内兼气滞之轻证。身热恶寒，头痛无汗，胸脘痞闷，恶心嗳气，不思饮食，苔薄白，脉浮。

【方歌】
香苏散内草陈皮，外感风寒气滞宜；
寒热头痛胸脘闷，发汗解表疏气机。

组成及剂量：

沙参 12g，麦冬 12g，玉竹 12g，白芍 9g，天花粉 9g，桑白皮 9g，桑叶 9g，地骨皮 12g，生甘草 9g

加减变化：阴虚内热，潮热显著，加鳖甲、功劳叶以清虚热；虚热，咳嗽明显加百部、川贝母；胸胁闷痛明显加瓜蒌皮、枳壳、广郁金、丝瓜络；日久积液不退，加牡蛎、泽泻利水化饮；神疲气短，易汗，面色㿠白者，加太子参、黄芪、五味子以益气敛液。

对应证型：阴虚内热型。

治疗原则：滋阴清热。

西医对应的类型：适用于肺炎、肺结核、肺癌后期引起的渗出性胸腔积液、左心衰、肾病综合征、肝硬化、低蛋白血症引起的漏出性胸腔积液以及脓胸、血胸等阴虚内热而出现的胸腔积液。

疗效评价：一般经过此方治疗以后，大部分患者嗽、咳痰减少，口干咽燥、午后潮热、颧红、心烦、手足心热、盗汗缓解，胸胁疼痛减轻。但仍需积极控制原发病，如西医抗感染、抗结核或化疗等治疗，胸腔积液过多时需胸腔穿刺引流。

疗程：一般 10～15 天为一疗程，据患者病情变化进行加减。

核心药物评价：沙参、麦冬、玉竹、天花粉滋阴，桑叶、桑白皮、地骨皮清热润肺。

注意事项：本方应餐后温服，以免刺激肠胃。

剂量掌握：常规剂量即可。

4. 真武场合葶苈大枣泻肺汤

常见症状：喘咳气逆，倚息难以平卧，咯痰稀白，心悸，面目肢体浮肿，小便量少，怯寒肢冷，面唇青紫，舌胖暗，苔白滑，脉沉细。

组成及剂量：

制附子 10g，生白术 10g，炒白芍 12g，茯苓 12g，生姜 10g，熟地 12g，当归 10g，天仙藤 12g，党参 10g，葶苈 15g，大枣 12 枚

加减：若脐下筑筑跳动，气从少腹上冲胸咽，为肾失潜纳，加紫石英、磁石、沉香等镇纳之；喘剧气怯，不能稍动，加人参、五味子、蛤蚧以益气纳肾。肾阴虚者，不宜辛燥，宜用七味都气丸合生脉散加减以滋阴纳气。药用生地、天门冬、麦门冬、龟板胶、当归养阴；五味子、诃子敛肺纳气。

对应中医证型：肾虚不纳证。

治疗原则：补肾纳气。

西医对应的类型：适用于慢性呼吸衰竭上述症状者。

疗效评价：但仍需积极控制原发病，如西医抗感染、抗结核或化疗等治疗，胸腔积液过多时需胸腔穿刺引流。短气息促，动则为甚，吸气不利，咯痰质黏起沫，形瘦神惫，跗肿，汗出肢冷，面青唇紫，口咽干燥，足冷，汗出如油等症状可明显减轻。但仍需积极控制原发病，如积极纠正呼吸衰竭，心力衰竭等。

疗程：一般 15 ~ 30 天为一疗程，据患者病情变化进行加减。

核心药物评价：真武汤温阳利水，葶苈泻肺中之水气，以利尿平喘。

注意事项：餐后服药，一日 2 ~ 3 次。

剂量掌握：常规剂量即可。

麻黄附子甘草汤

【组成】麻黄，附子，甘草

【功用】助阳益气，发汗利尿

【主治】素体阳虚又外感风寒之邪。恶寒微发热，身痛无汗，脉沉微，或身面浮肿，气短尿少，脉沉细。

【方歌】
麻黄附子甘草汤，伤寒两感阳气伤，
此方原来无里症，助阳发汗保安康。

大柴胡汤

【组成】柴胡，黄芩，芍药，半夏，枳实，大黄，生姜，大枣

【功用】和解少阳，内泻热结。

【主治】少阳阳明合病。往来寒热，胸胁苦满，呕不止，郁郁微热，心下满痛或心下痞硬，大便不解或协热下利，舌苔黄，脉弦有力。

【方歌】

大柴胡汤用大黄，枳实芩夏白芍将，

煎加姜枣表兼里，妙法内攻并外攘。

支气管扩张

一、定义

支气管扩张症（bronchiectasis）多见于儿童和青年。大多继发于急、慢性呼吸道感染和支气管阻塞后，反复发生支气管炎症、致使支气管壁结构破坏，引起支气管异常和持久性扩张。临床表现主要为慢性咳嗽、咳大量脓痰和（或）反复咯血。近年来随着急、慢性呼吸道感染的恰当治疗，其发病率有减少趋势。

二、诊断

（一）诊断标准

根据反复咯脓痰、咯血的病史和既往有诱发支气管扩张的呼吸道感染病史，高分辨CT（HRCT）显示支气管扩张的异常影像学改变，即可明确诊断为支气管扩张。纤支镜检查或局部支气管造影，可明确出血、扩张或阻塞的部位。还可经纤支镜进行局部灌洗，采取灌洗液标本进行涂片、细菌学和细胞学检查，进一步协助诊断和指导治疗。

（二）相关诊断试验

1.痰液检查　痰涂片染色及痰细菌培养常显示含有丰富的中性粒细胞以及定植或感染的多种微生物，结果可指导抗生素治疗。

2.X线检查　早期或轻症支气管胸片仅表现为一侧或双侧下肺纹理增多、增粗。典型的X线表现为肺纹理粗乱，有卷发状阴影或不规则环状透亮阴影，

并发感染时阴影内可出现液平。囊状支气管扩张的气道表现为显著的囊腔，腔内可存在气液平面。囊腔内无气液平面时，很难与大疱性肺气肿或严重肺间质病变的蜂窝肺鉴别。支气管扩张纵切面可显示为"双轨征"，横切面显示"环形阴影"。但是这一检查对判断有无支气管扩张缺乏特异性，病变轻时影像学检查可正常。

3.高分辨肺CT 检查HRCT的出现，进一步提高了CT诊断支气管扩张的敏感性。表现为支气管管壁增厚，呈囊状或柱样扩张改变，并且延伸至肺的周围。现已成为支气管扩张的主要诊断方法。当支气管扩张呈局灶性且位于段支气管以上时，纤维支气管镜检查可发现弹坑样改变。

4.支气管造影 是经导管或支气管镜在气道表面滴注不透光的碘脂质造影剂，直接显像扩张的支气管。但由于这一技术为创伤性检查，现已被CT取代，后者也可在横断面上清楚地显示扩张的支气管。

5.肺功能检查 证实由弥漫性支气管扩张或相关的阻塞性肺病导致的气流受限。

三、鉴别诊断

1.慢性支气管炎 多发生在中年以上的患者，在气候多变的冬、春季节咳嗽、咳痰明显，多为白色黏液痰，感染急性发作时可出现脓性痰，但无反复咯血史。听诊双肺可闻及散在干湿啰音。

2.肺脓肿 起病急，有高热、咳嗽、大量脓臭痰；X线检查可见局部浓密炎症阴影，内有空腔液平。急性肺脓肿经有效抗生素治疗后，炎症可完全吸收消退。若为慢性肺脓肿则以往多有急性肺脓肿的病史。

3.肺结核 常有低热、盗汗、乏力、消瘦等结核毒性症状，干湿啰音多位于上肺局部，X线胸片和痰

宣白承气汤

【组成】石膏,大黄,杏仁,瓜蒌

【功用】宣肺化痰，泄热攻下。

【主治】阳明温病，下之不通，肺气不降，潮热便秘，喘促不宁，痰涎壅滞，舌苔黄腻，脉右寸实大。

【方歌】
宣白承气用膏黄，杏粉蒌皮喘促商，
右寸脉大痰壅滞，上开肺痹下宽肠。

调味承气汤

【组成】大黄，芒硝，甘草

【功用】缓下热结

【主治】胃肠燥热，肠燥便结，以燥为特点。大便秘结，蒸蒸发热，腹中胀满疼痛，或有谵语，心烦口渴，苔黄而干，脉滑数，或因胃热上蒸而致口臭，咽喉肿痛，吐衄发斑。

【方歌】

调胃承气用大黄，芒硝甘草三药偿。

胃气不和心烦热，便燥谵语舌苔黄。

结核菌检查可作出诊断。

4. 先天性肺囊肿　X 线检查可见多个边界纤细的圆形或椭圆阴影，壁较薄，周围组织无炎症浸润。胸部 CT 检查和支气管造影可助诊断。

5. 弥漫性泛细支气管炎　有慢性咳嗽、咳痰、活动时呼吸困难，常伴有慢性鼻窦炎，胸片和胸部 CT 显示弥漫分布的小结节影，大环内酯类抗生素治疗有效。

四、与中医对应关系

肺络张指因邪气犯肺，肺气痹阻，痰浊内蕴，肺络扩张所致。以慢性咳嗽，咯吐大量黏痰或脓痰，间断咳血为主要表现的肺系疾病。本病病位在肺，而痰湿、火热、瘀血是主要病理因素。外邪的侵入与机体正气的虚损相关。由于本病常与幼年麻疹、百日咳或体虚之时感受外邪有关，因正气虚损，致痰湿伏留于肺，若再次感受外邪，或肝火犯肺，引动内伏之痰湿，致肺气上逆而出现咳嗽、咯吐脓痰；热伤血络，则见痰中带血或大咯血；久病入络或离经之血不散而形成瘀血，又可成为新的致病因素。本病从邪热犯肺到形成肺络损伤，是一个慢性渐进过程，因此，该病具有本虚标实，虚实夹杂的病机特点，主要以肺脾两虚为本，外邪侵袭为标。本病初起时病位在肺，继之可渐及肝脾，久之可累及心肾，导致病情反复发作，迁延难愈，使正气日渐耗损，因此，晚期易见喘促、虚劳等变证。早在《内经》中就有关于咳嗽以及咳血的描述，《素问·咳论篇》中："五脏六腑皆令人咳，非独肺也"。而肺痈的病名最早见于《金匮要略·肺萎肺痈咳嗽上气病》中，该篇有"咳而胸满振寒，脉数，咽干不渴，时出浊唾腥臭，久久吐脓如米粥者，为肺痈"的记载。可以看出古人将临床有咳嗽、胸痛、发

热、咯吐腥臭浊痰或脓血相兼者都归为肺痈病中，而支扩病人大多具有上述肺痈病所描述的症状，可见支扩在祖国医学中大多被命名为肺痈。还有部分支扩以咯血为主要症状，这些在祖国医学多归于血证（咳血）范畴。如《丹溪心法·咳血》中"咳血者，嗽出痰内有血者"，指痰中带有血丝，或痰血相兼，或纯血鲜红，间夹泡沫者。

五、治疗原则

（一）治疗基础疾病

对活动性肺结核伴支气管扩张应积极抗结核治疗，低免疫球蛋白血症可用免疫球蛋白替代治疗。

（二）控制感染

出现痰量及其脓性成分增加等急性感染征象时需应用抗生素。可依据痰革兰染色和痰培养指导抗生素应用，但在开始时常需给予经验治疗。存在铜绿假单胞菌感染时，可选择口服喹诺酮类，静脉给予氨基糖苷类或第三代头孢菌素。对于慢性咯脓痰的患者，除使用短程抗生素外，还可考虑使用疗程更长的抗生素，如口服阿莫西林或吸入氨基糖苷类，或间断并规则使用单一抗生素以及轮换使用抗生素。

（三）免疫调节剂

小剂量红霉素长期口服。

（四）改善气流受限

支气管舒张剂可改善气流受限，并帮助清除分泌物，伴有气道高反应及可逆性气流受限的患者常有明显疗效。

大黄甘草汤

【组成】大黄，甘草

【功用】通便止呕。

【主治】胃肠热滞，浊腐之气上逆证。食已即吐，吐势急迫，吐物酸馊，或大便秘结不通，苔黄，脉滑实。

大黄附子汤

【组成】大黄，附子，细辛

【功用】温阳散寒，泄结行滞

【主治】阳气不足，阴寒内盛，与积滞互结于肠道之寒积里实证。腹痛便秘，胁下疼痛，手足厥逆，苔白腻，脉紧弦。

【方歌】
大黄附子细辛汤，胁下寒凝偏痛方；
冷积内停成实证，温下寒实可复康。

（五）清除气道分泌物

化痰药物，以及振动、拍背和体位引流等胸部物理治疗均有助于清除气道分泌物。为改善分泌物清除，应强调体位引流和雾化吸入重组脱氧核糖核酸酶、后者可通过阻断中性粒细胞释放DNA降低痰液黏稠度。

（六）对症使用止血药物

如血凝酶针、酚磺乙胺针及垂体后叶素等。

（七）外科治疗

如果支气管扩张为局限性，且经充分的内科治疗仍顽固反复发作者，可考虑外科手术切除病变肺组织。如果大出血来自于增生的支气管动脉、经休息和抗生素等保守治疗不能缓解反复大咯血时，病变局限者可考虑外科手术，否则采用支气管动脉栓塞术治疗。对于那些尽管采取了所有治疗仍致残的病例，合适者可考虑肺移植。

六、中医治疗原则

本病的治疗依据"实则泄之，虚则补之"的原则，发时邪盛则攻邪，以清热化痰，活血化瘀，疏肝理气等为法，然病反复日久，则正虚邪实，又当辨证施治，不可单纯拘泥于攻邪，注意培补摄纳。大多数学者主张将本分急性期和缓解期两个阶段治疗。急性发作期清化为原则，提出清热、涤痰、化瘀、止血的方法。缓解期则是指控制感染、咯血停止后，治疗以补虚为原则，有益气养阴、健脾补肺；养阴益气等治疗方法。

七、常用方剂、中药解读

1. 泻白散合泻心汤加减

常见症状：咳嗽痰多，咯吐黄白黏痰或脓性痰，痰中带血或痰血相兼，血色鲜红，或有热腥味，或兼有发热口渴，胸闷，气急，乏力，失明，纳呆，头晕，舌红苔黄或黄腻，脉数或滑数。

组成及剂量：

桑白皮 9g，地骨皮 9g，黄连 6g，黄芩 9g，大黄后下 6g，金银花 9g，连翘 9g，石膏先煎 24g，杏仁 9g，仙鹤草 9g，藕节炭 9g

加减：咳血量多，去仙鹤草，加侧柏叶、白茅根、牡丹皮、白及以凉血养肺止血；痰黄稠或痰液臭秽，加鱼腥草、金荞麦、浙贝母、以清热解毒，化痰散结。

对应中医证型：痰热壅肺证。

治疗原则：清热泻肺，化痰止血。

西医对应的类型：适用于支气管扩张急性感染发作者。

疗效评价：一般经治疗，患者咳脓痰、咯血、胸闷、气急等症状明显减轻。但出现痰量及其脓性成分增加等急性感染征象时需应用抗生素。若联合化痰药物，以及振动、拍背和体位引流等胸部物理治疗均有助于清除气道分泌物。

疗程：一般 7 ~ 10 天为一疗程，据患者病情变化进行加减。

核心药物评价：桑白皮泻肺平喘、地骨皮凉血清肺降火；黄芩、黄连清热泻火解毒、凉血止血；仙鹤草、藕节炭收敛止血。

注意事项：餐后服药，一日 2 ~ 3 次。大黄后下，石膏先煎。

剂量掌握：常规剂量即可。

2. 泻白散合蛤蚧散加减

常见症状：气逆咳嗽，咳引胸痛，咳痰带血或咳

麻子仁丸

【组成】麻子仁，白芍，枳实，大黄，厚朴，杏仁

【功用】润肠泄热，行气通便

【主治】胃中燥热，脾津不足，肠燥津亏而致大便秘结证。大便秘结，脘腹胀满，腹痛，小便数，苔薄腻，脉浮涩。

【方歌】
麻子仁丸治脾约，枳朴大黄麻杏芍，
胃燥津枯便难解，润肠泻热功效确。

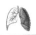

己椒苈黄丸

【组成】防己，椒目，葶苈子，大黄

【功用】攻逐水饮，利水通便

【主治】水饮内结肠间。腹满便秘，肠鸣沥沥，小便不利，口舌干燥，脉沉弦。

【方歌】
己椒苈黄金匮方，肠间水气此方尝，
脾胃虚弱应慎用，攻逐水饮消腹胀。

血鲜红而量多，少量而白黏痰，兼见口苦咽干，心烦易怒，情绪诱发，舌红苔薄白或薄黄，脉弦细。

组成及剂量：

桑白皮 9g，地骨皮 9g，海蛤粉冲服 9g，黄芩 9g，大黄（后下）6g，侧柏叶 9g，大小蓟各 9g，白茅根 24g，栀子 9g，牡丹皮 9g

加减：咳甚，加川贝粉冲服、枇杷叶、瓜蒌仁、海浮石先煎、竹沥、以清肺止咳化痰；咯血加重，加白及粉冲服、三七粉冲服、以止血。

对应中医证型：肝火犯肺证。

治疗原则：清肝宁肺，凉血止血。

西医对应的类型：适用于支气管扩张急性感染发作者，见咯血明显。

疗效评价：一般经治疗，患者咯血症状明显减轻。但出现痰量及其脓性成分增加等急性感染征象时需应用抗生素。咯血量大时仍需联合西医止血药，如血凝酶针、酚磺乙胺针及垂体后叶素等。

疗程：一般 7 ～ 10 天为一疗程，据患者病情变化进行加减。

核心药物评价：桑白皮泻肺平喘、地骨皮凉血清肺降火；海蛤壳清肺化痰；黄芩、大黄清热泻火解毒、凉血止血；侧柏叶、大小蓟、白茅根凉血止血；栀子、丹皮清热凉血。

注意事项：餐后服药，一日 2 ～ 3 次。大黄后下，海蛤粉冲服。

剂量掌握：常规剂量即可。

3. 六君子汤合三子养亲汤加减

常见症状：咳嗽声低，咳黄白黏痰，咯痰无力，兼见乏力，自汗，头晕，纳呆，怕冷，耳鸣，舌淡红苔薄白，脉滑。

组成及剂量：

党参 9g，白术 9g，茯苓 15g，陈皮 9g，法半夏 9g，紫苏子 9g，莱菔子 9g，白芥子 9g，丹参 9g，山楂 9g

加减：咯血量多，畏冷肢寒，加炮姜、艾叶、黄芪、山药以温中益气摄血；兼见气短喘息，咯痰无力，或头身水肿，加用金匮肾气丸以补肾纳气，温化寒饮；舌质紫暗，舌下青筋显露，舌苔浊腻，加地龙、桃仁、赤芍以涤痰祛瘀。

对应中医证型：肺脾气虚证。

治疗原则：健脾益气，化痰止咳。

西医对应的类型：适用于支气管扩张稳定者，无感染。

疗效评价：一般经治疗，患者咳嗽、乏力、自汗、怕冷等症状明显减轻。但出现痰量及其脓性成分增加等急性感染征象时需应用抗生素。

疗程：一般 15 ~ 30 天为一疗程，据患者病情变化进行加减。

核心药物评价：党参、白术补气健脾；茯苓健脾补中；陈皮、半夏理气健脾化痰；紫苏子、莱菔子、白芥子合为三子养亲汤，白芥子温肺利气涤痰；苏子降气化痰，止咳平喘；莱菔子行气祛痰，相当于西医祛痰剂、支气管扩张剂，有祛痰及解痉平喘功效。

注意事项：餐后服药，一日 2 ~ 3 次。

剂量掌握：常规剂量即可。

4. 百合固金汤合生脉散加减

常见症状：咳嗽，咯少量黄黏痰或脓痰，咳血或痰中带血，兼见气急，自汗，盗汗，乏力，懒言，口干苦，怕热，午后潮热，面部潮热，纳呆，烦躁，容易感冒，气短，舌红苔薄白，脉细数。

栀子豉汤

【组成】栀子，豆豉

【功用】清热除烦

【主治】外感热病，邪入气分轻证。身热懊憹，虚烦不眠，胸脘痞闷，按之软而不硬，嘈杂似饥，但不欲食，舌红苔微黄，脉数。

【方歌】

栀子豉汤治虚烦，烦懊颠倒不得眠；

呕吐少气加姜草，胸窒结痛药不添。

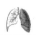
清营汤

【组成】犀角,地黄,元参,竹叶,麦冬,丹参,黄连,双花,连翘

【功用】清营透热,凉血解毒。

【主治】邪热入营。身热夜甚,烦躁失眠,时有谵语,舌绛而干,口渴或不渴,斑疹隐隐,脉细数。

【方歌】

清营汤治热传营,脉数舌绛辨分明,

犀地丹玄麦凉血,银翘连竹气亦清。

组成及剂量:

百合 9g,麦冬 15g,川贝粉(冲服)2g,生地黄 9g,玄参 9g,白芍 9g,知母 9g,黄芩 9g,太子参 9g,五味子 9g,白及 9g,阿胶珠 9g,旱莲草 9g,青蒿(后下)9g

加减:潮热甚,加地骨皮、白薇以清虚热退蒸;盗汗明显加牡蛎先煎以养阴潜阳,加糯稻根须以滋阴敛汗;易感冒者可加玉屏风散以益气固表。

对应中医证型:气阴两虚证。

治疗原则:养阴益气,清泄虚热。

西医对应的类型:适用于支气管扩张上述症状者。

疗效评价:一般经治疗,患者咳嗽,咳血,气急,自汗,乏力等症状明显减轻;口干苦,怕热,午后潮热,容易感冒,气短等症状有所缓解。一般经治疗咳脓痰、咯血、胸闷、气急等症状明显减轻。但出现痰量及其脓性成分增加等急性感染征象时需应用抗生素。

疗程:一般 15～30 天为一疗程,据患者病情变化进行加减。

核心药物评价:百合、麦冬养阴润肺止咳,生地黄、知母、玄参清热凉血养阴,黄芩清热凉血,白芍、阿胶珠滋阴敛阴止血。

注意事项:餐后服药,一日 2～3 次,川贝粉冲服,青蒿后下。

剂量掌握:常规剂量即可。

八、常用中成药评价

1. 复方鲜竹沥口服液

【成分】鲜竹沥、鱼腥草、生半夏、生姜、枇杷叶、桔梗、薄荷油

【性状】本品为黄棕色至棕色的液体；气香，味甜。

【功能主治】清热，化痰，止咳。用于痰热咳嗽。

【用法用量】口服，一次 10ml，一日 3 次。

【不良反应】服用偶尔有腹泻，使用本品前请咨询医师或药师。

【注意事项】

1. 忌烟、酒及辛辣、生冷、油腻食物。2. 不宜在服药期间同时服用滋补性中药。3. 风寒咳嗽者不适用。4. 支气管扩张、肺脓疡、肺心病、肺结核患者出现咳嗽时应去医院就诊。5. 糖尿病患者及有高血压、心脏病、肝病、肾病等慢性病严重者应在医师指导下服用。6. 儿童、孕妇、哺乳期妇女、年老体弱及脾虚便溏者应在医师指导下服用。7. 服药期间，若患者发热体温超过 38.5℃，或出现喘促气急者，或咳嗽加重、痰量明显增多者应去医院就诊。8. 严格按用法用量服用，本品不宜长期服用。9. 服药 3 天症状无缓解，应去医院就诊。10. 对本品过敏者禁用，过敏体质者慎用。11. 本品性状发生改变时禁止使用。12. 儿童必须在成人监护下使用。13. 请将本品放在儿童不能接触的地方。14. 如正在使用其他药品，使用本品前请咨询医师或药师。

【规格】每支 10ml

2. 云南白药胶囊

【成分】三七、独脚莲等。

【性状】白色胶囊。

【功能主治】化瘀止血，活血止痛，解毒消肿。用于跌打损伤，瘀血肿痛，吐血、咳血、便血、痔血、崩漏下血，手术出血，疮疡肿毒及软组织挫伤，闭合性骨折，支气管扩张及肺结核咳血，溃疡病出血，以及皮肤感染性疾病。

凉膈散

【组成】大黄，芒硝，栀子，薄荷，黄芩，连翘，甘草

【功用】泻火通便，清上泻下。

【主治】邪郁生热，热冲胸膈，不得下泻而上冲之胸膈热聚证。身热口渴，面赤唇焦，胸膈烦热，口舌生疮，舌红苔黄，脉滑数。

【方歌】
凉膈硝黄栀子翘，黄芩甘草薄荷饶，
竹叶蜜煎疗膈热，中焦燥实服之消。

茵陈蒿汤

【组成】茵陈, 栀子, 大黄

【功用】清热利湿, 退黄。

【主治】湿热黄疸。全身面目具黄, 色鲜明如橘, 腹微满, 恶心欲吐, 厌食油腻, 口中渴, 但头汗出, 小便不利, 舌苔黄腻, 脉象沉实或滑数。

【方歌】
茵陈蒿汤治阳黄, 栀子大黄组成方,
栀子柏皮加甘草, 茵陈四逆治阴黄。

【用法用量】口服, 一次 0.25 ~ 0.5g, 一日 3 次。

【不良反应】偶可致过敏性皮疹, 荨麻疹, 过敏性休克, 急性咽炎, 过量服用可引起中毒反应, 剧烈头痛, 血小板减少, 上消化道出血, 房室传导阻滞, 急性肾功能衰竭。

【注意事项】服药一日内, 忌食蚕豆、鱼类及酸冷食物。有本药过敏史者或家族过敏体质者慎用。伴有严重心律失常的患者不宜使用。

【规格】0.25g×16 粒

3. 加味逍遥丸

【成分】柴胡、当归、白芍、白术（炒）、茯苓、甘草、牡丹皮、栀子（姜炙）、薄荷。

【性状】该品为黄棕色的水丸; 味甜。

【功能主治】舒肝清热, 健脾养血。用于两胁胀痛, 心烦易怒, 倦怠食少, 月经不调

【用法用量】口服, 一次 6g, 一日 2 次。

【不良反应】尚不明确。

【注意事项】

1. 孕妇慎服。2. 忌气恼劳碌。3. 忌食生冷油腻辛辣食物。4. 平素月经量正常, 突然出现经量过多、经期延长、月经后错、经量过少, 须去医院就诊。5. 经期延长, 月经量过多合并贫血者, 应在医师指导下服用。6. 青春期少女及更年期妇女应在医师指导下服药。7. 一般服药一个月经周期, 其症状无改善, 或月经量过多, 或经水淋漓不净超过半个月, 或出现其他症状, 应去医院就诊。8. 按照用法用量服用, 长期服用应向医师咨询。9. 药品性状发生改变时禁止服用。10. 请将此药品放在儿童不能接触的地方。11. 如正在服用其他药品, 使用本品前请咨询医师或药师。

【规格】6g×100 粒

4. 玉屏风颗粒

【成分】黄芪、防风、白术（炒）。辅料为甘露醇、糊精、甜菊素、枸橼酸。

【性状】玉屏风颗粒为棕色或棕红色颗粒；味涩而后甘。

【功能主治】玉屏风颗粒益气，固表，止汗。用于表虚不固，自汗恶风，面色㿠白，或体虚易感风邪者。

【用法用量】开水冲服，一次5g，一日3次

【不良反应】尚不明确。

【注意事项】

1. 忌油腻食物。2. 玉屏风颗粒宜饭前服用。3. 按照用法用量服用，小儿、孕妇、高血压、糖尿病患者应在医师指导下服用。4. 服药二周或服药期间症状无明显改善，或症状加重者，应立即停药并去医院就诊。5. 对玉屏风颗粒过敏者禁用，过敏体质者慎用。6. 玉屏风颗粒性状发生改变时禁止使用。7. 儿童必须在成人监护下使用。8. 请将玉屏风颗粒放在儿童不能接触的地方。9. 如正在使用其他药品，使用玉屏风颗粒前请咨询医师或药师。

【规格】每袋装5g

5. 百合固金丸

【成分】百合、地黄、熟地黄、麦冬、玄参、川贝母、当归、白芍、桔梗、甘草。辅料为蜂蜜。

【性状】本品为黑褐色的水蜜丸或大蜜丸；味微甜。

【功能主治】养阴润肺，化痰止咳。百合固金丸用于肺肾阴虚，燥咳少痰，咽干喉痛。

【用法用量】口服。一次8丸，一日3次

【不良反应】尚不明确。

导赤散

【组成】生地，木通，生甘草稍

【功用】清心养阴，利水通淋

【主治】心经火热，或上炎口舌，或下移小肠之证。心胸烦热，口渴面赤，喜冷饮，口舌生疮，尿赤、热、涩、痛。

【方歌】
导赤生地与木通，草梢竹叶四般攻，
口糜淋痛小肠火，引热同归小便中。

黄连阿胶汤

【组成】黄连,黄芩,芍药,鸡子黄,阿胶

【功用】少阴病,热灼真阴,心火上亢证。

【主治】心中烦,不得卧,咽干口燥,舌红少苔,脉沉细数。

【方歌】

黄连阿胶鸡子黄,黄芩白芍共成方,

水亏火炽烦不卧,滋阴降火自然康。

【注意事项】

1. 忌烟、酒及辛辣、生冷、油腻食物。2. 支气管扩张、肺脓疡、肺心病、肺结核患者出现咳嗽时应去医院就诊。3. 有高血压、心脏病、肝病、糖尿病、肾病等慢性病严重者应在医师指导下服用。4. 儿童、孕妇、哺乳期妇女、年老体弱者应在医师指导下服用。5. 服药期间,若患者发热体温超过 38.5℃,或出现喘促气急者,或咳嗽加重、痰量明显增多者应去医院就诊。6. 服药 7 天症状无缓解,应去医院就诊。7. 对本品过敏者禁用,过敏体质者慎用。8. 本品性状发生改变时禁止使用。9. 儿童必须在成人监护下使用。10. 请将本品放在儿童不能接触的地方。11. 如正在使用其他药品,使用本品前请咨询医师或药师。

【规格】48 粒 ×4 板

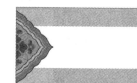

发 热

一、定义

当机体在致热源（pyrogen）作用下或各种原因引起体温调节中枢的功能障碍时，体温升高超出正常范围，称为发热（fever）。正常人的体温受体温调节中枢所调控，并通过神经、体液因素使产热和散热过程呈动态平衡，保持体温在相对恒定的范围内。

二、诊断

（一）诊断标准

发热的临床分度以口腔温度为标准，可将发热程度分为：

（1）低热：体温为37.3℃～38℃。

（2）中度发热：体温为38.1℃～39℃。

（3）高热：体温为39.1℃～41℃。

（4）超高热：体温为41℃以上。

（二）分类

引起发热的原因甚多，临床上通常分为感染性发热和非感染性发热两大类。以感染性发热多见。

1.感染性发热

各种病原体如病毒、立克次体、细菌、螺旋体、真菌寄生虫等引起感染，无论是急性还是慢性，局部性还是全身性，均可引起发热。

2.非感染性发热

（1）无菌性坏死物质的吸收：如大手术后组织

白头翁汤

【组成】白头翁，黄柏，黄连，秦皮

【功用】清热解毒，凉血止痢。

【主治】热痢。大便脓血，赤多白少，里急后重，肛门灼热，腹痛，渴欲饮水，舌红苔黄，脉弦数。

【方歌】

白头翁汤治热痢，黄连黄柏与秦皮，

清热解毒并凉血，坚阴止痢功效奇。

黛蛤散

【组成】青黛，蛤壳

【功用】功清肝泻肺，化痰散结。

【主治】肺肝经火热及胃经火热所致之证。表现咳嗽喘急，痰中带血，眩晕耳鸣，口渴，舌质红苔黄，脉数等症。

【方歌】

黛蛤青黛蛤壳配，清肝化痰功效倍。

损伤，大出血，大血肿，大面积烧伤等；血管栓塞或血栓形成导致的内脏梗死或肢体坏死；白血病，淋巴瘤，溶血反应等细胞破坏。

（2）抗原-抗体反应：如风湿热，血清病，药物热，结缔组织病等。

（3）内分泌与代谢障碍：如甲状腺功能亢进症，严重脱水等。

（4）皮肤散热减少：如慢性心力衰竭，广泛性皮炎，鱼鳞癣等。

（5）体温调节中枢功能失常：也称中枢性发热，如中暑，重度安眠药中毒，脑震荡，脑出血，颅骨骨折，颅内压增高等。

（6）自主神经功能紊乱：如原发性低热，感染后低热，夏季低热，生理性低热等。

3. 中医按发热原因可分为外感发热和内伤发热

（1）外感发热：是指已患有某种或多种内科疾病，又感受六淫之邪或温热疫毒之气，导致体温升高，并持续不降，伴有恶寒、面赤、烦渴、脉数等为主要临床表现的一种并发的病证。

（2）内伤发热：由脏腑之阴阳气血失调，郁而化热，热势高低不一，常呈低热阴阳气血失调，郁而化热，热势高低不一，而见间歇，其发病缓，病程长，倦怠纳差，舌质淡，脉数无力，多为虚证或虚实夹杂之证。

（三）相关诊断试验

血常规、血涂片、血沉、抗"O"、类风湿因子、C反应蛋白、血管炎性抗体谱、血清降钙素原、甲状腺功能测定、肺炎三项、病毒四项、结核菌素试验、布氏杆菌病凝集试验、伤寒和副伤寒沙门菌免疫测定、疟原虫测定、抗核抗体（ANA），抗双链去氧核糖

核酸（抗 ds－DNA）抗体、胸部 X 线片、痰涂片、痰找抗酸杆菌、痰培养、血培养、骨髓穿刺、肿瘤血清标志物、头颅 CT 等有助于进一步明确病因。

三、鉴别诊断

1. 流行性乙型脑炎　有严格季节性，绝大多数病例集中在 7、8、9 月，以 10 岁以下儿童为主，近年成人和老年人发病率较前增高，可能与儿童普遍接受预防接种有关，特点为起病急、高热、意识障碍、惊厥、脑膜刺激征、脑脊液异常等，结合流行季节，一般诊断较易，不典型者依靠脑脊液检查流行性乙型脑炎特异性抗体、流行性乙型脑炎病毒抗原检测进行诊断。

2. 急性病毒性肝炎　甲型、戊型肝炎在黄疸前期，可出现畏寒发热，伴有上呼吸道感染症状，类似流行性感冒，易于误诊，但特点是具有明显消化道症状和乏力，如食欲缺乏恶心，呕吐厌油腹胀，肝区痛，尿黄，肝功能明显异常，以助鉴别。

3. 斑疹伤寒轻型　流行性斑疹伤寒与地方性斑疹伤寒须与其他发热疾病鉴别，主要表现是起病急，稽留型高热，剧烈头痛，病后 3～5 天出现皮疹等，变形杆菌 OX 凝集试验汝斐试验恢复期较早期滴度上升 4 倍以上可确诊。

4. 结核病　以发热起病者有急性血行播散型肺结核、结核性脑膜炎、浸润型肺结核等，原因不明的长期发热，如白细胞计数正常或轻度增高，甚至减少者，应考虑到结核病，原发病变大多在肺部，及时做 X 线检查以助诊断。

5. 原发性肝癌　临床特点是起病隐匿，早期缺乏特异症状，一旦出现典型症状则多属晚期，主要表现为肝区痛、乏力、腹胀、纳差、消瘦进行性肝肿大（质硬表面不平）、黄疸、消化道出血等，一般诊断较易，

附子理中丸

【组成】人参，白术，干姜，附子，甘草

【功用】温阳散寒，益气健脾

【主治】脾胃虚寒，阳虚寒盛之证。胃脘冷痛，心腹绞痛，呕吐泻痢，手足厥寒，心下逆满，腹中雷鸣，饮食不进，舌淡苔白，脉沉而紧。

【方歌】

理中丸主温中阳，人参甘草术干姜，

呕哕腹痛阴寒盛，再加附子更扶阳。

吴茱萸汤

【组成】吴茱萸，人参，生姜，大枣

【功用】散浊阴，降逆止呕

【主治】厥阴经头痛，头风，四肢逆冷，呕吐涎沫，或胃中虚寒，食谷欲呕，胸满脘痛，吞酸嘈杂。

【方歌】
吴茱萸汤人参枣，重用生姜温胃好，
阳明寒呕少阴利，厥阴头痛皆能保。

当以发热为主诉者诊断较难，表现为持续性发热或弛张热，或不规则低热，少数可有高热（如炎症型或弥漫性肝癌）易误为肝脓肿或感染性疾病，及时检测甲胎蛋白（AFP），其灵敏性特异性均有利于早期诊断。

6.恶性淋巴瘤 包括霍奇金病和非霍奇金淋巴瘤，多见于 20～40 岁，以男性多见，临床无症状或有进行性淋巴结肿大、盗汗、消瘦、皮疹或皮肤瘙痒等，凡遇到未明原因的淋巴结肿大按炎症或结核治疗 1 个月无效者；不明原因的发热，均应考虑本病的可能，确诊主要依靠病理，可以做淋巴结活检、骨髓穿刺、肝穿、B超、CT 等检查，并与传染性单核细胞增多症、淋巴结结核、慢性淋巴结炎转移癌、风湿病及结缔组织病等鉴别。

7.恶性组织细胞病 本病临床表现复杂，发热是常见的症状，有的病例似败血症伤寒，结核病胆道感染等，但经过临床系统检查治疗均无效，至晚期才确诊，与其他急性感染性疾病鉴别要点是：①临床似感染性疾病，但找不到感染灶，病原学与血清学检查均为阴性；②进行性贫血全血细胞减少显著；③肝脾肿大与淋巴结肿大的程度显著；④随病程进展，进行性恶病质；⑤抗生素治疗无效，对有长期发热原因不明，伴有肝脾肿大，淋巴结肿大，而流行病学资料症状体征不支持急性感染且有造血功能障碍者，须想到本病的可能，如骨髓涂片或其他组织活检材料中找到典型的恶性组织细胞和大量血细胞被吞噬现象，并排除其他疾病，则诊断基本可以成立，因此骨髓涂片检查是诊断本病的重要依据，由于骨髓损害可能为非弥漫性，或因取材较少，故阴性时不能除外，必要时多次多部位检查，浅表淋巴结因病变不明显，故阴性也不能除外。

8.急性白血病 可有发热，经血涂片骨髓检查可

以确诊，不典型白血病仅表现为原因不明的贫血与白细胞减少，易误诊为急性再生障碍性贫血，骨髓涂片有异常改变，可以诊断，故临床遇有发热、贫血、乏力、齿龈肿痛出血、粒细胞减少者，及时进行骨髓涂片检查。

9. 系统性红斑狼疮（SLE）　长期发热伴有两个以上器官损害，白细胞减少者应考虑到本病，多见于青年女性，临床特点是首先以不规则发热，伴关节痛，多形性皮疹（典型者为对称性面颊、鼻梁部蝶形红斑，60% ~ 80%）多见，伴日光过敏、雷诺现象、浆膜炎等，血沉增快，丙种球蛋白升高，尿蛋白阳性，血狼疮细胞阳性，抗核抗体（ANA）阳性，抗双链去氧核糖核酸（抗 ds－DNA）抗体阳性，抗 Sm（Smith 抗原）抗体阳性，应注意 SLE 在病程中可始终无典型皮疹，仅以高热表现的特点。

10. 结节性多动脉炎　表现为长期发热，伴肌痛、关节痛、皮下结节（下肢多，沿血管走向分布，或成条索状）、肾损害、血压高、胃肠症状等，诊断主要依据皮下结节与肌肉（三角肌或胖肠肌）活检。

11. 类风湿性关节炎　典型病例较易诊断，少年型类风湿性关节炎，可有畏寒，发热，一过性皮疹，关节痛不明显，淋巴结肿大，肝脾肿大，虹膜睫状体炎，心肌炎，白细胞增高，血沉增快但类风湿因子阴性，抗核抗体与狼疮细胞均阴性。

四、与中医对应关系

祖国医学认为发热是指在许多疾病发生及发展过程中出现的体温升高，包括五心烦热等在内的一种常见症状。通过对病因、病机及临床症状的辨证分析，将其分为外感发热与内伤发热。外感发热是指感受六淫之邪或温热疫毒之气，导致营卫失和，脏腑阴阳失调，出现病理性体温升高，伴有恶寒、面赤、烦躁、

良附丸

【组成】高良姜，香附

【功用】温中祛寒，行气止痛，疏肝调经。

【主治】胃痛、胁痛、痛经喜温者。胃脘冷痛，胸胁胀痛，小腹胀痛，喜温喜按。

【方歌】
良附丸用醋香附，良姜酒洗加盐服，
米饮姜汁同调下，心脘胁痛一齐除。

干姜附子汤

【组成】干姜，附子
【功用】急救回阳。
【主治】下后复汗的阳虚烦躁证。
【方歌】
干姜附子治少阴，阳虚烦躁夜则宁，
不呕不渴无表证，身无大热脉微沉。

脉数等为主要临床表现的一类外感病证。外感发热与内伤发热均以发热为主症，故须加以鉴别。可从病因、病程、热势及伴发症等方面进行鉴别。外感发热，由感受外邪所致，体温较高，多为中度发热或高热，发病急，病程短，热势重，常见其他外感热病之兼症，如恶寒、口渴、面赤、舌红苔黄、脉数，多为实热证。内伤发热，由脏腑之阴阳气血失调所致，热势高低不一，常见低热而有间歇，其发病缓，病程长，数周、数月以至数年，多伴有内伤久病虚性证候，如形体消瘦，面色少华，短气乏力，倦怠纳差，舌质淡，脉数无力，多为虚证或虚实夹杂之证。

五、治疗原则

引起发热的原因很多，最常见的是感染（包括各种细菌感染，病毒感染，支原体感染等），其次是结缔组织病（即胶原病）、恶性肿瘤等，应针对病因治疗。发热对人体有利也有害。发热时人体免疫功能明显增强，这有利于清除病原体和促进疾病的痊愈，而且发热也是疾病的一个标志，可以选用适量解热镇痛药物（如阿司匹林）。但如体温超过40℃（小儿超过39℃）则可能引起惊厥、昏迷，甚至严重后遗症。故应及时应用退热药。如出现抽搐等症状应遵照医嘱服用镇静药对症处理。

六、中医治疗原则

"热者寒之"，外感发热以清热为治疗原则，根据病邪性质、病变脏腑、影响气血津液的不同，又有清热解毒、清热利湿、通腑泻下、清泻脏腑、养阴益气等治法，以达清除邪热、调和脏腑之目标。清热解毒选用具有解毒作用的清热药物来治疗外感发热，此法为治疗外感发热的主法，可应用于外感发热的各个

阶段，是顿挫热毒，防止传变的关键，也是退热保阴的重要措施。此法常与清脏腑、除湿、凉血等法配合应用。

七、常用方剂、中药解读

1. 麻黄汤

常见症状：恶寒发热、关节疼痛、无汗喘咳、舌苔薄白、脉浮缓等。

组成和剂量：

麻黄（去节）9g，桂枝 6g，杏仁（去皮尖）6g，炙甘草 3g

加减：风寒湿痹，身体烦疼，等加白术、苍术；风湿一身尽痛，发热，日晡所剧者加薏苡仁；无汗烦躁，身疼痛，脉浮紧等症状可麻黄加倍，并加用石膏、生姜、大枣。咳嗽上气，痰气不利者加用桑白皮、紫苏子、陈皮。

对应中医证型：外感风寒表证。

治疗原则：发汗解表，宣肺平喘。

西医对应的类型：感冒、流行性感冒、急性支气管炎、支气管哮喘等属风寒表实证者。

疗效评价：一般经治疗，患者恶寒发热、关节疼痛症状明显缓解或消失，气喘、咳嗽等症状减轻。临床多联合解热镇痛、水杨酸类药物疗效更佳，症状较重者也可根据实验室检查合并使用抗生素、抗感染类药物。

疗程：一般 3～5 天一疗程，据患者病情变化加减。

核心药物评价：麻黄发汗解表，宣肺平喘，利水消肿正可以治疗本病的主症；此外，由于本病卫强营弱卫气与邪气交争于外，导致卫气的病理性的亢盛，故单用麻黄发汗只能解卫气之闭郁，所以又用透营达

参附汤

【组成】人参，附子

【功用】回阳固脱。

【主治】阳气暴脱，手足逆冷，头晕气短，汗出脉微。

【方歌】

参附汤是救急方，补气回阳效力彰，

正气大亏阳暴脱，喘汗肢冷可煎尝。

参苓白术散

【组成】人参,茯苓,白术,
扁豆,砂仁,薏仁,山药,
莲子,桔梗,甘草

【功用】补气健脾,和胃
渗湿。

【主治】脾胃气虚夹湿证。
四肢无力,饮食不化,大
便溏泻,胸脘痞塞,面色
㿠白。

【方歌】
参苓白术扁豆陈,山药甘
莲砂薏仁,
桔梗上浮兼保肺,枣汤
调服益脾神。

表的桂枝为臣药,以助麻黄发汗之力,且可以调和营卫。杏仁降利肺气,与麻黄配伍,一升一降,以增强宣肺平喘之功。炙甘草益气补中,清热解毒,祛痰止咳,缓急止痛,调和药性即可调和麻黄杏仁的宣降特性,又能缓和麻黄桂枝合用的峻烈之性,使汗出不致过猛而伤及正气。

注意事项:本方为辛温发汗之峻剂,故《伤寒论》对"疮家""淋家""衄家""亡血家",以及外感表虚自汗、血虚而脉兼"尺中迟",误下而见"身重心悸"等,虽有表寒证,亦皆禁用。麻黄汤药味虽少,但发汗力强,不可过服,否则,汗出过多必伤人正气。

剂量掌握:常规剂量,麻黄不宜用量过大。

2. 桂枝汤

常见症状:恶风发热,汗出头痛,鼻鸣干呕,苔白不渴,脉浮缓或浮弱。

组成和剂量:

桂枝 9g,芍药 9g,甘草炙 9g,生姜 9g,大枣 3 枚

加减:风寒较甚者,宜加防风、荆芥、淡豆豉疏散风寒;体质素虚者,可加黄芪益气,以扶正祛邪;兼见咳喘者,宜加杏仁、苏子、桔梗宣肺止咳平喘。

对应中医证型:外感风寒营卫不和证。

治疗原则:解肌发表,调和营卫。

西医对应的类型:感冒、流行性感冒、原因不明的低热、产后及病后的低热、妊娠呕吐、多形红斑、冻疮、荨麻疹等。

疗效评价:一般经治疗,患者恶风、发热、头痛症状可明显缓解或消失,鼻鸣、干呕可减轻。经此方单独口服治疗以后,对感冒、流行性感冒的大部分病人可以缓解。临床多联合解热镇痛、水杨酸类药物疗效更佳,症状较重者也可根据实验室检查合并使用抗

生素、抗感染类药物。

疗程：一般 3 ～ 5 天为一疗程，根据患者病情变化加减

核心药物评价：方中桂枝为君，助卫阳，通经络，解肌发表而祛在表之风邪。芍药为臣，益阴敛营，敛固外泄之营阴。桂芍等量合用，寓意有三：一为针对卫强营弱，体现营卫同治，邪正兼顾；二为相辅相成，桂枝得芍药，使汗而有源，芍药得桂枝，则滋而能化；三为相制相成，散中有收，汗中寓补。

注意事项：凡外感风寒表实无汗者禁用。服药期间禁食生冷、黏腻、酒肉、臭恶等物

剂量掌握：常规剂量，鲜品剂量加倍。

3. 银翘散

常见症状：发热恶寒，外加风寒或风热表证，鼻塞流涕，头身疼痛或口渴，咽痛，咳嗽，舌苔薄白或薄黄，脉浮紧或浮数。

组成和剂量：

连翘 30g，银花 30g，苦桔梗 18g，薄荷 18g，竹叶 12g，生甘草 15g，芥穗 12g，淡豆豉 15g，牛蒡子 18g

加减：热甚者，加黄芩、板蓝根、青蒿清热解毒；渴甚者。加天花粉、葛根生津止渴；咽痛不解者可加马勃；伴见咳喘甚者加桔梗、紫菀、冬花以化痰止咳。

对应中医证型：风热表证。

治疗原则：解表退热。

西医对应的类型：用于急性发热性疾病的初起阶段，如感冒、流行性感冒、急性扁桃体炎、上呼吸道感染、肺炎、麻疹、流行性脑膜炎、乙型脑炎、腮腺炎等辨证属温病初起，邪郁肺卫者皮肤病如风疹、荨麻疹、疮痈疖肿，亦多用之。

芍药甘草汤

【组成】芍药，甘草

【功用】酸甘化阴，缓急止痛。

【主治】阴血亏虚，血行不畅，脘腹疼痛及手足挛急等。

【方歌】
芍药甘草两药投，筋挛拘急足趾抽，
苦甘化阴利血脉，滋阴柔肝效立瘳。

百合固金汤

【组成】百合，当归，川贝，白芍，麦冬，玄参，桔梗，生地，熟地，甘草

【功用】养阴清热，润燥化痰

【主治】肺肾阴亏，虚火灼肺之咳嗽气喘、咳血、咽喉干痛等。

【方歌】
百合固金二地黄，麦冬玄参桔甘藏，
贝母芍药当归配，喘咳痰血肺家伤。

疗效评价：一般经治疗，患者发热、恶寒、头身痛症状可消失，鼻塞流涕、咽痛、咳嗽等症可减轻。经此方单独口服治疗以后，对感冒、流行性感冒的大部分病人可以缓解。症状较重者也可根据实验室检查合并使用抗生素、抗感染类药物。

疗程：3～5天。

疗效评价：银翘散在于轻清宣达，方中金银花、连翘解毒力强，用量宜大，水煎轻取其气，不宜久煎，服后取微汗为佳，外感重症者，可一日两剂。

核心药物评价：方中金银花、连翘、薄荷叶清热解毒，轻宣透表；淡竹叶、芦根清热生津止渴；桔梗、牛蒡子宣肺利咽；甘草调和诸药。

注意事项：凡外感风寒及湿热病初起者禁用。因方中药物多为芳香轻宣之品，不宜久煎

剂量掌握：常规剂量，鲜品剂量加倍。

4. 麻杏石甘汤

常见症状：壮热，胸痛，咳喘，痰黄稠或痰中带血，口渴，舌红苔黄，脉滑数

组成和剂量：

麻黄 9g，杏仁 9g，甘草（炙）6g，石膏 18g

加减：胸痛，咳吐脓痰者，加金荞麦泻肺涤痰。

对应中医证型：外感风邪，邪热壅肺证。

治疗原则：清热解毒，宣肺化痰。

西医对应的类型：用于感冒、上呼吸道感染、急性支气管炎、支气管肺炎、大叶性肺炎、支气管哮喘、麻疹合并肺炎等属表证未尽，热邪壅肺者。

疗效评价：一般经治疗，患者壮热、胸痛可明显缓解或消失，咳喘、痰黄稠或痰中带血等症可减轻，症状较重者可根据实验室检查合并使用抗生素、抗感染类药物。

疗程：一般 5 ～ 7 天为一疗程，根据本患者病情变化进行加减。

核心药物评价：方中重用生石膏与麻黄并奏清里达表、宣肺平喘之效；杏仁助麻黄止咳化痰平喘；金银花、连翘、蒲公英、鱼腥草助石膏清热解毒；甘草调和诸药。

注意事项：风寒咳喘，痰热壅盛者，非本方所宜

剂量掌握：常规剂量，鲜品剂量加倍。

5. 白虎汤

常见症状：壮热，口渴引饮，面赤心烦，口苦口臭，舌质红、苔黄燥，脉洪大有力

组成和剂量：

石膏（碎）50g，知母 18g，甘草（炙）6g，粳米 9g

加减：若气血两燔，引动肝风，见神昏谵语、抽搐者，加羚羊角、水牛角以凉肝息风；若兼阳明腑实，见大便秘结、小便赤涩者，加大黄、芒硝以泻热攻积；消渴病而见烦渴引饮，属胃热者，可加天花粉、芦根、麦门冬等以增强清热生津之力。

对应中医证型：气分热盛证。

治疗原则：清热生津。

西医对应的类型：用于感染性疾病，如大叶性肺炎、流行性乙型脑炎，流行性出血热、牙龈炎以及小儿夏季热、糖尿病、风湿性关节炎等属气分热盛者。

疗效评价：一般经治疗，患者壮热、面赤心烦可缓解或消失，口苦口臭及口渴引饮减轻，症状较重者可根据实验室检查合并使用抗生素、抗感染类药物。

疗程：一般 5 ～ 7 天为一疗程，可根据病情调整。

核心药物评价：方中君药生石膏，辛甘大寒，入肺胃二经，功善清解，透热出表，以除阳明气分之热。臣药知母，苦寒质润，一以助石膏清肺胃之热，一以

参蛤散

【组成】人参，蛤蚧

【功用】补肾摄纳。

【主治】哮证，缓解期，肾虚不能纳气者。平素短气息促，动则为甚，心慌，腿软，畏寒，肢冷，自汗，面色苍白，舌质胖嫩，脉沉细。

枳实薤白桂枝汤

【组成】枳实,薤白,桂枝,厚朴,瓜蒌

【功用】通阳,理气,散满。

【主治】胸痹气结较甚,胃脘胸胁胀满。

【方歌】
枳实薤白桂枝汤,厚朴
瓜蒌组良方,
胸痹寒凝心脉证,通阳
散结痰气挡。

滋阴润燥救已伤之阴津。石膏与知母相须为用,可增强清热生津之功。

注意事项:表证未解的无汗发热,口不渴者;脉见浮细或沉者;血虚发热,脉洪不胜重按者;真寒假热的阴盛格阳证等均不可误用。

剂量掌握:常规剂量,鲜品剂量加倍。

6. 泻白散

常见症状:气喘咳嗽,皮肤蒸热,日晡尤甚,舌红苔黄,脉细数。

组成和剂量:

地骨皮 30g,桑白皮(炒)30g,甘草炙 3g

加减:肺经热重者,可加黄芩、知母等以增强清泄肺热之效;燥热咳嗽者,可加瓜蒌皮、川贝母等润肺止咳;阴虚潮热者,加银柴胡、鳖甲滋阴退热;热伤阴津,烦热口渴者,加花粉、芦根清热生津。

治疗原则:清泻肺热,止咳平喘。

对应中医证型:肺有伏火郁热之证。

西医对应的类型:小儿麻疹初期、肺炎或支气管炎等属肺中伏火郁热者

疗效评价:一般经治疗,患者皮肤蒸热,日晡尤甚症状可缓解或消失,气喘、咳嗽有所减轻。临床多根据实验室检查合并使用抗生素、抗感染类药物。

疗程:一般疗程 5 ~ 7 天,可根据患者病情调整。

核心药物评价:方中桑白皮甘寒性降,专入肺经,清泻肺热,平喘止咳,故以为君。地骨皮甘寒入肺,可助君药清降肺中伏火,为臣药。君臣相合,清泻肺热,以使金清气肃。炙甘草、粳米养胃和中以扶肺气,共为佐使。

注意事项:风寒咳嗽或肺虚喘咳者不宜使用。

剂量掌握:常规剂量,鲜品剂量加倍。

八、常用中成药评价

1. 莲花清瘟胶囊

【成分】连翘、金银花、炙麻黄、炒苦杏仁、石膏、板蓝根、绵马贯众、鱼腥草、广藿香、大黄、红景天、薄荷脑、甘草

【性状】本品为胶囊剂，内容物为棕黄色至黄褐色颗粒，味微苦，气微香。

【功能主治】清瘟解毒，宣肺泄热。用于治疗流行性感冒属热毒袭肺证，症见：发热或高热，恶寒，肌肉酸痛，鼻塞流涕，咳嗽，头痛，咽干咽痛，舌偏红，苔黄或黄腻等。

【用法用量】口服。一次 4 粒，一日 3 次。

【不良反应】尚不明确。

【禁忌】尚不明确。

【注意事项】运动员慎用。糖尿病患者尊医嘱。

【规格】每粒装 0.35g

2. 双黄连颗粒

【成份】金银花、黄芩、连翘

【性状】本品为棕黄色的颗粒；气微，味苦，微甜。

【功能主治】辛凉解表，清热解毒。用于外感风热引起的发热、咳嗽、咽痛。

【用法用量】口服或开水冲服，一次 5g，一日 3 次；6 个月以下，一次 1.0 ~ 1.5g；6 个月至一岁，一次 1.5 ~ 2.0g；一岁至三岁，一次 2.0 ~ 2.5g；三岁以上儿童酌量或遵医嘱。

【不良反应】尚不明确。

【禁忌】尚不明确。

【注意事项】运动员慎用。糖尿病患者尊医嘱。

苏子降气汤

【组成】苏子，半夏，厚朴，肉桂，当归，甘草、前胡

【功用】降气平喘，温化痰湿

【主治】肺脾不利，肾不纳气，上盛下虚之咳喘胸痹等证。痰涎壅盛，咳喘气促，胸膈满闷，头目昏眩，肢体倦怠，苔白，脉滑。

【方歌】
苏子降气半夏归，前胡桂朴草姜随，
上实下虚痰嗽喘，或加沉香去肉桂。

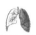

旋覆代赭汤

【组成】旋复花,代赭石,人参,半夏,生姜,大枣,甘草

【功用】降逆化痰,益气和胃

【主治】胃气虚弱,痰浊内阻,胃失和降所致脘痞嗳气呃逆证。心下痞硬,噫气不除或胃脘痞闷,嗳气呃逆,食入即吐,苔白滑,脉弦。

【方歌】
仲景旋覆代赭汤,半夏参草大枣姜,
噫气不降心下痞,健脾祛痰治相当。

【规格】每袋装 5g

3. 板蓝根颗粒

【成份】板蓝根

【功效】清热解毒兼凉血消肿。

【适应症】清热解毒。用于病毒性感冒,咽喉肿痛。

【主治】麻疹流行性腮腺炎流行性感冒传染性肝炎流行性乙型脑炎等

【用法用量】口服,一次半袋~1袋,一日3~4次。

【不良反应】尚不明确。

【禁忌】尚不明确。

【注意事项】运动员慎用。

【规格】每袋装 10g

4. 维 C 银翘片

【成份】金银花、连翘、荆芥、淡豆豉、牛蒡子、桔梗、薄荷油、芦根、淡竹叶、甘草、维生素C、马来酸氯苯那敏、对乙酰氨基酚。辅料为硬脂酸镁、淀粉、滑石粉、蔗糖、明胶、柠檬黄。

【性状】本品为糖衣片,除去糖衣后显灰褐色,略带有少许白色斑点,或显灰褐色与白色或淡黄色层;气微,味微苦。

【功能主治】辛凉解表,清热解毒。用于流行性感冒引起的发热头痛、咳嗽、口干、咽喉疼痛。

【用法用量】口服,一次2片,一日3次。

【不良反应】可见困倦、嗜睡、口渴、虚弱感;偶见皮疹、荨麻疹、药热及粒细胞减少;长期大量用药会导致肝肾功能异常。

【禁忌】严重肝肾功能不全者禁用。运动员慎用。

【规格】每片含维生素 C49.5mg、对乙酰氨基酚 105mg。

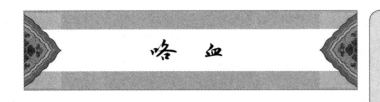

咯　血

一、定义

喉及喉部以下的呼吸道任何部位的出血，经口腔咯出称为咯血。少量咯血有时仅表现为痰中带血，大咯血时血液从口鼻涌出，常可阻塞呼吸道，造成窒息死亡。

咯血既是一个独立的证候，又可是多种疾病中的一个症状，主要涉及西医学的支气管疾病，如支气管扩张症、支气管炎、支气管内膜结核、支气管肺癌等；肺部疾病，如肺结核、肺炎、肺部肿瘤、肺吸血虫病、肺栓塞等；心血管疾病，如左心衰竭、二尖瓣狭窄等；其他如血液病、钩端螺旋体病、结节性动脉炎等。大量咯血死亡率高，而痰中偶带血丝由于症状轻，容易被患者及医师忽视，因而必须引起重视。

二、诊断

（一）诊断标准　凡符合咯血定义者即可诊断。

（二）咯血量　咯血量大小的标准尚无明确的界定，但一般认为每日咯血量在100ml以内为小量，100～500ml为中等量，500ml以上或一次咯血100～500ml为大量。

（三）相关诊断试验（辅助检查）

病史询问

出血为初次或多次。如为多次，与以往有无不同。青壮年咳嗽咯血伴有低热者应考虑肺结核。中年以上的人，尤其是男性吸烟者应注意肺癌的可能性；须细致询问和观察咯血量色泽，有无带痰，询问个人史时

四磨汤

【组成】槟榔，乌药，沉香，人参

【功用】破滞降逆，补气扶正

【主治】正气素虚，肝气横逆，上犯肺胃证。气逆喘息，胸膈满闷，不思饮食，苔薄，脉弦。

【方歌】

四磨汤治七情侵，气逆填胸喘急频，

乌药槟沉参等分，浓磨煎服效如神。

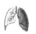

桃红四物汤

【组成】桃仁,红花,川芎,当归,白芍,地黄

【功用】活血化瘀。

【主治】各种瘀血内阻证。

【方歌】

桃红四物用桃仁,红花当归赤芍呈,

川芎生地共煎服,活血祛瘀显效能。

须注意结核病接触史,多年的吸烟史,月经史,职业性粉尘接触史生食螃蟹、蝲蛄史等。咯血伴胸痛者多见于肺梗死、肺炎球菌性肺炎;咯血伴呛咳者多见于支气管肺癌,支原体肺炎:咯血痰见于肺脓肿;大量咯血者多见于空洞性肺结核,支气管扩张动脉瘤破裂等。国内文献报告,无黄疸型钩端螺旋体病也有引起致病的大咯血。

体格检查

对咯血患者均应做胸部细致反复的检查有些慢性心、肺疾病可并杵状指(趾),进行性肺结核与肺癌患者常有明显的体重减轻有些血液病患有全身出血性倾向。

实验室检查

痰检查有助于发现结核杆菌、真菌、细菌、癌细胞寄生虫卵、心力衰竭细胞等;出血时间凝血时间,凝血酶原时间血小板计数等检查有助于出血性疾病诊断;红细胞计数与原红蛋白测定有助于推断出血程度,嗜酸性粒细胞增多提示寄生虫病的可能性。

器械检查

1.X线检查 咯血患者均应做X线检查,胸部透视,胸部平片体层摄片,有必要时可做支气管造影协助诊断。

2.CT检查 有助于发现细小的出血病灶。

3.支气管镜检查 原因不明的咯血或支气管阻塞肺不张的患者应考虑支气管镜检查,如肿瘤、结核、异物等,同时取活体组织病理检查或异物取出,出血和痰液吸出等。

4.放射性核素镓检查 有助于肺癌与肺部其他肿物的鉴别诊断。

(四)咯血相关疾病

咯血见于多种疾病。引起咯血的原因主要有:支

气管疾病，常见的有支气管扩张、肺癌；肺部疾病，如肺结核、肺炎等；心血管病，如左心衰竭、肺水肿、肺梗塞等。

1.肺结核 临床咳嗽咳痰、胸痛、呼吸困难及其他全身症状，约 1/3～1/2 的患者有咯血。特发性肺动脉高压早期通常无症状，仅在剧烈活动时感到不适；随着肺动脉压力的升高，可逐渐出现全身症状。多有呼吸困难、胸痛、头晕或晕厥、咯血。其他症状还包括疲乏、无力等。

2.肺血栓栓塞 常见不明原因的呼吸困难及气促，尤以活动以后明显；胸痛、晕厥、烦躁不安、咳嗽、心悸，可发生小量咯血。多有静脉血栓的危险因素，临床上诱使出现呼吸困难、胸痛及咯血"三联征"。

3.肺脓肿 吸入性肺脓肿约 1/3 患者有不同程度的咯血，偶有中、大量咯血而突然窒息致死。慢性肺脓肿患者常有咳嗽、咳痰、反复发热和咯血。

4.支气管扩张 临床表现主要为慢性咳嗽、咳大量脓痰和（或）反复咯血。

5.特发性肺动脉高压 早期通常无症状，仅在剧烈活动时感到不适，随着肺动脉压力的升高，可出现呼吸困难、胸痛、头晕或晕厥、咯血，还可出现疲乏、无力症状。

6.慢性嗜酸性粒细胞性肺炎 临床表现为慢性病程，有发热、咳嗽伴气促，偶有少量咯血，还可出现体重减轻、盗汗等症状。

7.原发性支气管肺癌 临床多见咳嗽、血痰或咯血、气短或喘鸣、发热、体重下降。

三、鉴别诊断

1.咯血与吐血 咯血与吐血血液均经口出，但两者截然不同。咯血是血由肺来，经气道随咳嗽而出，

止嗽散

【组成】桔梗,紫菀,荆芥,百部,白前,甘草,陈皮

【功用】温润宣肺,止嗽化痰

【主治】咳嗽初期,外感咳嗽尤宜。咳嗽,喉痒,或微恶风寒,舌苔白。

【方歌】
止嗽散内用桔梗,紫菀荆芥百部陈,
白前甘草共为末,姜汤调服止嗽频。

越鞠丸

【组成】香附,川芎,苍术,神曲,山栀

【功用】行气解郁。

【主治】气、血、痰、火、湿、食六郁之证。胸膈痞闷,脘腹胀满,胸胁疼痛,饮食不佳,呕恶嗳气,吞酸嘈杂。

【方歌】
越鞠丸治六般郁,气血痰火食湿因,
芎苍香附兼神曲,气畅郁舒痛闷伸。

血色多为鲜红,常混有痰液,咯血之前多有咳嗽、胸闷、喉痒等症状,大量咯血后,可见痰中带血数天,大便一般不呈黑色。吐血是血自胃而来,经呕吐而出,血色紫暗,常夹有食物残渣,吐血之前多有胃脘不适或胃痛、恶心等症状,吐血之后无痰中带血,但大便多呈黑色。

2. 咯血与口腔出血 经口腔吐出的血液并非都系咯血,咯血应与口腔、鼻腔出血或上消化道的呕血鉴别,口腔血液常与唾液相混合,检查口腔可以发现出血处,鉴别诊断一般不难,鼻腔出血时,血液自前鼻孔流出,不伴发咳嗽鉴别诊断也不困难,但血液自后鼻孔沿咽壁下流,吸入呼吸道后而再咳出来易被误诊为咯血,须仔细检查鼻腔发现病变和出血点。

四、与中医对应关系

血由肺及气管外溢,经口而咳出,表现为痰中带血,或痰血相兼,或纯血鲜红,间夹泡沫,均称为咳血,亦称为嗽血或咯血属中医血证范畴。

咳血见于多种疾病,许多杂病及温热病都会引起咳血。正如《三因极－病证方论·失血叙论》说:"夫血犹水也,水由地中行,百川皆理,则无壅决之虞。血之周流于人身荣、经、府、俞,外不为四气所伤,内不为七情所郁,自然顺适。万一微爽节宣,必致壅闭,故血不得循经流注,荣养百脉,或泣或散,或下而亡返,或逆而上溢,乃有吐、衄、便、利、汗、痰诸证生焉。"

五、治疗原则

治疗原则包括:制止出血,治疗原发病,防治并发症,维持患者生命功能。

1. 镇静、休息 小量咯血无需特殊处理,休息、

对症。中量以上咯血需卧床休息，患侧卧位或平卧位。对精神紧张、恐惧不安者应解除不必要的顾虑，必要时可给予少量镇静药，如地西泮 10mg 或苯巴妥钠 0.1 ～ 0.2g 肌内注射，或口服地西泮 5 ～ 10mg。咳嗽剧烈的咯血者，可适当给予镇咳药，如可卡因 30mg 口服或肌内注射，咳美芬 10mg 口服。禁用吗啡，以免过度抑制咳嗽引起窒息。

2. 加强护理、密切观察　中量以上咯血者，应定时测量血压、脉搏、呼吸。鼓励患者轻咳，将血液咯出，以免滞留于呼吸道内。保持呼吸道通畅，床边放置吸痰器。保持大便通畅。

3. 大咯血患者　应开放静脉，备血，必要时补充血容量。向家属交代病情。

4. 止血药的应用

（1）垂体后叶素：本药收缩肺小动脉，使局部血流减少、血栓形成而止血。可将 5 ～ 10U 神经垂体素溶于 20 ～ 40ml 葡萄糖溶液中缓慢静脉注射，然后将 10 ～ 20U 神经垂体素溶于 250 ～ 500ml 液体中静脉点滴维持 0.1U ／（kg·h）。

不良反应：面色苍白、出汗、心悸、胸闷、腹痛疼、便意、过敏反应，血压升高。

禁忌证：高血压、冠心病、肺心病、心力衰竭、孕妇。

（2）酚妥拉明：这是一种 α - 肾上腺素能受体阻断剂，可直接扩张血管平滑肌，降低肺动静脉压而止血。将 10 ～ 20mg 本药加入 5% 葡萄糖溶液 500ml 中静脉点滴。

不良反应：心率增快，血压下降。

（3）普鲁卡因：具有扩张血管、镇静作用。将 200 ～ 300mg 普鲁卡因加入 5% 葡萄糖 500ml 中静点。

不良反应：过敏反应，颜面潮红、谵妄、兴奋、

桑杏汤

【组成】桑叶，杏仁，象贝母，栀子，豆豉，沙参，梨皮

【功用】清宣凉润。

【主治】外感温燥证。头痛身热，口渴，干咳无痰，或痰少而粘，舌红苔薄白，脉浮数。

【方歌】
桑杏汤中象贝宜，沙参栀豉与梨皮，
干咳鼻燥右脉大，辛凉甘润燥能医。

沙参麦冬汤

【组成】沙参，麦冬，玉竹，桑叶，扁豆，花粉，甘草

【功用】滋阴润燥

【主治】燥伤肺胃，津液亏损证。咳嗽痰少而粘，咽干口燥，或发热，脉细数。

【方歌】

沙参麦冬饮豆桑，玉竹甘花共此方。

秋燥耗伤肺胃液，苔光干咳此堪尝。

惊厥。注射前应进行皮试。

（4）止血药

6-氨基己酸：抑制纤维蛋白溶酶原的激活因子，抑制纤溶酶原激活为纤溶酶，抑制纤维蛋白溶解。将 4～6g 6-氨基己酸加入 5％葡萄糖溶液 250ml 中静脉点滴，1 次／日。

酚磺乙胺、卡巴克洛：增加血小板和毛细血管功能。酚磺乙胺 0.25～0.75g 肌注或静注，2 次／日；卡巴克洛 2.5～5mg，口服 3 次／日，10mg 肌注，2 次／日。

维生素 K：促进肝脏合成凝血酶原，促进凝血。10mg 肌注，2 次／日。

纤维蛋白原：将 1.5～3.0g 本药加入 5％葡萄糖溶液 500ml 中静脉点滴，一日 1 次。

云南白药：0.3～0.5g，口服一日 3 次。

（5）糖皮质激素：具有非特异性抗炎作用，可减少血管通透性。可短期及少量应用，甲泼尼松龙 20～40mg 或地塞米松 5mg 静脉注射，一日 1～2 次。

5. 气管镜止血　经过药物治疗无效可以考虑通过硬质气管镜清除积血和止血。

冷盐水灌洗：4℃冷盐水 500ml 加用肾上腺素 5mg，分次注入出血肺段，保留 1 分钟后吸出。

气囊导管止血：有条件者可用气囊堵塞出血支气管压迫止血，防止窒息。24 小时后放松气囊，观察几小时无出血可考虑拔管。

激光冷冻止血：有条件者可以考虑试用。

6. 支气管动脉栓塞术　首先经支气管动脉造影显示病变部位（如局部造影剂外漏、血管异常扩张、体-肺动脉交通），采用吸收性明胶海绵、氧化纤维素、聚氨基甲酸乙酯或无水酒精等栓塞局部血管，具体适应证、禁忌证和并发症可参见《临床技术操作规范》

中相应章节。

7. 手术治疗 有手术适应证时进行

凡需进行第5、6、7项治疗者须事先征得患者和家属同意，并签署知情同意书，同意书中需注明此项治疗可能出现的各种危险和并发症。

8. 大咯血的处理

（1）内科治疗：卧床休息，取患侧卧位，防止血液进入健侧支气管内。

（2）应用少量镇静剂、备血,检测血红蛋白定量,血细胞比容并观察其动态变化。

（3）止血剂：静脉输入神经垂体素、酚妥拉明、氨甲苯酸、酚磺乙胺等。

（4）静脉输入普鲁卡因。

（5）支气管动脉栓塞术。

（6）外科手术治疗。

9. 大咯血窒息的处理 窒息表现：患者突感胸闷难忍，烦躁不安，面色苍白或发绀，咯血突然中止，呼吸困难，意识丧失。

处理：保持呼吸道通畅，足高头底位，拍背；用开口器打开口腔，将舌拉出，迅速清除口腔及咽喉部积血，气管插管或切开，吸氧，必要时可应用呼吸兴奋剂。

六、中医治疗原则

治疗血证，应针对各种血证的病因病机及损伤脏腑的不同，结合证候虚实及病情轻重而辨证论治。《景岳全书·血证》说："凡治血证，须知其要，而血动之由，惟火惟气耳。故察火者但察其有火无火，察气者但察其气虚气实，知此四者而得其所以，则治血之法无余义矣。"概而言之，对血证的治疗可归纳为治火、治气，治血三个原则。

1. 治火

火热熏灼，损伤脉络，是血证最常见的病机，应根据证候虚实的不同，实火当清热泻火，虚火当滋阴降火，并应结合受病脏腑的不同，分别选用适当的方药。

2. 治气

气为血帅，气能统血，血与气休戚相关，故《医贯·血证论》说："血随乎气，治血必先理气。"对实证当清气降气，虚证当补气益气。

3. 治血

《血证论·吐血》说："存得一分血，便保得一分命。"要达到治血的目的，最主要的是根据各种证候的病因病机进行辨证论治，其中包括适当地选用凉血止血、收敛止血或祛瘀止血的方药。

七、常用方剂、中药解读

1. 桑杏汤加减

常见症状：头痛，喉痒咳嗽，痰中带血，或干咳无痰，或痰少而黏，口干鼻燥，或有身热，舌质红，少津，苔薄黄，脉浮数而右脉大者。

组成及剂量：

桑叶 3g，杏仁 5g，沙参 6g，浙贝母 9g，淡豆豉 3g，栀子皮 3g，梨皮 3g

加减：兼见发热，头痛，咳嗽，咽痛等症，加金银花、连翘、牛蒡子以辛凉解表；清热利咽；干咳无痰，或痰黏不易咯出，苔少，舌红乏津者，可加麦冬、玄参、天冬、天花粉等养阴润燥；发热、面红、咳嗽、咯血、咯痰黄稠、舌红、苔黄、脉数者，配以桑白皮、黄芩、知母、山栀、大蓟、小蓟、茜草等，以清肺化痰，凉血止血；咯血较多者，加连翘、黄芩、白茅根、芦根，冲服三七粉。

对应中医证型：燥热伤肺证。

治疗原则：清宣肺热，肃肺止咳。

西医对应证型：适用于治上呼吸道感染、急性支气管炎、支气管扩张咯血、百日咳等，属外感温燥、灼伤肺津者。

疗效评价：一般经此方单独口服后，多数患者口渴咽干鼻燥等症状缓解，咳嗽减少，痰中带血症状减轻或消失。经一个疗程治疗症状即可有明显改善。

疗程：一般 5～7 天为一疗程，据患者病情变化进行加减。

核心药物评价：桑叶轻宣燥热，可解痉抗炎；杏仁宣利肺气，润燥止咳，对呼吸中枢有抑制作用，可镇咳、平喘作用；淡豆豉、栀子皮解表清热；沙参、梨皮润肺止咳生津；贝母清化痰热，能够缓解支气管平滑肌痉挛、减少支气管黏膜分泌。

注意事项：煎煮后顿服，重者再作服。

剂量掌控："轻药不得重用，重用必过病所"，故本方诸药用量较轻。

2. 泻白散合黛蛤散加减

常见症状：咳嗽阵作，痰中带血或纯血鲜红胸胁胀痛，烦躁易怒，口苦，舌质红，苔薄黄，脉弦数。

组成及剂量：

地骨皮 15g，桑白皮 15g，炙甘草 3g，青黛 3g，蛤壳 18g

加减：可根据病情酌加生地、旱莲草、白茅根、大小蓟等凉血止血。头晕目赤，心烦易怒者，加丹皮、栀子清肝泻火。若咯血量较多，纯血鲜红，可用犀角地黄汤加三七粉冲服，以清热泻火，凉血止血。

对应中医证型：肝火犯肺证。

治疗原则：清肝泻肺，凉血止血。

西医对应证型：适用于治肺炎、急性支气管炎、支气管扩张等属肺热者，可见患者烦躁易怒，头晕耳鸣等症状。

疗效评价：一般服用此方，患者咳嗽、咳痰等症状缓解，痰中带血、胸胁胀痛、口苦症状减轻或消失。如伴有肺部感染应选择相应西医的抗感染药物治疗。

疗程：一般 5～7 天为一疗程，据患者病情变化进行加减。

核心药物评价：桑白皮清泄肺热，平喘止咳；地骨皮甘寒入肺，可泻肺中伏火，且可养阴，两者解热镇痛，加之炙甘草何种以扶肺气。青黛清肝凉血解毒；蛤蚧清泻肺热、化稠痰为臣药；相当于西医的抗炎药、祛痰剂的功效。

注意事项：本方应餐后温服，以免刺激肠胃。

剂量掌控：蛤壳先煎，包煎 6～15g

3. 百合固金汤加减

常见症状：咳嗽痰少，痰中带血，或反复咯血，血色鲜红，口干咽燥，颧红，潮热盗汗，舌质红，脉细数。

组成及剂量：

百合 12g，熟地 9g，生地 9g，当归身 9g，白芍 6g，甘草 3g，桔梗 6g，玄参 3g，贝母 6g，麦冬 9g

加减：可根据病情合用十灰散凉血止血。反复及咯血量多者，加阿胶、三七养血止血；潮热，颧红者，加青蒿、鳖甲、地骨皮、白薇等清退虚热；盗汗加糯稻根、浮小麦、五味子、牡蛎等收敛固涩。

对应中医证型：阴虚肺热证。

治疗原则：滋阴润肺，宁络止血。

西医对应证型：适用于肺结核、慢性支气管炎、支气管扩张咯血、慢性咽喉炎等肺肾阴虚者。

疗效评价：一般服用此方，患者咳嗽、咳痰等症状缓解，痰中带血、口干、盗汗症状减轻或消失。但仍需联合西药治疗，如抗结核、抗感染等。

疗程：一般 10～15 天为一疗程，据患者病情变化进行加减。

核心药物评价：百合滋阴清热、润肺止咳，可镇咳祛痰、滋阴润肺；生地、熟地既能滋阴养血，又能清热凉血；麦冬润肺止咳，玄参滋阴壮水，当归治咳逆上气，白芍养血和血，贝母润肺化痰，桔梗载药上行，可抗炎、化痰。

注意事项：本方对脾虚便溏，饮食减少者，慎用或忌用。

剂量掌控：百合煎服 6～12g。

八、常用中成药评价

云南白药（胶囊、散剂）

【成分】三七、麝香、草乌等

【性状】本品为灰黄色至浅棕色黄色的粉末；具特异性香气，味略感清凉，并有麻舌感。保险子为红色的球形或类球形水丸，剖面显棕褐色；气微，味微苦。

【功能主治】化瘀止血、活血止痛、解毒消肿。用于支气管及肺结核咯血，溃疡病出血，疮疡肿毒及软组织挫伤，闭合性骨折，以及皮肤感染性疾病。

【用法用量】口服：每次 0.25～0.5g，一日 4 次（2～5 岁按成人量 1/4 服用，5～12 岁按成人量 1/2 服用）。

【不良反应】（1）有本药过敏史者或家族过敏体质者慎用。伴有严重心理失常的患者不宜使用。（2）有组织破损或感染者，外敷用药之前必须认真彻底清创、冲洗、消毒，有的患者外敷云南白药后可有轻微灼痛，随着病情的好转将逐渐消失。（3）偶有过敏反应。

【注意事项】服药一日内，忌食蚕豆、鱼类和酸冷食物，外用前务必清洁创面。孕妇忌用。对云南白药有过敏史者忌用。严重心律失常患者不宜使用。用药过量或中毒时忌用。

【规格】每粒装 0.25g，每盒含胶囊 16 粒及保险子 1 粒（胶囊）

过敏症

一、定义

过敏症是临床免疫学方面最紧急的事件，常常是突发的、涉及多个靶器官的严重临床症状，是一个具有多种诱发物、致病机制不尽相同的临床综合征，是身体对一种或多种物质的不正常反应，而这些物质对大多数人是无害的。其主要起因是由于变态反应病患者体内产生了过多的特殊抗体，称免疫球蛋白 E（IgE），它可以和环境中的致敏物质（变应原）起反应，刺激机体产生各种过敏症状。

二、诊断

常见的过敏症状主要有变应性鼻炎引起的鼻痒、鼻塞、耳痒、眼痒、喷嚏、流清涕等症状，支气管哮喘引起的发作性胸闷、气憋、呼吸困难、干咳等症状。血常规检查可见到嗜酸性粒细胞增高。

（一）诊断标准

1. 变应性鼻炎　接触寒冷空气、粉尘、花粉、动物皮毛等致敏物质，出现阵发性鼻痒，喷嚏频作，鼻塞，流清水样涕，反复发作，可伴有眼痒、耳痒等症状，亦可产生嗅觉障碍，恢复后则如正常人，无外感病史。前鼻镜检查：可见鼻黏膜苍白水肿，大量清水样分泌物，持久性水肿可引发鼻息肉或息肉样变性。鼻腔分泌物涂片检查：在变态反应发作期间，鼻分泌物中可见嗜酸性粒细胞增多，也可查见较多嗜酸性粒细胞或肥大细胞。变应性激发试验阳性，一般用皮肤试验（划痕、皮内及接触法等）。

2. 支气管哮喘　反复发作喘息、气急、胸闷、咳嗽或呼吸困难，多与接触变应原、冷空气、物理、化学性刺激以及病毒性上呼吸道感染、运动等有关。发作时可闻及双肺散在或弥漫性、以呼气相为主的哮鸣音，呼气相延长。上述症状和体征可经治疗缓解或自行缓解，并且除外其他疾病所引起的喘息、气急、胸闷和咳嗽。临床症状表现不典型者应至少具备以下 1 项试验阳性：（1）支气管激发试验或运动激发试验阳性；（2）支气管舒张试验阳性 FEV_1 增加 ≥ 12%，且 FEV_1 增加绝对值

≥200ml；（3）呼气流量峰值（PEF）日内（或2周）变异率≥20%。除以上检查项目，还可以参考气道呼出气NO的测定值。

3. 嗜酸细胞性肺炎　可表现为呼吸困难、肌痛、胸痛、发热、咯血等，双肺底或弥漫性湿罗音，并发支气管炎时可伴有喘鸣，肺泡灌洗液嗜酸细胞增多（可高达80%），肺功能表现为：限制性通气功能障碍，弥散容积下降。影像学早期可表现为肺内网状阴影。数小时至数天后胸片示，病灶迅速进展至双肺，下肺重，可见少量胸腔积液；CT可见：肺组织毛玻璃样改变，叶间裂增厚，偶见局部实变影和小结节，很少侵及周围肺组织。

4. 皮肤过敏症　多表现为接触性皮炎，由于皮肤接触外界致敏或刺激物质后，在接触部位引起急性炎症反应。若轻症患者，仅仅出现红斑、丘疹；如病性重者，可呈现水疱、糜烂、渗出，甚至溃疡坏死。病人自觉患处瘙痒，且常伴有烧灼感。皮炎剧烈的患者，有时还可发生全身症状，如浑身不适、发热、畏寒等。亦可表现为荨麻疹、药疹、湿疹等变态反应引起的过敏症状。

（二）分型、分期

1. 变应性鼻炎　临床上一般分为感染过敏型和特异型。感染过敏型最常发于患上呼吸道卡他、流感后。常年发作，仅夏季有所静息。特异型发于对花粉、食物、生活性或化学性过敏原敏感性增高者。血清和鼻分泌物的反应活性增高、IgE量增高，属即发型超敏反应。多于夏季发病，也见于春、秋。花粉致敏者为季节性，其余原因所致则多为非季节性。

2. 支气管哮喘　根据临床表现可分为急性发作期（acute exacerbation）、慢性持续期（chronic persistent）和临床缓解期（clinical remission）。急性发作期是指气促、咳嗽、胸闷等症状突然发生或症状加重；慢性持续期是指每周均不同频度和（或）不同程度地出现症状（喘息、气急、胸闷、咳嗽等）；临床缓解期系指经过治疗或未经治疗症状、体征消失，肺功能恢复到急性发作前水平，并维持3个月以上。

3. 嗜酸细胞性肺炎　可分为急性和慢性两型，急性嗜酸细胞性肺炎表现为急性发热伴低氧性呼吸衰竭，有时需机械通气，发病与年龄无关，仅1/3患者外周血嗜酸细胞增高。慢性嗜酸细胞性肺炎男女发病比例为1:2，好发年龄为30～39岁。

4. 皮肤过敏症　大多根据发病过程中皮损表现不同，可分为急性、亚急性和慢性三种类型。接触性皮炎多见于急性炎症反应，其余皮肤过敏症临床上三种类型均可见。

（三）相关诊断试验

1.非特异性诊断 血、痰液、鼻涕、眼眵、大便、耵聍等的嗜酸性粒细胞检查；血、其他体液或分泌物中组胺含量的测定；血清及分泌物中 IgE、IgA、IgG、IgM 含量的测定；肺功能测定；T 淋巴细胞转化试验；补体 Ch50、Ch2.C3.C4 测定；巨噬细胞移动抑制试验；白细胞吞噬指数测定；血及尿中 17 酮、17 羟类固醇测定；血浆蛋白电泳测定；红细胞沉降试验；血中抗溶血性链球菌抗体滴度测定；类风湿因子测定；抗原抗体复合物测定；血中红斑狼疮细胞检查；以及血尿、大便的常规检查等。以上各种检测方法对不同的变态反应病均有其各自的诊断意义，可以根据具体过敏症状选择适合的检查方法辅助诊断。

2.临床上采用最广的体内特异性诊断方法，首推皮肤试验法，此外还有各种皮肤以外的试验方法，包括鼻黏膜、支气管黏膜、眼结膜及口腔黏膜试验等。体内特异性诊断的具体种类有：①贴斑试验（patchtest）②抓伤试验（scratchtest）③点刺试验（pricktest）④皮内试验（intradermaltest 或 intracutaneoustest）⑤眼结膜试验（conjunctivaltest）⑥鼻黏膜激发试验（nasalmucosaprovocationtest）⑦气管内激发试验（bronchialprovocativetest）⑧离子透入试验（iontophoresistest）⑨舌下试验（sublingualtest）⑩食物激发试验（foodprovocationtest）⑪被动转移试验（passivetransfertest）：亦称普－科二氏试验（PrausnitzK ü stnertest，简称 P–K 试验）⑫菌苗特异性试验（specificbacterialvaccinetest）。

三、鉴别诊断

1.变应性鼻炎多与急性或慢性鼻炎相鉴别 急性鼻炎多由各种呼吸道病毒引起，具有传染性，常反复发生，多表现为一般性的全身酸困，鼻及鼻咽部发干灼热，鼻黏膜充血、干燥，鼻腔内充满黏液性或黏脓性分泌物等。慢性鼻炎多由急性鼻炎反复发作或治疗不彻底而演变成，其临床表现主要为嗅觉可有不同程度的减退，说话呈闭塞性鼻音，多涕，常为黏液性或黏脓性，偶呈脓性。

2.支气管哮喘多与慢性阻塞性肺病相鉴别 慢阻肺多见于中老年人，有慢性咳嗽病史，喘息长年存在，有加重期，患者多有长期吸烟或接触有害气体的病史，有肺气肿体征，两肺可闻及湿啰音。其次与左心衰竭引起的喘息样呼吸困难相鉴别：患者多有高血压、冠心病、风心病和二尖瓣狭窄等病史和体征，阵发性咳嗽，常咳出粉红色泡沫痰，两肺可闻及广泛的湿啰音和哮鸣音，左心界扩大，心率增快，心

尖部可闻及奔马律。如果病情允许可作胸部的 X 线检查，可见心脏增大，肺淤血征，有助于鉴别。

3. 嗜酸细胞性肺炎多与继发性嗜酸细胞性肺病相鉴别　后者多有药物、寄生虫、毒物等致病因素，而前者常常病因不明，仔细询问病史有助于两者的鉴别诊断。

4. 接触性皮炎与急性湿疹鉴别（见下表）

	接触性皮炎	急性湿疹
病因	易查明致病物质	很难查清
好发部位	暴露或接触部	常对称泛发
皮损特点	皮疹形态单一可见小、中、大水疱，甚至溃疡、坏死、界限清楚	呈多形性发疹，以小水疱为主，不出现中大水疱，溃疡及坏死境界欠明
主要症状	除瘙痒外，可伴烧灼或疼痛	自觉瘙痒
病程	病程短，除去病因后易治愈	病程长，去除刺激后不一定改善
复发	无复发倾向	容易复发

5. 药物性皮炎临床表现较复杂，和许多疾病的发疹相似，故药疹必须与相关的发疹疾病鉴别。可与传染病(麻疹、猩红热)相鉴别　无用药史，全身中毒症状较明显、皮疹色泽不如药疹鲜艳，自觉不痒或轻痒，传染病还有各自固有体征，如猩红热有杨梅舌及口周围苍白圈，皮肤转白试验阳性。麻诊颊黏膜可查见科氏斑（ Koplik.s spot ）。荨麻疹当伴有腹痛时需与急腹症，特别是阑尾炎相鉴别，后者腹痛以右下腹显著，且血中白细胞总数和中性粒细胞增高。

四、与中医对应关系

变应性鼻炎属于中医"鼻鼽"范畴，支气管哮喘、嗜酸细胞性肺炎属于中医"哮病""哮证""哮喘"范畴，中医文献有数十种病名与现代医学称为湿疹的表现很相似，如浸淫疮、湿癣、四弯风等，而荨麻疹祖国医学叫做"瘾疹"或"风疹"，民间百姓称呼"风疹块"。

五、治疗原则

过敏症的死亡可发生于几分钟内，因此迅速处理极为重要。开始治疗越晚，其死亡率越高。开始治疗的关键是维持呼吸道通畅和维持有效的血液循环。

1.一般处理　尽可能迅速移去或中止诱发症状的原因或诱发物；伴低血压者应采取头低足高位；必要时吸氧和用支气管扩张剂。在情绪上要消除他们的紧张和恐惧。

2.药物的应用　首先皮下注入 1 ：1000 肾上腺素，按 0.01ml/kg，最大量 0.3ml，如需再用应间隔 15 ~ 30min。肾上腺素起效快速，是过敏急救的首选。其次抗组胺药和皮质激素，但它们不是急救的首选药物。如病情较重可尽快静脉输液，以补充从血管溢入组织间的液体，以治疗休克和纠正酸中毒。这也是急救中非常重要的一环。观察 2 ~ 4h 后，患者症状消退后仍要严密观察。急救必须分秒必争。

3.慢性持续期　过敏性鼻炎和哮喘病的抗炎治疗均以吸入糖皮质激素为主。还可以采用抗过敏药物治疗，对某些症状严重的患者采用脱敏治疗法，可有助改变过敏性体质。

4.缓解期　经过治疗或未经治疗，患者症状体征消失持续 4 周以上。应当避免接触变应源，适当运动，改善免疫力。

六、中医治疗原则

据中医"急则治其标，缓则治其本"的治疗原则，急性发作期的症状以"祛邪"为主，缓解期则以"扶正"为主。至于病深日久，发时虚实兼见者，不可拘泥于祛邪治标，当标本兼顾，攻补兼施，寒热错杂者，当温清并用。过敏症的临床表现多种多样，有的表现在呼吸系统，有的表现在皮肤，针对不同病因及临床表现，其治疗方法应当区别对待。中医药治疗过敏症慢性持续期和缓解期有一定优势。

七、常用方剂、中药解读

1.玉屏风散合苍耳子散加减

常见症状：鼻痒难忍，喷嚏频作，流大量清水鼻涕，可伴鼻塞，嗅觉减退，遇风冷则作。平素常有恶风怕冷，倦怠乏力，气短自汗等症。舌质淡，苔薄白，脉虚弱。

组成及剂量：

防风 9g，黄芪 9g，白术 9g，苍耳子 3g，辛夷花 9g，白芷 9g，细辛 3g，连翘 9g，甘草 6g

加减：风寒盛、表寒明显，寒热身痛，配桂枝、生姜辛散风寒；痒甚涕多，加蜈蚣、全蝎、地龙、蝉衣。

对应中医证型：肺虚不固，鼻窍感寒证。

治疗原则：温肺散寒，益气固表。

西医对应的类型：适用于变应性鼻炎初发、症状较轻的患者。

疗效评价：一般经治疗，患者鼻痒、喷嚏、鼻塞症状缓解，流大量清水鼻涕，恶风怕冷，倦怠乏力，气短自汗等症减轻，嗅觉可恢复正常。使用上述方药，能改善过敏的症状，减少抗过敏药物的使用。

疗程：一般 5 ~ 7 天为一疗程，据患者病情变化进行加减。

核心药物评价：黄芪甘温，内可大补脾肺之气，外可固表止汗。白术健脾益气，助黄芪以加强益气固表之力。防风走表而散风御邪，防风得黄芪，则祛风而不伤正。苍耳子、辛夷花、白芷均可发散风寒、通鼻窍。

注意事项：本方不宜久煎，若属外感自汗或阴虚盗汗，不宜使用。

剂量掌握：细辛、苍耳子煎服 2 ~ 5g；辛夷花包煎。

2. 补中益气汤加减

常见症状：鼻塞重，鼻涕清稀或黏白，嗅觉迟钝。全身伴有头晕头重，神疲乏力，四肢困倦，纳差便溏。舌质淡或淡胖，边有齿痕，苔白，脉濡缓。

组成及剂量：

黄芪 9g，炙甘草 6g，人参 9g，当归 9g，陈皮 9g，升麻 6g，柴胡 6g，白术 9g

加减：发作时加细辛、五味子、辛夷花、白芷；清涕不止加乌梅、诃子；鼻黏膜肿胀者加车前子、泽泻、浙贝、半夏。小儿患者可用参苓白术散。

对应中医证型：脾肺气虚、鼻窍失养证。

治疗原则：健脾补肺，升阳固表。

西医对应的类型：适用于变应性鼻炎未及时治疗，症状较重的患者。

疗效评价：一般经过此方单独口服治疗以后，大部分患者鼻塞、流涕症状减轻或消失，嗅觉迟钝减轻。头晕头重，神疲乏力，四肢困倦，纳差便溏较前好转。若联合西医的抗过敏、白三烯拮抗剂、鼻部吸入糖皮质扩张剂等则疗效更佳

疗程：一般 10 ~ 15 天为一疗程，据患者病情变化进行加减。

核心药物评价：黄芪甘温，大补脾肺之气，升阳固表。配伍人参、炙甘草、白术以加强补益中气之功。当归养血和营，协人参、黄芪以补气养血。陈皮理气和胃，使诸药补而不滞。并以少量柴胡、升麻升阳举陷。

注意事项：阴虚发热及内热炽盛者忌用。

剂量掌握：黄芪 9 ~ 20g。

3. 射干麻黄汤或小青龙汤加减

常见症状：呼吸急促，喘憋，咳嗽，口不渴或渴喜热饮，怕冷，天冷或受寒复发，面色青晦，舌苔白滑，脉弦紧或浮紧。

组成及剂量：

麻黄 9g，射干 9g，干姜 9g，细辛 3g，半夏 6g，紫菀 12g，款冬 12g，五味子 6g，甘草 6g，大枣 3 枚

加减：表寒明显，寒热身疼，配桂枝、生姜辛散风寒；痰多，气喘明显，不能平卧，加葶苈子、苏子泻肺降逆，并酌加杏仁、白前、橘皮等化痰利气；咳嗽，气喘，汗多，加白芍以敛肺。

对应中医证型：冷哮证。

治疗原则：宣肺散寒，化痰平喘。

西医对应的类型：适用于支气管哮喘急性发作期以受凉，感受风寒为主要诱因。

疗效评价：一般经过此方单独口服治疗以后，大部分患者呼吸急促、喘憋、咳嗽等症状减轻，咳痰减少，怕冷症状减轻或消失，面色恢复正常。若联合白三烯拮抗剂、气管扩张剂和糖皮质扩张剂等则疗效更佳，并能够减少糖皮质激素的用量或撤减。

疗程：一般 5 ~ 7 天为一疗程，据患者病情变化进行加减。

核心药物评价：麻黄、射干宣肺平喘，化痰利咽，与支气管扩张剂或糖皮质激素有类似功效，可舒张支气管，解痉平喘；干姜、细辛、半夏温肺化饮降逆；紫菀、款冬化痰止咳，相当于西医祛痰剂。

注意事项：本方应餐后温服，以免刺激肠胃。

剂量掌握：细辛煎服 2 ~ 5g；半夏煎服 3 ~ 10g。

4. 桑杏汤加减

常见症状：喘促气短，动则为甚，咽干口燥、喉痒干咳，连声作呛，咽喉干痛，唇鼻干燥，无痰或痰少而黏连成丝，不易咯出，舌燥少津，脉浮。

组成及剂量：

桑叶 9g，豆豉 9g，杏仁 9g，象贝母 9g，南沙参 15g，山栀 9g，桔梗 6g，前胡 9g

加减：若伴有咽痒或鼻、咽、眼、耳发痒较明显，可加用白僵蚕、蝉衣、木蝴蝶以祛风止痒、利咽止咳；津伤较甚，干咳，咯痰不多，舌干红少苔，配麦冬、北沙参滋养肺阴；热重不恶寒，心烦口渴，酌加石膏、知母、黑山栀清肺泄热；肺络受损，痰中夹血，配白茅根清热止血。

　　对应中医证型：燥邪伤肺证。

　　治疗原则：清宣燥热，润肺止咳，化痰平喘。

　　西医对应的类型：适用于支气管哮喘急性发作期、急性嗜酸细胞性肺炎，急性支气管炎、上呼吸道感染，用于燥邪伤肺所致的咳嗽，发热，胸闷，头痛，口渴，咽干鼻燥；见上述症状者。

　　疗效评价：一般经过治疗，大部分患者咽干口燥、喉痒干咳症状改善明显，气喘、气短等症状减轻。单独使用此方加减即可控制症状，不需要应用其他药物。

　　疗程：一般 7 ～ 10 天为一疗程，据患者病情变化进行加减。

　　核心药物评价：杏仁、象贝母肃肺止咳；南沙参、梨皮、山栀清热润燥生津。相当于西医祛痰剂、镇咳剂；桑叶、白僵蚕、蝉衣、木蝴蝶有祛风止痒、利咽止咳功效，类似于西医抗过敏、降低气道高反应性作用。

　　注意事项：痰多、口黏的患者慎用，餐后服药，一日 2 ～ 3 次。

　　剂量掌握：白僵蚕、蝉衣、木蝴蝶宜小剂量，煎服 3 ～ 6g。

5. 定喘汤

　　常见症状：喉中痰鸣，喘息、胸闷、气促，咳嗽、呛咳，咯黄色黏稠痰，咳吐不利，口苦，口渴喜饮，汗出，面赤，或有身热，甚至有好发于夏季者，舌苔黄腻，质红，脉滑数或弦滑。

　　组成及剂量：

　　炙麻黄 4.5g，黄芩 9g，桑白皮 9g，杏仁 9g，半夏 6g，款冬花 12g，苏子 9g，白果 9g，甘草 6g

　　加减：若表寒外束，肺热内郁，加石膏配麻黄解表清里；肺气壅实，痰鸣息涌，不得平卧，加葶苈子、广地龙泻肺平喘；肺热壅盛，痰吐稠黄，加海蛤壳、射干、知母、鱼腥草以清热化痰；兼有大便秘结者，可用大黄、芒硝、全瓜蒌、枳实通腑以利肺；病久热盛伤阴，气急难续，痰少质黏，口咽干燥，舌红少苔，脉细数者，当养阴清热化痰，加沙参、知母、天花粉。

　　对应中医证型：热哮证。

治疗原则：清热宣肺，化痰定喘。

西医对应的类型：适用于支气管哮喘急性发作期以感受风热为主要诱因。

疗效评价：一般经过此方单独口服治疗以后，大部分患者喉中痰鸣、喘息、胸闷、气促症状改善；咳嗽、咳痰减轻，痰色转白或痰量明显减少，易于咳出，口苦，口渴喜饮，汗出，面赤等症状减轻或消失。若联合白三烯拮抗剂、气管扩张剂和糖皮质扩张剂等则疗效更佳，并能够减少糖皮质激素的用量或撤减。

疗程：一般 5 ~ 7 天为一疗程，据患者病情变化进行加减。

核心药物评价：麻黄宣肺平喘；白果敛肺，有支气管扩张剂或糖皮质激素类似功效，可舒张支气管，解痉平喘；黄芩、桑白皮清热肃肺；杏仁、半夏、款冬花、苏子化痰降逆，类似于西医抗炎药、祛痰剂功效。

注意事项：本方应餐后温服，以免刺激肠胃。

剂量掌握：麻黄煎服 3 ~ 10g；半夏煎服 3 ~ 10g。

6. 清热除湿汤加减

常见症状：皮损为潮红灼热。轻度肿胀，水疱密集，渗出糜烂，边界不清，瘙痒剧烈，心烦口渴，尿黄便结，舌红，苔黄腻，脉滑数。

组成及剂量：

龙胆草 6g，黄芩 10g，大青叶 15g，白茅根 15g，生地黄 15g，马齿苋 15g，白鲜皮 15g，车前草 15g，白花蛇舌草 15g

对应中医证型：湿热感毒型。

治疗原则：清热除湿，解毒止痒。

西医对应的类型：适用于各类过敏性皮肤病急性发作期。

疗效评价：一般经治疗，大部分患者皮损潮红、灼热缓解。水疱密集，渗出糜烂，边界不清，瘙痒剧烈较前缓解，心烦口渴减轻，尿便正常。上述方药的药物残渣也可同时外敷，通过内外兼治能改善过敏的症状，减少抗过敏药物的使用。

疗程：一般 14 ~ 20 天为一疗程，据患者病情变化进行加减。

核心药物评价：龙胆草善清下焦湿热，清热燥湿，泻肝胆之火。黄芩长于清中上焦湿热，二者合用清三焦湿热。大青叶、马齿苋、白花蛇舌草清热解毒，凉血，气血两清。

注意事项：本方应餐后温服，以免刺激肠胃。

剂量掌握：常规剂量即可。

汗 证

一、定义

汗证是指由于人体的阴阳失调，营卫不和，腠理不固，开阖不利导致汗液外泄失常的病证。正常的出汗，是人体的生理现象。而这里所述的汗证均为津液闭而不出或是过度外泄的病理现象。中医对其有比较系统的认识，若辨证用药恰当，一般均有较好的疗效。

二、诊断

（一）诊断标准

1. 不因外界环境影响，腠理开阖失司，当汗出而汗不出者，或汗量增多、减少，或汗出时间、部位、颜色异常。

2. 其他疾病过程中出现的汗症。因疾病不同，各具有该疾病的症状及体征，但汗症多不居于突出地位。

3. 表虚受风、病后体虚、思虑烦劳过度、情志不舒、嗜食辛辣等因素也可引起汗证。

（二）分型

1. 按照汗量分，可分为脱汗、无汗。

脱汗又称为绝汗，指疾病危重，病势危急，正气衰弱、阳气欲脱时，出现汗出如珠，常淋漓不止、声低息微，精神疲惫，四肢厥冷，脉微欲绝或散大无力，时有时无的征象。每可导致亡阴或亡阳。

汗当出而不出者，称之为无汗。《素问·脉要精微论》有"阳气有余为身热无汗，……阴阳有余则无汗而寒"的记载。大凡正常人春夏阳气疏泄，气血趋向于表，故有汗出；秋冬阳气匿藏，气血趋向于里，故少汗或无汗，此为自然之势。倘或外邪入侵肌表，腠理开阖失司，则当汗出而汗不出者，是为病态。

2. 按照汗出时间可分自汗、盗汗、战汗。

自汗由于阴阳失调，腠理不固，不因外界环境因素的影响，白昼时时汗出，动辄益甚者，称为自汗。

盗汗寐中汗出，醒来自止者，称为盗汗，亦称寝汗。

战汗是指寒战与汗出同时出现的症状而言。主要出现在急性外感热病过程中，表现为先恶寒战栗而后全身汗出，发热、口渴，烦躁不安，为邪正相争的表现。若汗出之后，热退脉静，气息调畅，为正气拒邪，病趋好转。

3.按照汗出部位可分头汗、心胸汗出、腋汗、手足汗出、半身汗出等。

头汗指仅头面部汗出，常人亦可出现。《伤寒论·辨太阳病脉证并治》："但头汗出，剂颈而还。"

心胸汗出亦称"心汗"也有称"胸汗出"者。指心胸部多汗。《类证治裁·汗症》所载："当心一片，津津自汗，名心汗。"

腋汗见于《医林绳墨》《张氏医通》《类证治裁》等医籍中又称"胁汗"。两者名称有异，实质相同。指两腋乃至胁下局部汗出津津。

手足汗出见于《伤寒明理论》，并指出"胃主四肢，手足汗出者，阳明之证也"。"手心及足部漐漐汗出"。

半身汗出根据出汗的部位不同分为上半身汗出、下半身汗出，汗出偏沮即左侧或右侧半身出汗的现象。临床常伴有其他疾病的相关症状和体征。

4.按照汗出的颜色可分为黄汗、红汗。

黄汗汗出色黄，染衣着色，色如黄柏汁。临床上常伴见口中黏苦，渴不欲饮，小便不利，苔黄腻，脉弦滑等湿热内郁之症。

红汗亦称血汗，指血液或血液色素混在汗液内而随着汗液排出，颜色淡红或鲜红。病因至今尚不清晰。可见于多种血液病或感染性疾病，可伴有其他部位组织，包括皮肤黏膜的出血倾向。

（三）相关诊断试验

血常规、电解质、血沉、抗"O"、类风湿因子、甲状腺功能测定、胸部 x 线摄片、痰涂片、痰培养、血培养、性腺五项、汗腺活检、肌电图、有助于进一步明确病因。

三、鉴别诊断

1.自汗、盗汗与脱汗

脱汗表现为大汗淋漓，汗出如珠，常同时出现声低息微，精神疲惫，四肢厥冷，脉微欲绝或散大无力，多在疾病危重时出现，为病势危急的征象，故脱汗又称为绝汗。其汗出的情况及病情的程度均较自汗、盗汗为重。

2. 自汗、盗汗与战汗

主要出现于急性热病过程中，表现为突然恶寒战栗，全身汗出，发热，口渴，烦躁不安，为邪正交争的征象。若汗出之后，热退脉静，气息调畅，为正气拒邪，病趋好转。与阴阳失调，营卫不和之自汗、盗汗迥然有别。

3. 自汗、盗汗与黄汗

黄汗汗出色黄，染衣着色，常伴见口中黏苦湿热内郁之症。可以为自汗盗汗中的邪热郁蒸型，渴不欲饮，小便不利，苔黄腻，脉弦滑等，但汗出色黄的程度较重。

四、与西医对应关系

1. **大叶性肺炎** 主要可出现战汗，患者多为青壮年，受凉、疲劳、酗酒常为其诱因；起病多急骤，先有寒战，多无汗，继则高热，体温可达 39℃ ~ 40℃，常呈稽留热，患者诉头痛，全身肌肉酸痛，患侧胸痛，呼吸增快，咳嗽，咳铁锈色痰，数日后体温可急剧下降，大量出汗，自汗明显，随之症状好转。

2. **肺结核患者** 常见盗汗，发热为其最常见症状，多为长期午后潮热，即下午或傍晚开始升高，翌晨降至正常。部分患者有倦怠乏力、食欲减退和体重减轻、失眠、心悸等。疲乏无力、体重减轻，女性患者可有月经失调或闭经等。X 线胸片见病变多在肺尖或锁骨上下，密度不匀，消散缓慢，且可形成空洞或肺内播散。痰中可找到结核分歧杆菌。一般抗菌治疗无效。

3. **气胸** 可出现自汗，张力性气胸时胸膜腔内压骤然升高，迅速出现严重呼吸循环障碍；患者胸闷、紧张、烦躁不安、发绀、冷汗、虚脱、心律失常，甚至发生意识不清、呼吸衰竭。

4. **原发性支气管肺癌** 可出现同侧额部与胸壁少汗或无汗，肺外胸内扩展常引起胸痛、声音嘶哑、咽下困难、胸水等症。临床还会出现 Horner 综合征，易压迫颈部交感神经，引起病侧眼睑下垂、瞳孔缩小、眼球内陷。

5. **慢性呼吸衰竭** 临床表现多全身自汗阵作，呼吸困难、伴 CO_2 潴留时，随 $PaCO_2$ 升高可表现为先兴奋后抑制的现象。CO_2 潴留使外周体表静脉充盈、皮肤充

血、温暖多汗、血压升高、脉搏洪大等临床症状。

五、治疗原则

针对病因治疗，根据相关检查，确诊导致汗出异常的疾病，如甲状腺机能亢进、植物神经功能紊乱、风湿热、结核、脑血管病后遗症等疾病，在治疗相关疾病同时可参考本节辨证论治。

六、中医治疗原则

应着重辨明阴阳虚实。一般来说，因邪热郁蒸所致者，属实证。自汗多属气虚不固；盗汗多属阴虚内热。病程较久或病重者，会出现阴阳虚实错杂的情况。虚证当根据证候的不同而治以益气、养阴、补血、调和营卫；实证当清肝泄热，化湿和营；虚实夹杂者，则根据虚实的主次而适当兼顾。

七、常用方剂、中药解读

1. 桂枝加黄芪汤或玉屏风散加减

常见症状：汗出恶风，稍劳汗出尤甚，或表现半身，某一局部出汗，易于感冒，体倦乏力，周身酸，面色白少华，或为黄疸。苔薄白，脉细弱。

组成及剂量：

桂枝 9g，芍药 9g，甘草 6g，生姜 9g，大枣 4 枚，黄芪 15g，白术 10g，防风 6g

加减：气虚甚加党参、白术健脾补肺；舌红，脉细数者，加麦冬、五味子养阴敛汗；兼阳虚者，加附子、肉桂温阳敛汗；汗多者加浮小麦、糯稻根、龙骨、牡蛎固涩敛汗；半身或局部出汗者，可配合甘麦大枣汤甘润以缓急。

对应中医证型：肺卫不固证。

治疗原则：益气固表止汗。

西医对应类型：上呼吸道感染属表虚不固而外感风邪者，慢性支气管炎、过敏性鼻炎等。

疗效评价：一般经治疗，患者恶风、体倦等症状缓解，自汗或半身、局部汗出的症状减轻或消失。针对病因，积极治疗相关疾病，联合使用疗效更佳。

疗程：一般 10 ～ 15 天为一疗程，据患者病情变化进行加减。

核心药物评价：桂枝温阳化气，散寒祛湿，调畅营卫。黄芪益气固表，以温阳化湿；白术培补脾胃之要药，能提高机体免疫功能。芍药益营敛阴，生姜宣散营卫寒湿。防风可祛风，有镇痛、发汗、解热、抗菌之作用。

注意事项：服药期间少食辛辣，忌服绿豆和萝卜。

剂量掌控：大枣 4 枚，黄芪 6 ～ 15g。

2. 归脾汤加减

常见症状：自汗或盗汗，心悸少寐，健忘失眠，神疲气短，面色不华，舌质淡，脉细。

组成及剂量：

白术 9g，当归 9g，白茯苓 9g，炒黄芪 12g，远志 6g，龙眼肉 6g，炒酸枣仁 12g，人参 6g，木香 6g，炙甘草 6g

加减：血虚甚者，加制首乌、枸杞子、熟地补益精血；汗出多者，加牡蛎、五味子、浮小麦收涩敛汗。

对应中医证型：心血不足证。

治疗原则：益气生血、健脾养心。

西医对应类型：贫血、血小板减少性紫癜、神经衰弱、脑外伤综合征等属心脾血虚者。

疗效评价：一般经治疗，患者心悸、失眠、气短等症状缓解，自汗或盗汗症状减轻或消失。但需针对病因，积极治疗相关疾病，如纠正贫血。

疗程：一般 15 ～ 30 天为一疗程，据患者病情变化进行加减。

核心药物评价：人参、黄芪、茯苓益气健脾；当归、龙眼肉补血养血；酸枣仁、远志养心安神；木香、甘草、生姜、大枣理气调中，共奏益气补血，养心安神之功。

注意事项：忌生冷饮食。阴虚内热者慎用。

剂量掌控：人参 6 ～ 9g，黄芪 6 ～ 15g。

3. 当归六黄汤

常见症状：夜寐盗汗，或有自汗，五心烦热，或兼午后潮热，两颧色红，口渴，舌红少苔，脉细数。

组成及剂量：

当归 6g，生地黄 6g，黄芩 6g，黄柏 6g，黄连 6g，熟地黄 6g，黄芪 12g

加减：汗出多者，加牡蛎、浮小麦、糯稻根固涩敛汗；潮热甚者，加秦艽、银柴胡、白薇清退虚热；兼气虚者，加黄芪益气固表。

对应中医证型：阴虚火旺证。

治疗原则：滋阴泻火，固表止汗。

西医对应证型：临床上可用于甲亢、更年期综合征、结核病、慢性咽炎等属阴虚火旺者。

疗效评价：一般经治疗，患者盗汗、自汗、潮热等症状缓解，烦躁、口渴等症状减轻或消失。但需针对病因，积极治疗相关疾病，如结核病需联合西医抗结核药治疗。

疗程：一般15～20天为一疗程，据患者病情变化进行加减。

核心药物评价：当归养血增液，血充则心火可制，可起到消炎抗菌平喘之功；生地、熟地入肝肾而滋肾阴。三药合用，使阴血充则水能制火。臣以黄连清泻心火，合以黄芩、黄柏泻火以除烦，清热以坚阴。热清则火不内扰，阴坚则汗不外泄。汗出过多，导致卫虚不固，故倍用黄芪为佐，一以益气实卫以固表，一以固未定之阴，且可合当归、熟地益气养血，即提高机体免疫功能。

注意事项：对于阴虚火旺，中气未伤者适用。若脾胃虚弱，纳减便溏者不宜使用。

剂量掌控：当归6～9g，黄芪6～15g。

4. 龙胆泻肝汤加减

常见症状：蒸蒸汗出，汗液易使衣服黄染，面赤烘热，烦躁，口苦，小便色黄，舌苔薄黄，脉象弦数。

组成及剂量：

龙胆草6g，黄芩6g，栀子9g，泽泻9g，木通6g，当归3g，生地黄6g，柴胡6g，生甘草6g，车前子6g

加减：里热较甚，小便短赤者，加茵陈清解郁热。湿热内蕴而热势不盛，面赤烘热、口苦等症不显著者，可改用四妙丸清热除湿。

对应中医证型：邪热郁蒸证。

治疗原则：清肝泄热，化湿和营。

西医对应类型：临床上可用于顽固性偏头痛、急性黄疸型肝炎、急性胆囊炎等病，凡属肝经实火湿热者均有良效。

疗效评价：一般经治疗，患者汗出、面赤烘热等症状缓解，烦躁、口苦、小便

色黄等症状减轻或消失。但需针对病因，积极治疗相关疾病，如急性胆囊炎必要时需手术治疗。

疗程：一般 3 ~ 5 天为一疗程，据患者病情变化进行加减。

核心药物评价：龙胆草大苦大寒，上泻肝胆实火，下清下焦湿热，可抗菌抗炎。黄芩、栀子具有苦寒泻火之功。泽泻、木通、车前子清热利湿，使湿热从水道排除。肝主藏血，肝经有热，本易耗伤阴血，加用苦寒燥湿，再耗其阴，故用生地、当归滋阴养血，以使标本兼顾。方用柴胡，是为引诸药入肝胆而设，甘草有调和诸药之效。

注意事项：本方药物多为苦寒之性，内服易伤脾胃，故对脾胃虚寒和阴虚阳亢之证，或多服、久服皆非所宜。

剂量掌控：木通 3 ~ 9g，龙胆草 3 ~ 6g。

八、常用中成药评价

1. 蛤蚧定喘丸

【成分】蛤蚧、石膏、麦冬、杏仁、苏子、炙麻黄、紫菀、瓜蒌仁、百合、鳖甲、黄芩、甘草等。

【性状】本品为棕色至棕黑色的水蜜丸、黑褐色的小蜜丸或大蜜丸；味苦、甜。

【功效】滋阴清热，止咳定喘。用于虚劳久咳，年老哮喘，气短发热，胸满郁闷，自汗盗汗，不思饮食。用于喘息型慢性支气管炎、支气管哮喘、慢性气管炎等慢性咳喘病，以及肺结核、肺炎等病的治疗。

【用法用量】口服。水蜜丸一次 5 ~ 6g，小蜜丸一次 9g，大蜜丸一次 1 丸，一日 2 次。

【不良反应】尚未明确。

【注意事项】（1）服药期间忌食辛辣、油腻食物。（2）本品适用于肺肾两虚，痰浊阻肺，证见：虚痨久咳，动则气短，胸满郁闷，五心烦热，自汗盗汗，咽干口燥。（3）服用 7 天病证无改善，应停止服用，去医院就诊。（4）服药期间，若患者哮喘又急性发作；或是出现寒热表证，或是咳嗽喘息加重，痰量明显增多者均应停药，并到医院就诊。（5）高血压、心脏病等慢性病患者应在医师指导下服用。（6）儿童、孕妇及脾胃虚寒者慎用。（7）对本品过敏者禁用，过敏体质者慎用。（8）药品性状发生改变时禁止服用。（9）儿童必须在成人监护下使用。（10）请将此药品放在儿童不能接触的地方。（11）如正在服用其他药品，使用本品前请咨

询医师或药师。

【规格】小蜜丸每 60 丸重 9g；大蜜丸每丸重 9g。

2. 玉屏风散颗粒

【成分】黄芪、防风、白术（炒）

【功效】益气，固表，止汗。

【适应症】用于表虚不固，自汗恶风，面色白，或体虚易感风邪者。

【应用范围】防治感冒，呼吸道反复感染及支气管哮喘、气虚感冒，亦可用于过敏性鼻炎等病得治疗。

【性状】棕色或棕红色颗粒；味涩而后甘。

【规格】每袋装 5g

【用法用量】开水冲服，一次 5 克，一日 3 次。

【不良反应】尚未明确。

【禁忌】尚未明确。

【注意事项】（1）忌油腻食物。（2）玉屏风颗粒宜饭前服用。（3）按照用法用量服用，小儿、孕妇、高血压、糖尿病患者应在医师指导下服用。（4）服药二周或服药期间症状无明显改善，或症状加重者，应立即停药并去医院就诊。（5）对玉屏风颗粒过敏者禁用，过敏体质者慎用。（6）儿童必须在成人监护下使用。

英文简写释义对照表

（按字母顺序排列）

AAD：抗生素相关性腹泻

AAHC：抗生素相关性出血性结肠炎

ACE：血管紧张素转化酶

ACTH：促肾上腺皮质激素

ADA：腺苷脱氨酶

AIP：急性间质性肺炎

AMK：阿米卡星

ANCA：抗中性粒细胞胞浆抗体

APTT：活化部分凝血酶时间

BALF：支气管肺泡灌洗液

BRM：生物反应调节剂

BUN：尿素氮

CAP：社区获得性肺炎

CAT：COPD 评估测试

CD：难辨产气荚膜芽胞杆菌

CDAD：艰难梭菌相关性腹泻

CEA：癌胚抗原

COP：隐源性机化性肺炎

COPD：慢性阻塞性肺疾病

CPM：卷曲霉素

CSF：集落刺激因子

DAD：弥漫性肺泡损伤

DIC：弥漫性血管内凝血

DIP：脱屑性间质性肺炎

DLco：一氧化碳弥散量

DOTS：医务人员直接面视下督导化疗

DPLD：弥漫性实质性肺疾病

EMB：乙胺丁醇

FDG：18- 氟 -2- 脱氧 D- 葡萄糖

FeNO：呼出气一氧化氮

FEV_1：一秒用力呼气容积

FiO_2：吸入氧浓度

FRC：功能残气量

FVC：用力肺活量

GBM：肾小球基底膜

HCT：红细胞压积

ICS：吸入性糖皮质激素

IIP：特发性间质性肺炎

ILD：间质性肺疾病

INH：异烟肼

IPF：特发性肺纤维化

LDH：乳酸脱氢酶

LIP：淋巴细胞间质性肺炎

LTOT：长期家庭氧疗

LVFX：左氧氟沙星

MDR-TB：耐多药结核

mMRC：改良英国 MRC 呼吸困难指数

MODS：多器官功能障碍综合征

NIPPV：无创正压通气

NIV：无创通气

NSCLC：非小细胞肺癌

NSE：神经特异性烯醇酶

NSE：神经烯醇化酶

NSIP：非特异性间质性肺炎

OFLX：氧氟沙星

OP：机化性肺炎

$PaCO_2$：二氧化碳分压

PaO_2/FiO_2：氧和指数

PaO$_2$：动脉血氧分压

PAP：肺泡蛋白质沉积症

PAS：对氨基水杨酸钠

PCI：预防性颅脑放射

PCR：胸液结核菌聚合酶链反应

PEF：呼气流量峰值

PET：正电子发射计算机体层显像

PMC：伪膜性结肠炎

PPD：结核菌素试验

PSNZ：异烟肼对氨基水杨酸盐

PT：凝血酶原时间

PTH：丙硫异烟胺

PZA：吡嗪酰胺

RB：呼吸性细支气管炎

RB-ILD：呼吸性细支气管炎伴间质性肺疾病

RFP：利福平

RFT：利福喷丁

RV：残气量

SCLC：小细胞肺癌

Scr：血肌酐

SLB：外科肺活检

SLE：系统性红斑狼疮

SM：链霉素

SPECT：单光子发射计算机断层显像

TBLB：经支气管肺活检

TLC：肺总量

UIP：寻常型间质性肺炎

VA：肺泡通气量

VAP：呼吸机相关肺炎

VATS：胸腔镜电视辅助胸部手术

VC：肺活量